JN429996

키워드로 이해하는

면역학

일러스트 맵

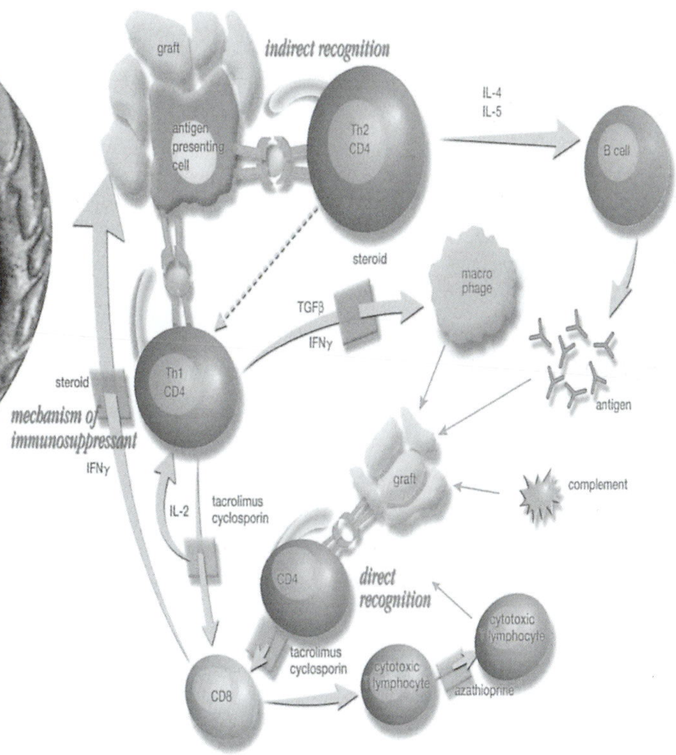

월드 사이언스
WORLDSCIENCE.co.kr

『2004 (株) 羊土社 刊「キーワードで 理解 する 免疫學 イラストマップ」
烏山 一/ 編集』

한국어번역판 ⓒ 2009 World Science
이 책의 저작권은 월드사이언스에 있으며 무단 전제, 복제는 저작권법에 저촉됩니다.

면역학 일러스트 맵

인 쇄 • 2009년 7월 20일
발 행 • 2009년 7월 30일
역 자 • 강호일
편 집 • 이은경
발행인 • 박 선 진
발행처 • 도서출판 월드사이언스
주 소 • 서울특별시 서초구 방배동 864-31 월드빌딩 1층
등록일자 • 1987년 12월 14일
등록번호 • 3-136
TEL • (02) 581-5811~3
FAX • (02) 521-6418
E-mail • worldscience@hanmail.net
URL • http://www.worldscience.co.kr

정가 20,000원
ISBN 978-89-5881-137-4 (93470)

잘못된 책은 바꾸어 드립니다.

이 도서의 국립중앙도서관 출판시도서목록(CIP)은 e-CIP 홈페이지
(http://www.nl.go.kr/cip.php)에서 이용하실 수 있습니다.
(CIP제어번호: CIP2009002289)

머리말

제가 근무하는 대학의 학생들과 이야기를 나누다 보면「면역에 관한 이야기는 재미있지만, 면역학에서 나오는 용어가 너무 어려워 쉽게 이해되지 않는다」라는 이야기를 자주 듣습니다. 확실하게 제자신도 2년간의 병원 연수를 마치고 대학원에 들어가, 당시의 多田富雄 교수 연구실에서 면역에 관한 이야기를 들었을 때,「MHC 구속성」「면역관용」「대립 유전자 배제」등 마치 전혀 알지 못하는 외국어를 듣고 있는 것처럼 생각되었습니다. 확실히 지금은 사전이나 용어집 등 당시와는 비교할 수 없을 정도로 여러 가지 편리하고 도움이 되는 교재와 서적이 출판되어 있고, 인터넷을 포함하여 조사하고자 하는 의욕만 있으면 여러 가지 정보를 쉽게 입수할 수 있습니다. 그러나 한편으로는 현재의 면역학의 진보 속도가 너무 빠르고 매우 방대한 지견이 축적되어 있기 때문에, 이들이 망라되어 있는 사전이나 용어집의 각 항목을 보아도 면역계의 전체 모습을 파악하기 힘들며, 또한 각 분자와 세포간의 상관관계를 파악하기 힘든 어려운 점도 있습니다.

이 책은 이와 같은 상황을 고려하여, 면역학에 흥미를 가지고 있는 연구자들에게 가능한 한 저항감 없이 면역학의 매혹적인 세계로 발을 들여 놓을 수 있도록 기획되었습니다. 이 책의 각 장에서는 전체의 개요를 나타내는 일러스트 맵과 키워드를 나타내었으며, 도표를 많이 사용하여 중요한 포인트를 한눈에 알 수 있도록 해설하고 있습니다. 또한 새로운 면역학의 개념을 만났을 때, 그 항목만을 조사할 수 있는 사전처럼 이용하거나 혹은 통독하여 면역학의 전체상을 신속하게 파악할 수도 있습니다. 따라서 이 책으로 면역학을 이해하고 즐기는 독자가 한분이라도 증가한다면 저자들에게는 대단한 즐거움이 될 것입니다.

마지막으로 기존의 교과서나 총설과 다르게, 새로운 형식의 구성으로 만들기 위해 각 장을 충실하게 집필하여 주신 저자들과 출판사 관계자들에게 깊은 감사를 드립니다.

烏山 一

이 책의 사용방법

이 책은 중요어구(=키워드)의 의미를 이해하는 것뿐만 아니라, 키워드 간의 관계성이나 생명현상 전체와의 상관관계도 파악할 수 있도록 고안되어 있다.

1. 개론과 일러스트 맵으로 전체상을 파악

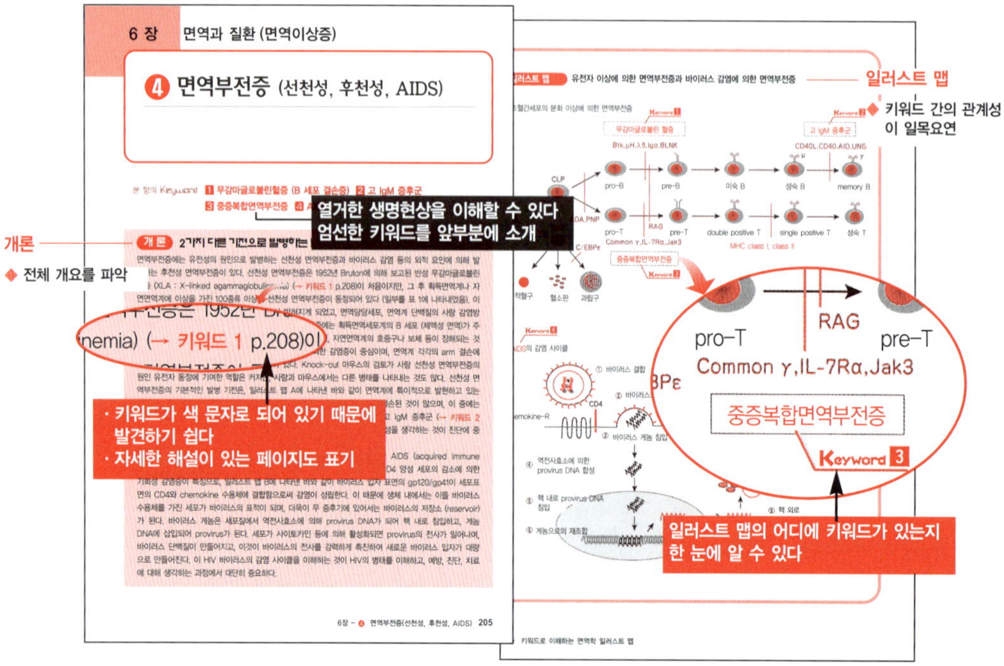

2. 키워드 해설로 자세하게 알 수 있다

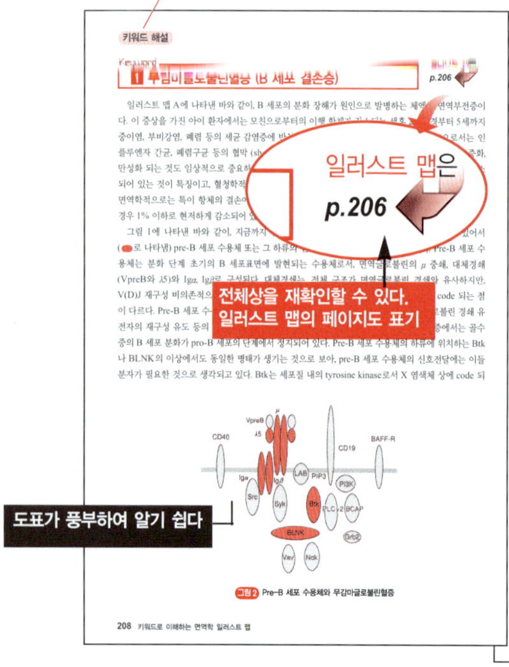

3. 키포인트로 요점 검토

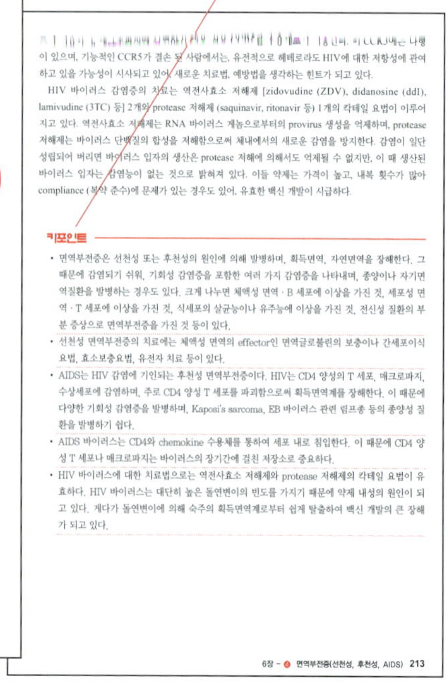

키워드로 이해하는

면역학

일러스트 맵

편집/ 鳥山 一
역자/ 강호일

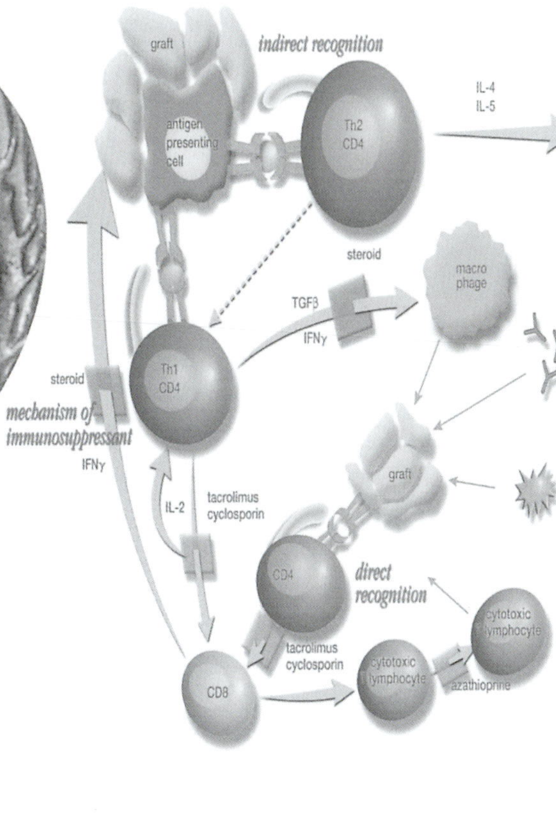

월드 사이언스
WORLDSCIENCE.co.kr

편집자소개

烏山　一（からすやま　はじめ）

1978年	東京医科歯科大学医学部卒業
1978年～1980年	筑波大学附属病院研修医
1980年～1984年	東京大学医学系博士課程（免疫学，多田富雄教授）
1984年～1987年	スイス・バーゼル免疫学研究所・研究員
1987年～1990年	東京大学医学部免疫学教室・助手
1990年～1995年	スイス・バーゼル免疫学研究所・研究員
1995年～2000年	東京都臨床医学総合研究所免疫研究部門・部門長
2000年～	東京医科歯科大学大学院医歯学総合研究科免疫アレルギー学分野， Ｂ細胞分化制御ならびに慢性アレルギー制御の研究に従事

역자소개

강호일 박사

일본 동경대학 약학박사 (1992)
프랑스 국제암연구기관, IARC Fellowship (1993)
일본 동경대학 의과학연구소, 문부교관 조수 (1995)
미국 Texas 대학 M.D Anderson 암센터, Project Investigator (1996)
식품의약품안전청, 보건연구관 (현재)

CONTENTS

1장 면역계를 구성하는 세포와 조직 · 기관

❶ 면역계를 구성하는 세포

개론　면역계와 그것을 구성하는 세포군 / 14
일러스트 맵　자연면역과 적응면역에 관여하는 세포군 / 15
키워드 1　자연면역에 관여하는 세포군 / 15
1) 매크로파지　2) 호중구　3) 호산구, 호염기구, 마스트 세포
4) 수상세포　5) Natural killer 세포　6) NKT 세포
키워드 2　림프구와 항체 / 18
키워드 3　적응면역에 관여하는 세포군　1) T 세포　2) B 세포 / 19
키포인트　/ 22

❷ 면역계를 구성하는 조직 · 기관

개론　림프구와 림프조직, 림프구 homing / 23
일러스트 맵　림프구, 림프조직과 림프구 homing / 24
키워드 1　일차 림프조직 (중추 림프조직)　1) 흉선　2) 골수 / 24
키워드 2　이차 림프조직 (말초 림프조직) / 26
1) 비장　2) 림프절　3) 점막부속림프조직
키워드 3　림프구 homing / 30
키포인트　/ 31

2장 면역계에 의한 항원인식과 항원처리

❶ 면역계에서 항원인식에 관여하는 분자

1) 획득면역계　/ 34

개론　면역글로불린과 T 세포 항원수용체 / 34
일러스트 맵　면역글로불린과 T 세포 항원수용체 / 35
키워드 1　IgV 영역의 다양성 / 36
키워드 2　면역글로불린의 class switching / 37
키워드 3　면역글로불린의 친화성 성숙 / 39

키워드 4 B 세포 항원수용체 / 40
키워드 5 T 세포 항원수용체 / 41
키포인트 / 43

2) 자연면역계
개론 자연면역 : 병원체 인식의 최전선 / 44
일러스트 맵 자연면역기구에 의한 병원체의 인식 · 배제 / 45
키워드 1 항균 펩티드 / 45
키워드 2 보체 · Lectin / 46
키워드 3 Toll-like receptor family / 48
키워드 4 TLR 신호 / 48
키포인트 / 50

3) NK 수용체
개론 NK 세포의 표적인식을 담당하는 NK 수용체 / 52
일러스트 맵 NK 세포의 표적 인식을 담당하는 NK 수용체 / 53
키워드 1 KIRs family / 54
키워드 2 CD94/NKG2 family / 56
키워드 3 Ly49 family / 56
키워드 4 다른 수용체 군 / 58
키포인트 / 60

4) Fc 수용체
개론 면역계를 positive와 negative 양방향으로 제어하는 Fc 수용체 / 62
일러스트 맵 Fc 수용체에 의한 면역조절과 알레르기, 자가면역질환의 개요 / 63
키워드 1 Fc 수용체 family / 64
키워드 2 Fc 수용체의 신호전달 / 64
키워드 3 알레르기, 자기면역질환과 Fc 수용체 / 68
키포인트 / 70

❷ 항원의 처리와 제시
개론 T세포는 항원과 항원제시분자의 복합체를 인식한다 / 72
일러스트 맵 주요조직적합항원에 의한 항원제시 / 73
키워드 1 주요조직적합항원 / 73
키워드 2 MHC class II에 의한 항원제시 / 75
키워드 3 MHC class I에 의한 항원제시 / 77
키워드 4 Cross-presentation / 78
키워드 5 비전형 MHC / 78
키포인트 / 82

3장 면역세포의 분화 · 성숙

❶ T 세포의 분화 성숙
개론 T 세포의 흉선 내 분화와 말초에서의 기능 분화 / 84

일러스트 맵 T 세포의 분화 성숙 / 85
키워드 1 Positive · negative selection / 86
키워드 2 분화의 제어인자 / 88
키워드 3 Apoptosis / 89
키워드 4 Th1/Th2 세포의 분화 / 90
키포인트 / 92

❷ B 세포의 분화 성숙
개론 B 세포 분화 / 93
일러스트 맵 B 세포의 분화 성숙 / 94
키워드 1 Ig 유전자 VDJ 재구성 / 95
키워드 2 B 세포의 분화 단계 / 96
키워드 3 Pre-B 세포 수용체 (pre-BCR) / 97
키워드 4 T 세포 의존성의 항체생산 / 98
키워드 5 T 세포 비의존성의 항체생산 / 100
키포인트 / 101

4장 면역계에 있어서 신호전달

❶ 항원수용체로부터의 신호전달

1) B 세포 수용체로부터의 신호전달과 그의 조절
개론 B 세포 수용체로부터의 신호전달 / 104
일러스트 맵 B 세포 수용체로부터의 신호전달 / 105
키워드 1 Tyrosine kinase 1) Src family kinase 2) Syk 3) Btk / 105
키워드 2 이노시톨 인산대사 / 107
1) PI3K 2) PLCγ2
키워드 3 Adaptor 분자 / 108
1) BASH 2) Grb2와 Grap 3) BCAP
4) LAB/NTAL 5) Dok
키워드 4 MAP kinase 경로 1) Ras-ERK 경로 2) Rac-JNK/p38 경로 / 109
키워드 5 NF-κB 경로 / 110
키워드 6 공 수용체 1) 촉진성 공 수용체 2) 억제성 공 수용체 / 111
키포인트 / 113

2) T 세포 수용체로부터의 신호전달과 그의 조절
개론 T 세포 항원수용체를 통한 신호전달 / 114
일러스트 맵 T 세포 항원수용체를 통한 활성화 신호전달기구 / 115
키워드 1 ITAM / 115
키워드 2 Tyrosine kinase / 116

키워드 3 Adaptor 분자 / 118
키워드 4 Effector 분자 / 119
키워드 5 공 자극분자 / 121
키포인트 / 122

❷ 사이토카인과 Chemokine 및 그들의 수용체

1) 사이토카인과 수용체

개론 사이토카인 시스템의 특징 / 124
일러스트 맵 사이토카인 신호에 의한 면역응답 제어와 질환 / 125
키워드 1 사이토카인 family와 수용체 / 126
키워드 2 JAK/STAT 계와 SOCS / 129
키워드 3 사이토카인 신호의 세포 특이성 / 132
키워드 4 변이 gp 130 knock-in 마우스 / 133
키포인트 / 134

2) Chemokine과 수용체

개론 Chemokine과 chemokine 수용체 / 136
일러스트 맵 Chemokine과 chemokine 수용체 / 137
키워드 1 Chemokine superfamily / 138
키워드 2 Chemokine 수용체 / 140
키워드 3 백혈구 유주의 multistep 모델 / 142
키워드 4 림프구 subset / 143
키포인트 / 144

5장 면역응답의 제어

❶ 면역관용 (Tolerance)

개론 ? ? 면역관용 ? ? / 14[illegible]
일러스트 맵 림프구의 분화 · 성숙 과정에 있어서 면역관용의 성립과 기전 / 149
키워드 1 T 세포의 중추성 관용 / 150
키워드 2 B 세포의 중추성 관용 / 152
키워드 3 T 세포의 말초성 관용 / 153
1) 억제성 T 세포에 의한 suppression 2) AICD 3) Anergy
키워드 4 B 세포의 말초성 관용 / 155
1) Anergy 2) Clonal deletion 3) 수용체 저해
키포인트 / 156

❷ 세포 간 커뮤니케이션

1) 접착인자

개론 면역세포의 동태 · 기능을 제어하는 접착분자 / 158

일러스트 맵　면역세포의 동태 · 기능을 제어하는 접착분자 / 159
키워드 1　면역글로불린 superfamily / 160
키워드 2　Integrin family / 161
키워드 3　Selectin family / 164
키워드 4　Sialomucin family / 164
키포인트　/ 166

2) TNF family 분자와 수용체
개론　TNF/TNF 수용체 family / 168
일러스트 맵　TNF/TNF 수용체 family / 169
키워드 1　NF-κB 및 MAP kinase / 170
키워드 2　Apoptosis 유도 / 172
키워드 3　TNF/TNF 수용체 family의 생리 기능 / 173
1) 그룹 I : T 림프구에 보조 신호를 도입하는 수용체
2) 그룹 II : 주로 B 세포 상에 발현하는 수용체
3) 그룹 III : 주로 apoptosis 유도에 관여하는 리간드/수용체
4) 그룹 IV : 림프절 등의 기관 형성에 관여하는 리간드/수용체
키포인트　/ 176

6장 면역과 질환 (면역이상증)

❶ 감염과 면역
개론　감염방어기구의 개략 / 178
일러스트 맵　감염방어기구의 시간적 추이 / 179
키워드 1　자연면역 / 179
키워드 2　조기 유도면역 / 181
키워드 3　적응면역 / 183
키포인트　/ 185

❷ 종양에 대한 면역응답
개론　종양에 대한 면역응답과 면역요법 / 186
일러스트 맵　암세포에 대한 면역세포 네트워크 / 187
키워드 1　항 종양 면역응답 / 188
키워드 2　종양항원 / 188
1) T 세포 인식 사람 종양항원의 분리 동정과 그의 의의
2) T 세포 인식 사람 종양항원
키워드 3　면역요법 / 190
키포인트　/ 193

❸ 장기이식과 면역
개론　이식면역의 진보와 목표 / 195

일러스트 맵 / 196
키워드 1 이식의 법칙 / 197
키워드 2 직접 인식과 간접 인식 / 198
키워드 3 이식장기의 생착 / 199
1) 중추성 관용 2) 키메리즘 (Chimerism) 3) 말초성 관용
키워드 4 면역억제제의 작용기전 / 202
키포인트 / 204

❹ 면역부전증(선천성 · 후천성, AIDS)
개론 2가지 다른 기전으로 발병하는 면역부전증 / 205
일러스트 맵 유전자 이상에 의한 면역부전증과 바이러스 감염에 의한 면역부전증 / 206
키워드 1 무감마글로불린혈증 (B 세포 결손증) / 208
키워드 2 고 IgM 증후군 / 209
키워드 3 중증복합면역부전증 / 210
키워드 4 AIDS / 211
키포인트 / 213

❺ 자기면역질환
개론 자기면역과 자기면역질환 / 215
일러스트 맵 자가면역질환 / 216
키워드 1 면역관용의 파탄 / 217
키워드 2 자기면역모델마우스 / 218
1) NOD 마우스
2) 실험적 자기면역성 뇌척수염
3) MRL/Ipr 마우스
4) (NZB×ZW) F1
키워드 3 장기 특이적 자기면역질환과 전신성 자기면역질환 / 219
키워드 4 질환 감수성 유전자 / 221
키포인트 / 222

❻ 알레르기 질환
개론 알레르기 질환의 분류 / 223
일러스트 맵 Coombs & Gel의 분류 / 224
키워드 1 아나필락시와 두드러기 / 226
키워드 2 기관지 천식 / 227
키워드 3 아토피성 피부염 / 228
키워드 4 위생환경 가설 / 229
키포인트 / 230

약·어·설·명

ADCC : antibody-dependent cell-mediated cytotoxicity (항체 의존성 세포상해기구)

AID : activation-induced cytidine deaminase

Apaf1 : apoptotic protease activating factor 1

APC : antigen-presenting cell (항원제시세포)

BALT : bronchus-associated lymphoid tissue (기관지 부속 림프조직)

BCR : B cell receptor [B 세포 (항원) 수용체]

BLC : B-lymphocyte chemoattractant

BTK : Bruton's kinase

Btk : Bruton's tyrosine kinase (Bruton 형 tyrosine kinase)

C : constant (정상)

CAD : caspase-activated deoxyribonuclease

CCL : CC chemokine ligand

CCR : CC chemokine receptor

CDR : complementarity determining region

C/EBP : CCAAT/enhancer-binding protein

CLC : cardiotrophin-like cytokine

CLFR : cytokine-like factor receptor

CLIP : class II associated invariant (li) chain-derived peptide

CLP : common lymphoid precursor [림프구(계) 공통 간세포]

CMP : common myeloid precursor [골수구 공통 간세포]

CNTF : ciliary nervetrophic factor (모양체 신경영양인자)

CRD : cysteine-rich domain

CT-1 : cardiotrophin-1

CTACK : cutaneous T cell attracting chemokine

CTL : cytotoxic T lymphocyte (세포 상해성 T 림프구)

CX_3CL : CX_3C chemokine ligand

CX_3CR : CX_3C chemokine receptor

CXCL : CXC chemokine ligand

CXCR : CXC chemokine receptor

DAG : diacylglycerol

DC : dendritic cell (수상세포)

DD : death domain

DLI : donor leukocyte infusion (donor 백혈구 수주)

DN : double-negative ($CD4^-CD8^-$)

DP : double positive ($CD4^+CD8^+$)

DTH : delayed-type hypersensitivity (지연형 과민반응)

ELC : EBL1-ligand chemokine

ENA-78 : epithelial-derived neutrophil attractant-78

EPO : erythropoietin

FasL : Fas ligand

FcγR : Fc receptor for IgG Fcγ receptor (Fcγ 수용체)

FcR : Fc receptor

FcRγ : Fc receptor common γ subunit (FcRγ 사슬)

FcRn : neonatal Fc receptor

FDC : follicular dendritic cell [여포 (내) 수상세포]

Gab : Grab2 associated binder

GALT : gut-associated lymphoid tissue (장관 부속 림프조직)

약 · 어 · 설 · 명

GC : germinal center (배중심)

GCP-2 : granulocyte chemotactic protein-2

G-CSF : granulocyte colony stimulating factor (과립구 콜로니 자극인자)

GEF : guanine nucleotide exchange factor (GDP-GTP 교환인자)

GITR : glucocorticoid induced tumor necrosis factor receptor family

GM-CSF : granulocyte macrophage colony stimulating factor (과립구 매크로파지 콜로니 자극인자)

GPCR : G protein-coupled receptor (3합체 G 단백질 couple 형 수용체)

GPI : glycosyl phosphatidylinositol

GRO : growth-related

GVHD : graft versus host disease (이식편대숙주병)

GVL : graft versus leukemia (이식편대백혈병)

GVT : graft versus tumor (이식편대종양)

HCC-1 : hemofiltrate-derived CC chemokine-1

HEV : high endothelial venules (고내피세정맥)

HHV-6 : human herpes virus 6

HLA : human leukocyte (histocompatibility) antigen (사람 백혈구 항원, 사람 주요조직적합항원)

HVEM : herpes virus entry mediator

IAP : inhibitor of apoptosis

IC : immune complex (면역복합체)

ICAD : inhibitor of CAD

ICAM : intercellular adhesion molecule

ICOS : inducible costimulator

IEL : intraepithelial (T) lymphocyte [상피 간 (T) 림프구]

IFN : interferon (인터페론)

IFN-γ : interferon γ (인터페론 γ)

Ig : immunoglobulin (면역글로불린)

IgH : immunoglobulin heavy chain (면역글로불린 중쇄)

IgL : immunoglobulin light chain (면역글로불린 경쇄)

IKK : IκB kinase

IL : interleukin

IL-8 : interleukin-8

ILC : interleukin 11 receptor α -locus chemokine

IP3 : inositol 1,4,5-triphosphate

IP-10 : interferon γ-inducible protein-10

I-TAC : interferon-inducible T cell alpha chemoattractant

ITAM : immunoreceptor tyrosine based activation motif

ITIM : immunoreceptor tyrosine based inhibitory motif

IVIG : intravenous immunoglobulin (면역글로불린 대량 정주요법)

JAK : Janus kinase

KIK : killer cell immunoglobulin like receptor

KIR : killer cell immunoglobulin like receptors family

LAD : leukocyte adhesion deficiency (백혈구접착부전증)

LARC : liver and activation-regulated chemokine

LC : Langerhans cell (랑겔한스 세포)

LEC : liver-expressed chemokine

LFA : leukocyte function-associated

LIF : leukemia inhibitory factor (백혈병 저해인자)

LMP : large multifunctional protease

LPR : late-phase reaction (지발형 반응)

LPS : lipopolysaccharide (리포다당)

LRC : leukocyte receptor complex

LT : lymphotoxin

MAIT : mucosa-associated invariant T

MAPK : mitogen-activated protein kinase (MAP kinase)

MALT : mucosa-associated lymphoid tissues (점막부속림프조직)

MBL : mannose-binding lectin

MCP : monocyte chemotactic protein

M-CSF : monocyte colony stimulating factor (단구 콜로니 자극인자)

MDC : macrophage-derived chemokine

MEC : mucosae-associated epithelial chemokine

MEK : Mapk/Erk kinase (MAPK Kinase)

Mφ : macrophage (매크로파지)

MHC : major histocompatibility complex/antigen (주요조직적합복합체/항원)

MIG : monokine induced by interferon γ

MIP : macrophage inflammatory protein

NK : natural killer

NKC: NK gene complex

NKT : natural killer T

NOD : nucleotide-binding oligomerization domain

OBR : Ob receptor (렙틴 수용체)

OSM : oncostatin M

PALS : periarteriolar lymphoid sheath

PAF : platelet activating factor (혈소판활성화인자)

PD : programmed death

PH : pleckstrin homology

PI(3,4,5)P$_3$: phosphatidylinositol 3,4,5-triphosphate

PI(4,5)P$_2$: phosphatidylinositol 4,5-biphosphate

PI3K : phosphatidylinositol 3-kinase

PIAS : protein inhibitor of activated STAT (활성화 STAT 제어 단백질)

PIP$_2$: phosphatidylinositol biphosphate

PIP$_3$: phosphatidylinositol triphosphate

PIP5K : phosphatidylinositol 4-phosphate 5 kinase

PKC : protein kinase C

PKR : double stranded RNA-dependent protein kinase (이중사슬 RNA 의존성 protein kinase)

PLCγ : phospholipase Cγ

PMN : polymorphonuclear leukocyte (다핵백혈병)

poly-IgR : polymeric immunoglobulin receptor

PTPase : protein tyrosine phosphatase

R : receptor

RAG : recombination activating gene (recombinase 활성화 유전자)

RANTES : regulated upon activation, normal

T-cell expressed and secreted

rasGRP : ras guanine nucleotide releasing protein

RDA : representational differential analysis

RIST : reduced intensity stem cell transplantation (미니 이식)

SCID : severe combined immunodeficiency (중증복합면역부전증)

SCM-1 : single C motif-1

SDF-1 : stromal cell derived factor-1

SEREX : serolopical analysis of antigen by recombinant expression cloning

SFK : Src-family kinase

SH : Src homology

SHIP : SH2-containing inositol polyphosphate 5-phosphatase

SHP-2 : SH2 domain containing phosphatase-2

SLC : secondary lymphoid tissue chemokine

SLE : systemic lupus erythematosus

SOCS : suppressor of cytokine signaling

SP : single-positive

STAT : signal transducer and activator of transcription

TAP : transporters associated with antigen processing

TARC : thymus and activation-regulated chemokine

TCR : T cell (antigen) receptor [T 세포 (항원) 수용체]

TECK : thymus-expressed chemokine

Th : helper T cell

Th0 : naive T

Th1 : T helper (type) 1 [(1 형) helper T 세포]

Th2 : T helper (type) 2 [(2 형) helper T 세포]

TLR : Toll-like receptor

TN : triple-negative

TNF : tumor necrosis factor (종양괴사인자)

TPO : thrombopoietin

TRAF : TNF receptor-associated factor

UNG : uracil DNA glycosylase

V : variable (가변)

XCL : XC chemokine ligand

XCR : XC chemokine receptor

1장
면역계를 구성하는 세포와 조직 · 기관

1 면역계를 구성하는 세포

본 항의 Keyword **1 자연면역에 관여하는 세포군** **2 림프구와 항체** **3 적응면역에 관여하는 세포군**

개론 면역계와 그것을 구성하는 세포군

우리들의 몸이 가진 생체방어반응에는, 크게 나누어, 자연면역반응과 적응 (획득) 면역반응의 2종류가 있다. 자연면역반응은 원시적인 면역반응이며 초기 면역응답으로서 중요하다. 항원 비특이적임과 동시에 면역학적 기억을 가지지 않는다. 특히 호중구나 매크로파지 등의 식세포가 중요한 작용을 한다 [자연면역에 관여하는 세포군 (→ 키워드 1 p.15)]. 한편 적응면역반응은 특이성이 높은 면역반응이며, 이것은 그의 주역인 림프구가 항원 특이적인 수용체를 이용하여 항원 특이적으로 증식, 분화를 하기 때문이다 [림프구와 항체 (→ 키워드 2 p.18), 적응면역에 관여하는 세포군 (→ 키워드 3 p.19)]. 생체에 병원체가 침입하면, 우선 자연면역반응이 일어나며, 적응면역반응의 예비단계로 작용한다. 이 반응으로 처리할 수 없는 병원체에 대해서는, 보다 후기에 작용하는 적응면역반응이 대응하여 배제하게 된다. 즉, 감염면역에 있어서 자연면역반응은 초기방어에, 적응면역반응은 후기방어에 필수적인 역할을 한다 (그림 1 참조). 이들 면역반응에 관여하는 세포군은 절대로 개별적으로 작용하는 것이 아니라, 상호적으로 작용하면서 기능을 발휘한다. 그리고 최종적으로는 특이성이 높은 반응성을 나타내는 림프구가 항원 의존적으로 killer T 세포, helper T 세포나 항체생산세포 등이 effector 세포로 분화하여 면역작용을 한다(일러스트 맵).

일러스트 맵 자연면역과 적응면역에 관여하는 세포군

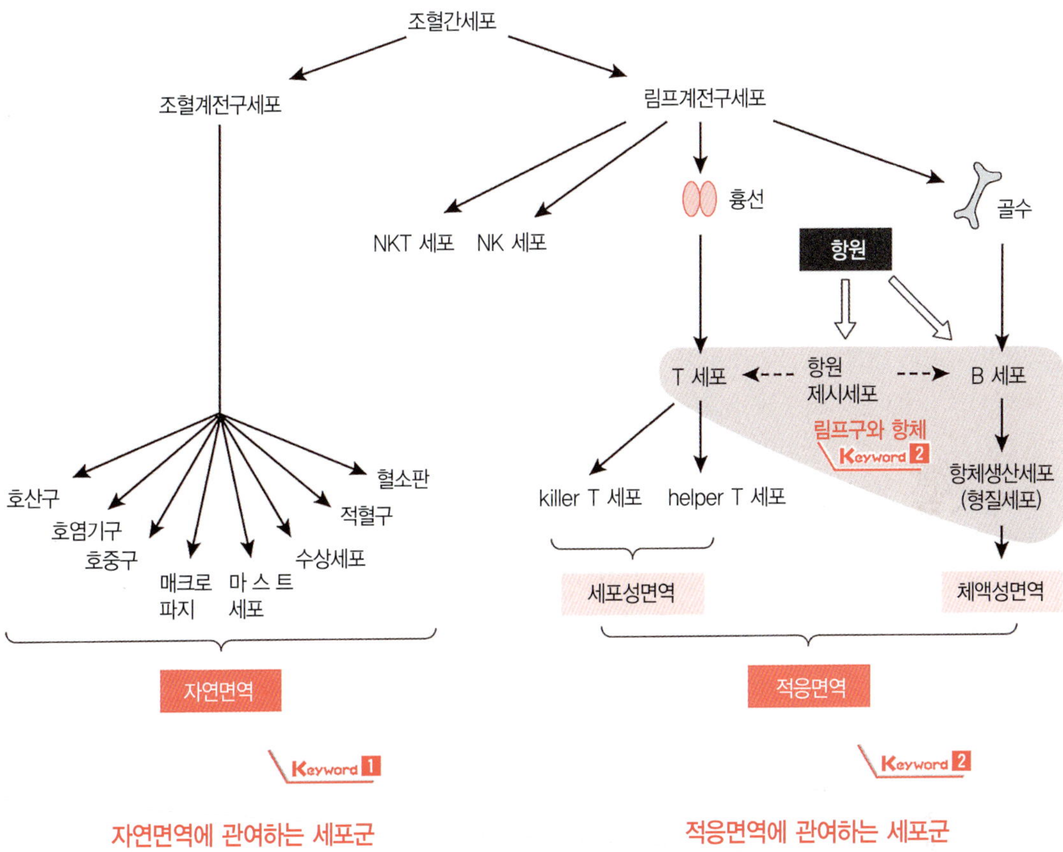

키워드 해설

Keyword 1 자연면역에 관여하는 세포군

일러스트 맵은 p.15

자연면역반응은 감염면역의 초기방어에 작용한다(그림 1). 자연면역에 중요한 세포를 아래에 해설하였다.

1) 매크로파지

이물을 탐식하는 식세포로서 대표적인 것에 매크로파지가 있다. 혈액 중의 단구가 조직으로 이행한 세포를 지칭한다. 탐식작용과 음식작용을 나타낸다. 유리나 플라스틱에 강한 부착성을 나타내며, 세포 내에 많은 lysosome (식포)이 존재한다. Lysosome 내에는 lysosome 효소로 총칭되는 많은 종류의 가

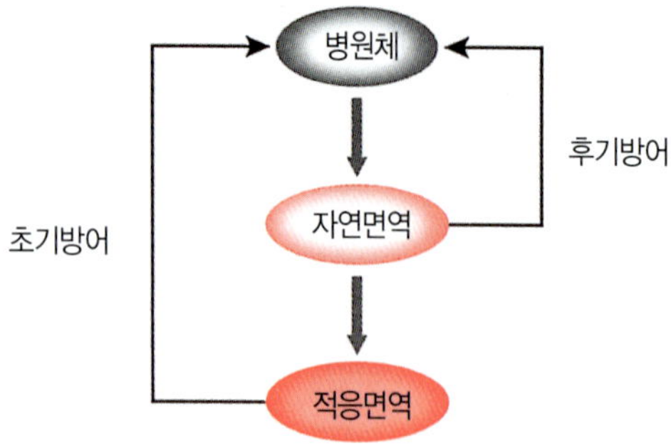

그림 1 자연면역과 적응면역
병원체의 침입과 함께 자연면역이 작용하여 초기방어의 역할을 한다. 다음에 적응면역이 작용하여 그 후의 생체방어의 역할을 수행한다. 적응면역에서는 림프구가 주역을 담당한다.

수분해효소를 함유하며, 거두어들인 이물의 분해, 소화에 역할을 완수한다. 매크로파지는 체내의 변성 단백질이나 노화 적혈구 등의 제거에도 작용한다. 세포표면에 mannose 수용체를 발현하여 세균표면의 mannose나 fucose 등의 당 사슬구조를 인식하고, 세균을 결합, 탐식한다. 보체성분인 C3b에 대한 수용체도 세포표면에 발현하여, 보체로 덮여진 세균을 결합하여 탐식, 제거한다. 매크로파지의 표면에는 이것 이외에 각종 Toll-like receptor (TLR)가 발현하여 매크로파지의 여러 가지 특이적인 기능의 수행에 관여한다. 더욱이 매크로파지는 활성화되면, interleukin 1 (IL-1), 종양괴사인자 (TNF), 인터페론 (IFN) 등의 사이토카인으로 불리는 생리활성물질을 생산하여, 주변 세포의 증식, 분화, 활성화에 관여한다. 이 반응에 의해 림프구가 활성화되기 쉬워지며, 림프구가 주역인 적응면역이 일어나기 위한 발판이 구축된다.

2) 호중구

세포질에 큰 과립을 가진 백혈구를 과립구로 총칭한다. 호중구는 과립구의 일종으로, 말초혈액 중 다핵백혈구의 90% 이상을 차지하며, 세균 등이 침입할 때 나타나는 급성염증반응에서 주역을 담당한다. 항상 골수에서 생산되며, 말초혈액으로 방출되고 수명이 짧다. 높은 운동성과 탐식능을 나타내며, 침입해 온 세균을 세포 내로 거두어들여, 세포 내 lysosome에서 소화, 살균, 분해한다. 호중구 내의 lysosome에는 myeloperoxidase, muramidase 등의 살균능력을 가진 효소가 풍부하게 존재한다. 이들 효소가 세포 외로 방출되면 혈관투과성이 항진되고, 국소에 더욱 많은 호중구가 동원되어지게 된다. 보체 활성화에 의해 생기는 성분 (C5a 등)이나 세균성분이 있는 것 (endotoxin 등)도 호중구에 대하여 강한 주화성을 가지며, 호중구의 국소동원에 기여한다. IgG 등 면역글로불린의 Fc 부분 (H 사슬의 C 말단부분) (2장-1-1 참조)에 대한 수용체를 세포표면에 가지며, 이 Fc 수용체에 IgG 등이 결합하면 호중구의 활성화가 일어나고, 더욱 강한 탐식능을 발휘함과 동시에 조직상해성을 가진 활성산소 등을 생산하게 된다. 보체에 대한 수용체도 호중구 표면에 발현하며, 세균 등이 보체에 의해 덮여지면 보체수용체를 통하여 호중구에 결합하고, 호중구는 활성화를 받아 세균을 탐식하여 살균한다. 매크로파지나 호중구 등의 식세포는 항원의 침입과 동시에 국소에 침윤하여 염증성 세포라 불리며, 발적, 발열, 동통, 종창을 특징으로 하는 염증상태를 만들어 낸다. 발열, 발적, 종창은 국소의 혈관확장, 혈류증가에 수반된 체액성분이 스며 나와 일어나며, 동통은 침윤한 염증성 세포가 국소에서 통증을 유발하는 물질을 생산, 분비하기 때문에 일어난다.

3) 호산구, 호염기구, 마스트 세포

과립구 중에 과립이 호산성 색소로 염색되는 것을 호산구, 호염기성 색소로 염색되는 것을 호염기구라 부른다. 호산구는 호중구와 동일하게 탐식능을 가지지만, 말초혈액 중에서 전체 백혈구의 2% 정도만 차지하며, 혈액 중에서는 탐식세포로서의 기능이 그다지 없다. 호산성을 나타내는 세포 내 과립 중에는, 주요 염기성 단백질이라 부르는 기생충에 대하여 상해작용을 가진 물질 등이 존재하며, 자극에 의해 세포 외로 방출되어 강력한 살충물질로서 작용한다. 한편 호염기구는 말초혈액 중 백혈구의 0.2~1%를 차지하는 과립구로서, 호염기성의 과립에는 히스타민, 혈소판활성화인자 (PAF), serotonin, heparin이나 여러 종류의 protease가 포함된다.

조직 중에는 호염기구와 동일한 과립을 가진 마스트 세포 (비만세포)라 부르는 세포가 존재한다. 호염기구, 마스트 세포 모두 세포표면에 면역글로불린의 일종인 IgG의 Fc 부분에 대한 수용체를 가지며, 이 Fc 수용체를 통하여 혈액 중의 IgE를 세포표면에 결합한다. 결합한 IgE 분자가 항원에 의해 가교되면 세포가 활성화되며, 세포 내 과립이 급속하게 방출되는 탈과립이라는 현상이 나타난다. 과립으로부터 방출된 히스타민 등의 물질은 혈관투과성을 항진시켜 재채기나 비염을 일으키거나, 평활근을 수축시켜 천식 등에서 나타나는 기도수축의 원인이 된다.

4) 수상세포

정상조직 내에는 식작용보다도 오히려 림프구에 항원정보를 제시하는 것을 전문으로 실시하는 항원제시세포가 존재한다. 그의 주요한 것은 수상세포라 불리며, 침입항원과 함께 소속 림프절로 이동하여, 림프절 내에서 항원을 림프구에 제시하는 역할을 한다. 수상세포는 매크로파지와 동일하게 여러 종류의 사이토카인을 생산하며, 자연면역뿐만 아니라 적응면역에 있어서도 중요한 역할을 담당하고, 자연면역과 적응면역을 중개하는 역할을 가진다. 최근 수상세포에는 적어도 2종류가 있는 것으로 알려져 있다. 하나는 미에로이드 수상세포 (myeloid dendritic cell)로 부르는 것으로, 성숙한 것은 강한 항원제시능력을 가진다. 다른 하나는 플라즈마 세포 모양 수상세포 (plasmacytoid dendritic cell)로서, 바이러스 감염에 의해 type I 인터페론을 분비하고, 항 바이러스 면역에 관여한다. 또한 Th1 형의 T 세포 분화 (3장-1)에도 기여하는 것으로 알려져 있다.

5) Natural killer 세포

Natural killer (NK) 세포는 나중에 기술하는 바와 같이, T 세포나 B 세포와는 다르며, 항원 비특이적으로 표적세포를 상해할 수 있다. NK 세포는 보통의 림프구보다는 조금 크며, 세포질에 많은 과립을 가진다. 다른 혈구와 동일하게 조혈간세포를 그의 조상으로 한다. Ikalos라는 전사인자를 결손 한 마우스에서는 T, B, NK 세포의 발생이 나타나지 않지만, 다른 백혈구가 정상으로 분화하는 것으로 보아, NK 세포는 림프구 세포로 생각된다. 세포표면에 CD16, CD56, NKRP-1, Ly49 등의 지표분자를 발현한다. NKRP-1과 Ly49는 서로 상반되는 기능을 가지며, NKRP-1은 세포상해의 방아쇠를 당기는 분자, Ly49는 저해하는 분자이다. 매크로파지가 생산하는 IL-12에 의해 활성화를 받으면, NK 세포는 더욱 강한 세포상해활성을 가지게 됨과 동시에 다량의 IFNγ를 생산한다. IFNγ는 바이러스 등의 증식을 억제하며, 이것은 T 세포가 작용하기 전의 초기 숙주방어 (=자연면역)에 도움이 되는 것으로 생각된다. 또한 활성화 NK 세포는 면역글로불린 분자의 Fc 부분에 대한 수용체 (Fc 수용체)를 강하게 발현하며, 항체가 결합한 표적세포를 상해할 수 있다. 이것을 항체의존성 세포상해기구 (ADCC : antibody-dependent cell-mediated cytotoxicity)라 부른다. 따라서 NK 세포는 감염물질에 대한 초기 방어뿐만 아니라, T, B 림프구가 관여하는 적응면역에도 중요한 역할을 담당한다.

6) NKT 세포

NK 세포와 T 세포 중간의 표현형을 취하는 세포로서 NKT 세포가 있다. 말초 T 세포의 불과 5%만을 점유한다. 이 세포는 NK, T 세포와 동일한 조상을 가지며, T 세포 항원수용체 (TCR)를 발현하는 것으로 보아 T 세포계의 아군으로 생각된다. 그러나 흉선이 존재하지 않는 마우스에서도 그의 발생이 나타나는 것으로 보아, 이 세포는 흉선 외에서 발생, 분화하는 것으로 생각된다. NKT 세포에 발현하는 TCR은 극히 특이하면서 균일하며, CD1이라는 「MHC에는 연쇄되어 있지 않은 class I 유사인자」를 인식하고, 그의 분화과정에서 positive selection을 받아 증폭하는 것 같다. 자기반응성 T 세포로서 면역반응의 조절제어에 관여하는 것이 시사되어 있다.

Keyword

2 림프구와 항체

일러스트 맵은 p.15

림프구의 출현과 함께 높은 특이성을 가진 면역학적 인식, 즉 적응면역이 나타나게 된다. 림프구를 생산하는 면역조직인 흉선이나 비장은 칠성장어 부근에서 그의 원시형으로 생각되는 것이 나타났고, 림프절은 개구리 (양서류)나 뱀 (파충류) 이후부터 나타나게 되었다. 한편 항체생산은 진화상 조금 늦게 나타났으며, 상어 (연골어류) 이후부터는 침입해 온 항원에 대하여 특이적인 항체 (면역글로불린)를 생산하게 되었고, IgM이라는 종류의 항체생산을 보인다 (일차 면역반응). 동일한 항원이 다시 침입해 오면, IgG 항체가 출현함과 동시에 초회보다도 신속하게, 그리고 보다 대량의 친화성이 강한 특이항체가 생산된다. 이 반응을 이차 면역반응이라 부른다. 이것은 개체가 이전에 침입해 온 것을 기억하고 있기 때문에 일어나는 현상이며, 이것을 면역학적 기억이라고 부른다. 이것은 진화한 면역계인 적응면역계에 특징적으로 나타나는 기구이다. 위에서 기술한 바와 같이 적응면역계에서는 림프구가 주역이며, 높은 특이성을 가진 이물인식을 실시한다.

흉선을 가진 동물 종에 있어서 대부분의 T 림프구는 흉선에서 만들어진다. 한편 항체생산세포로 분화하는 B 림프구는, 그의 생산조직이 동물 종에 따라 크게 다르다. 조류에서는 총배설구의 옆에 존재하는 Fabricius 낭이 B 림프구의 생산기관이다. 양이나 소 등에서는 회장 파이엘판 (Peyer‘s patch)이, 토끼에서는 맹장이 B 림프구의 주된 생산기관이며, Fabricius 낭 상동기관으로 생각된다. 사람에서는 태생기에 간장이, 출생 후에는 골수가 주로 B 세포 생산기관으로서의 기능을 담당한다.

Keyword

3 적응면역에 관여하는 세포군

일러스트 맵은 p.15

위에서 기술한 바와 같이, 자연면역의 주역인 매크로파지나 호중구 등의 식세포는 항원 비특이적으로 반응하지만, T, B 림프구는 항원 특이적으로 반응하여 적응면역에서 주역을 담당한다. 이것은 T, B 림프구가 세포표면에 항원을 특이적으로 인식하는 항원수용체를 가지고 있기 때문이다. 림프구는 발현하는 항원수용체의 종류에 따라 분류되며 (그림 2), T, B 림프구와, 그 이외의 NK (natural killer)세포, NKT 세포 등으로 나누어진다. 모두 조혈간세포 유래이다 (일러스트 맵 참조). NK, NKT 세포는 앞에서 기술한 바와 같이, 주로 자연면역에서 중요한 역할을 담당한다.

1) T 세포

T 세포 항원수용체 (TCR)를 발현하며, 수용체의 구조 차이에 따라 $\alpha\beta$ 형 T 세포와 $\gamma\delta$ 형 T 세포로 더욱 세분화 된다 (그림 3). 모두 흉선에서 만들어지지만, 발생적으로 $\gamma\delta$ 형의 것이 $\alpha\beta$ 형의 것보다 먼저 출현한다. 말초에서는 $\alpha\beta$ 형의 것이 대부분을 차지하며, $\alpha\beta$ 형 T 세포는 CD4 T 세포와 CD8 T 세포로 더욱 나누어진다. CD4는 MHC class II 분자와, CD8은 MHC class I 분자와 각각 특이적으로 결합하는 세포표면분자로서, TCR로부터의 신호를 보조하여 T 세포의 활성화에 기여하기 때문에 공 수용체 (co-receptor)라 부른다. 게다가, 이것 이외에 TCR로부터의 자극을 보조하는 부 자극분자로 불리는 일군의 분자가 있으며, TCR로부터의 자극 (항원 특이적 자극)과 부 자극분자로부터의 자극 (항원 비특이적 자극)의 양쪽이 T 세포에 전달되었을 때, 비로소 T 세포가 항원에 반응하여 증식, 분화를 실시한다 (그림 4).

CD4 T 세포의 대부분은 다른 림프구 subset의 기능을 도와주는 역할을 가지고 있어 helper T 세포라 부른다. 항원자극에 의해 분화하며, 생산하는 사이토카인의 종류에 따라 Th1 형과 Th2 형으로 나누어진다. Th1 세포는 IL-2, IFNγ를 생산하며 세포성 면역에 관여한다. Th2 세포는 IL-4, IL-5, IL-10 등을 생산하며 B 세포의 항체생산을 도와준다. CD4 T 세포 중에는 이들 이외에, 면역반응에 대해 negative regulation을 하는 조절성 T 세포가 있으며, CD25 (IL-2 수용체 α 사슬)를 발현하고 있다. CD8 T 세포는 항원자극에 의해 killer T 세포로 분화하고, 세포 상해성을 발휘하여 바이러스 등에 감염한 세포를 제거하는 것에 작용한다.

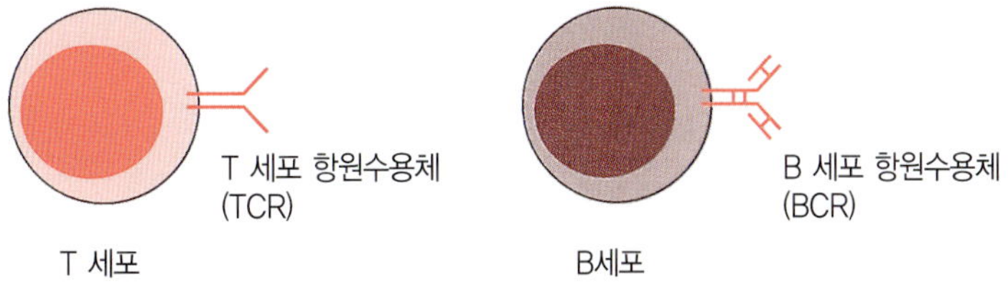

그림 2 림프구와 항원수용체
T 세포에는 T 세포 항원수용체 (T cell receptor : TCR), B 세포에는 B 세포 항원수용체 (B cell receptor : BCR)가 발현하여 항원을 감지한다.

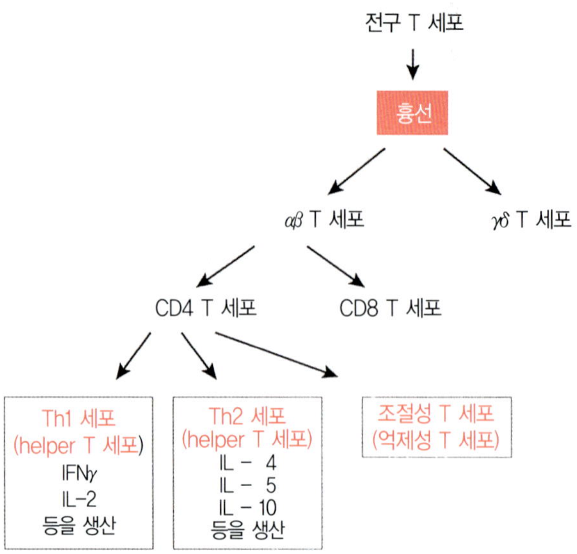

그림 3 T 세포의 분화

전구 T 세포는 흉선으로 들어가, αβ 형 T 세포 혹은 γδ 형 T 세포로 분화한다. αβ 형 T 세포는 공 수용체로서 CD4 혹은 CD8을 발현하며, CD4 T 세포는 helper T 세포 혹은 조절성 T 세포로서 기능을 나타낸다. Helper T 세포는 활성화를 받으면, Th1 혹은 Th2 subset으로 더욱 분화하여, 각각 여러 종류의 사이토카인을 분비한다.

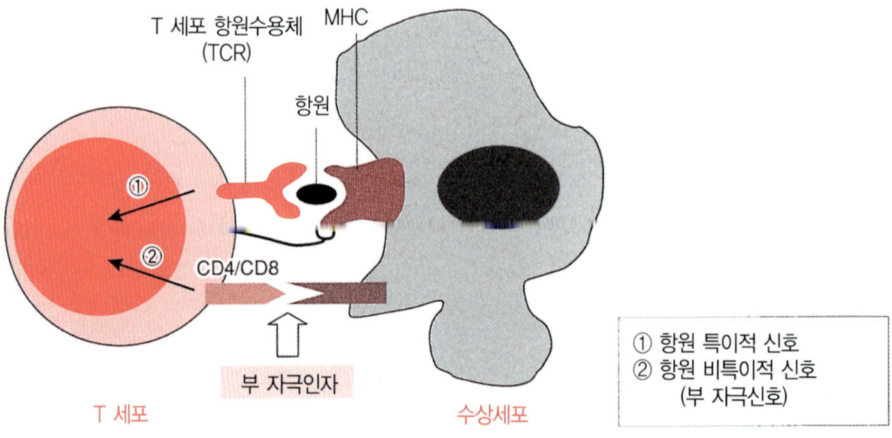

그림 4 T 세포의 반응양식

T 세포가 수상세포로부터 항원제시를 받을 때에는, T 세포 수용체 (TCR)가 수상세포상의 MHC 분자 홈에 결합한 항원 단편을 인식함으로써, 항원 특이적인 신호 Z (그림에서는 ①)가 T 세포에 들어간다. 이 때 CD4 혹은 CD8 분자가 공 수용체로서 기능을 나타낸다. 더욱이 T 세포는 부 자극분자군을 통하여 수상세포와 결합함으로써 항원 비특이적인 신호 (부 자극신호) (그림에서는 ②)를 받는다. 이 양쪽의 신호가 동시에 들어왔을 때, T 세포는 항원에 의한 활성화를 받아 증식, 분화를 개시한다.

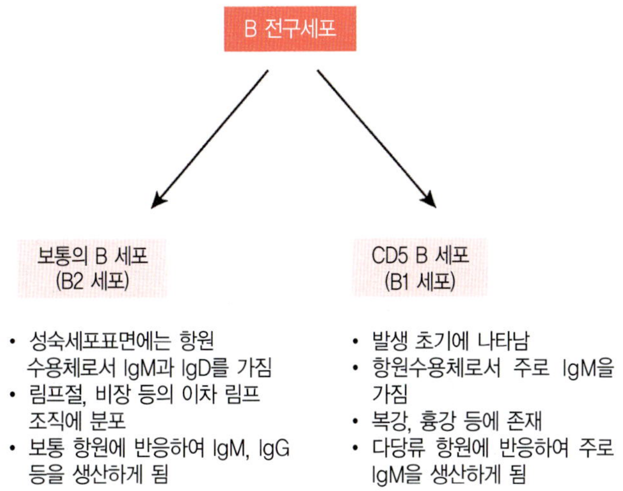

그림 5 B 세포의 분화
B 세포는 B1 세포와 B2 세포로 분화한다. 말초혈액이나 림프조직 중의 B 세포 대부분은 B2 세포이며, B1 세포는 흉강이나 복강 등에 존재한다.

2) B 세포

B 세포는 흉선에서 생산되는 T 세포와는 발생적으로도, 기능적으로도 완전히 다르며, 항원자극에 의해 분화하고 형질 (플라즈마) 세포가 되어 항체를 분비한다. B 세포는 포유류에서 태생기에는 간장에서 생산되며, 그 후는 골수에서 주로 생산되어진다. 골수에서 생산된 미숙 B 세포는, 그 후 일정한 분화과정을 거쳐 성숙 B 림프구로서 말초혈액으로 방출되며, 혈액계, 림프관계를 통하여 이차 림프조직 간을 순환한다 (그림 5). B 세포표면에는 항원수용체로서 면역글로불린 IgM과 IgD가 발현하고 있다. 이들 B 세포는 나중에 기술하는 B1 세포에 대하여 B2 세포로 불리는 경우가 있다. B 세포는 림프절이나 비장 등 이차 림프조직의 일차 여포에서 항원과 만나면 분열, 증식하여 이차 여포를 형성하고, 그 후 형질세포가 되어 면역글로불린을 분비하게 된다. 이 면역글로불린, 즉 항체는 B 세포표면에 존재하고 있었던 면역글로불린이 막형으로부터 분비형으로 변환된 것이다. B 세포는 MHC class I, class II 분자를 세포표면에 발현하여, T 세포에 대한 항원제시세포로서도 기능을 발휘할 수 있다.

복강 내에는 특수한 B 세포가 존재하며 세포표면에 CD5 분자를 발현하고 있어 CD5 B 세포 (혹은 B1 세포)라 부르며, 이차 림프조직이나 말초혈액 중에 존재하는 보통의 B 세포 (B2 세포)와는 구별된다. CD5 B 세포는 보통의 B 세포보다도 초기에 발생한다. 자기복제능력이 강하며, 또한 세균 벽 등에 존재하는 다당류에 반응하지만 그의 특이성은 약하다. CD5 결손 마우스에서는 폐렴구균에 걸리기 쉬우며, 이 세포는 복강 내에서의 초기방어에 관여하고 있을 가능성이 시사되고 있다 (그림 5).

키포인트

- 병원체의 침입과 함께 자연면역이 작용하여 초기방어의 역할을 한다. 다음에 적응면역이 작용하여, 그 후의 생체방어 역할을 완수한다.
- 자연면역반응에는 주로 조혈계전구세포 유래의 매크로파지, 수상세포나 호중구, 호산구, 호염기구, NK 세포, NKT 세포 등이 관여하며, 획득면역반응에는 림프구, 수상세포가 주된 역할을 한다.
- T 세포는 흉선에서, B 세포는 포유류의 경우 골수에서 만들어진다.
- T, B 세포 모두 항원수용체를 세포표면에 가지며 항원 특이적으로 반응한다.
- T 세포는 항원제시세포 (수상세포)로부터 항원 특이적 신호, 항원 비특이적 신호 (부 자극신호)의 양쪽을 받아 증식, 분화한다.
- B 세포에는 보통의 항체 생산을 하는 것 (B2 세포)과, 복강이나 흉강 내에 존재하는 B1 세포가 있다.

참고문헌

1) "免疫生物學 原書第 5版" (Janeway, C.A. et al: 笹月健彦, 監譯), 南江堂, 2003
→ 알기 쉬운 일러스트가 많으며 면역계 전체를 파악하기 쉽다.
2) "標準免疫學 第2版" (谷口 克, 宮坂昌之, 編), 醫學書院, 2002
→ 면역계, 면역반응에 대하여 전체상을 제공함과 동시에, 개개의 문제에 대해서도 새로운 정보가 게재되어 있다. 면역계 기관의 모식도가 알기 쉽도록 되어 있다.
3) Takeda, K. et al.: Annu. Rev. Immunol., 21: 335-376, 2003
→ 자연면역에 관한 가장 새로운 총설 논문이다.

② 면역계를 구성하는 조직 · 기관

본 항의 Keyword **1 일차 림프조직** **2 이차 림프조직** **3 림프구 homing**

개론 림프구와 림프조직, 림프구 homing

림프구의 생산, 분화가 일어나는 조직을 일차 림프조직 (혹은 중추 림프조직) (→ 키워드 1 p.24), 성숙 림프구가 면역반응을 실시하는 조직을 이차 림프조직 (혹은 말초 림프조직) (→ 키워드 2 p.26)이라 부른다. 사람의 일차 림프조직은 T 세포를 생산하는 흉선과 B 세포를 생산하는 골수이다. 이들 조직에서는 외래 항원에 의존하지 않고 림프구의 생산, 분화가 이루어진다. 한편, 비장, 림프절 등의 이차 림프조직에서는, 그의 발달, 세포분화가 외래 항원에 의한 자극에 의존한다.

성숙 림프구는 이차 림프조직 사이를 혈액계, 림프계의 2가지 순환계를 사용하여 반복 순환한다. 이것을 림프구 재순환 현상이라 한다. 백혈구 중에서도 림프구에만 나타나는 현상이다. 이차 림프조직은 항원 및 항원을 거두어들인 항원제시세포가 정류하는 장소하며, 이곳을 림프구가 반복하여 왕래하기 때문에, 거의 예외 없이 항원 특이적 림프구 클론이 침입한 항원을 발견하여, 반응할 수 있다. 또한 림프구 재순환을 장기마다 살펴보면, 말초 림프절에서 나온 림프구는 다시 말초 림프절로 돌아가고, 파이엘판을 비롯한 장관계 림프조직으로부터 나온 림프구는 다시 동일한 림프조직으로 돌아가는 경향을 보인다. 이 현상을 림프구 homing (→ 키워드 3 p.30)이라 부른다. 이것도 필요한 장소에 필요한 세포를 동원할 수 있게 하는 면역조절기구의 하나로 생각된다.

일러스트 맵 림프구, 림프조직과 림프구 homing

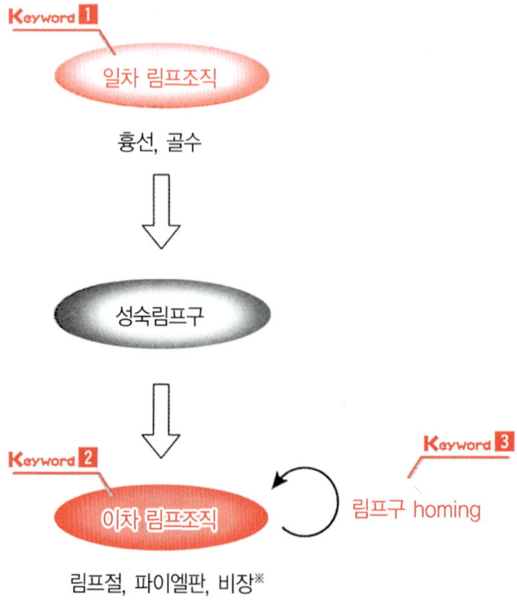

※ : 림프구는 이들 조직 사이를 혈액계와 림프계를 이용하면서 반복하여 순환한다 = 림프구 재순환현상. 이 현상 중에서, 일정 조직으로부터 나온 림프구가 다시 동일한 조직으로 돌아가는 현상을 림프구 homing이라 한다.

기워드 해설

Keyword 1 일차 림프조직 (중추 림프조직)

일러스트 맵은 p.24

1) 흉선

흉선은 T 림프구를 생산하는 일차 림프조직이다. 심장의 바로 위에 위치하며, 피질과 수질로 구성되고, 소엽구조를 가진다 (그림 1). 흉선의 원기는 제3 및 제4 새낭의 상피가 간질로 함입되어 만들어진다. 사람에서는 태령 16주에 구조적으로 거의 완성된 흉선이 나타나고, 피막으로 싸인 흉선 내에서 상피세포에 의한 망막구조가 형성되며, 그 사이에서 활발한 림프구의 증식이 나타난다. 피질, 수질의 망막구조를 형성하는 상피세포나 수질의 수상세포 등은 stroma (간질) 세포로 총칭된다. Stroma 세포는 그의 세포표면 상에 자기 표시인 MHC 분자를 발현하고, 이 MHC를 통하여 흉선 림프구와 상호작용

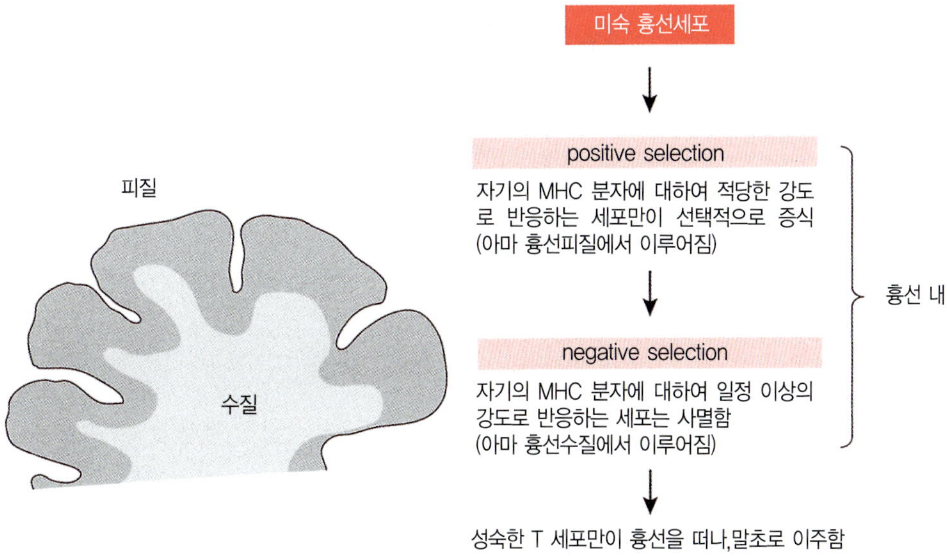

그림 1 흉선과 흉선 내에서 T 세포의 positive selection과 negative selection
흉선은 소엽구조를 취하며, 각각의 소엽은 피질과 수질로 구성된다. 흉선은 소위 학교와 같은 것이며, 성숙 중의 T 세포는 흉선 중에서 stroma 세포와 상호작용을 실시함으로써, 교육 혹은 선택 (= positive selection과 negative selection)을 받아, 살아남은 것만이 성숙 T 세포로서 말초로 이주한다. 흉선의 전구 세포도 성숙하여 말초로 이주하는 세포도 피질과 수질의 경계에 있는 혈관을 통하여 흉선으로 유입, 유출되는 것으로 생각되고 있다.

한다, 이 때, 자기 MHC 분자에 대하여 적당한 강도로 반응할 수 있는 림프구는 선택적으로 증식, 분화하지만 (positive selection), 자기 MHC 분자에 일정 수준 이상으로 강하게 반응하는 림프구는 사멸하여 제거된다 (negative selection). 그리고 이들의 선택을 받은 림프구가 수질을 거쳐, 성숙 T 세포로서 말초의 이차 림프조직으로 이주한다 (그림 1). 즉, 이 기구에 의해 흉선에서 몸에 해를 미칠 수 있는 자기반응성 T 세포는 제거되며, 필요한 T 세포만이 흉선이라는 「학교」의 「졸업생」으로서 말초로 방출된다.

2) 골수

조혈은 태생기에는 간장에서 시작되며, 태생중기 이후에는 골수로 이행한다. 골수에는 흉선과 동일하게, stroma 세포에 의해 제공되는 특이적인 미소환경이 존재하며, 조혈간세포는 이 환경과 상호작용하면서 각 혈구계열로 분화한다. 그 중에서도 조혈간세포로부터 림프구계열로의 분화 commitment (운명 부여)는 골수에서 이루어진다. T 세포로의 commitment를 받은 세포는 흉선으로 이주하여 (혹은 흉선으로 이주한 후 commitment를 받는다는 설도 있음) T 세포를 만든다. B세포로의 commitment를 받은 세포는 골수 내에서 분화, 증식하여, 항원수용체를 발현하게 된다. 따라서 골수에서는 B 세포계열의 가장 미숙한 형태부터 표면 면역글로불린을 발현하는 성숙 B 세포까지 존재한다. 성숙 과정에서 아마도 자기반응성 B 세포는 제거되며, 성숙하고 적절한 반응성을 가진 B 세포만이 최종적으로 골수를 떠나 이차 림프조직으로 이주한다 (그림 2).

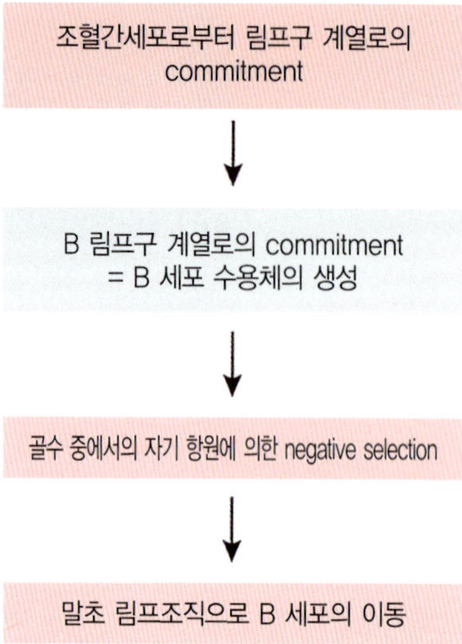

그림 2 골수에서의 B 세포의 생산
조혈간세포로부터 림프구 계열로의 분화 commitment (운명 부여)는 골수에서 이루어진다. B 세포로의 commitment를 받은 세포는 골수 내에서 분화, 증식하고, 항원수용체를 발현하게 된다. 성숙 과정에서 아마도 자기반응성의 B 세포는 제거되며, 적절한 반응성을 가진 B 세포만이 이차 림프조직으로 이주한다.

Keyword

2 이차 림프조직 (말초 림프조직)

일러스트 맵은 p.24

1) 비장

비장은 혈행성으로 침입해 온 항원을 포착하여 면역응답을 일으킨다. 비장은 혈관이 풍부한 조직이며, 발생 시 혈관계의 주위에 림프조직이 형성된다. 비장의 영양동맥은 비동맥이다. 비동맥은 중심소동맥으로 나누어지며, 세동맥, 모세혈관으로 더욱 분기한 후, 정맥동으로 연결된다. 정맥동은 마지막에 비정맥으로 되며, 비장으로 유입된 혈액은 비정맥으로 나간다. 구조적으로 비장은 주로 백비수와 적비수로 구성된다 (그림 3).

백비수는 중심소동맥의 주위를 둘러싼 림프조직으로 구성된다. 중심소동맥의 바로 근방에는 T 세포가 밀집하여 존재하며, 이 부분은 소동맥 주위 림프구초 (PALS : periarteriolar lymphoid sheath)로 불린다. PALS에는 수상세포가 존재하고, 항원을 분해, 소화하여 T 세포에 항원제시 하는 역할을 가진다. 한편 B 세포는 PALS의 부근에 집단을 형성하여 존재한다 (일차 여포). 항원자극이 있으면 B 세포의 활발한 증식소인 림프여포 (이차 여포)가 형성되며, 여포 내에는 배중심 (germinal center)이라 부르는 구조가 출현한다. 배중심에서는 B 세포의 증식, 분화와 면역글로불린의 class switching (IgM으로부터 IgG 등으로의 항체 class 변화)이 일어난다. 여포 내에서는 여포 내 수상세포 (follicular

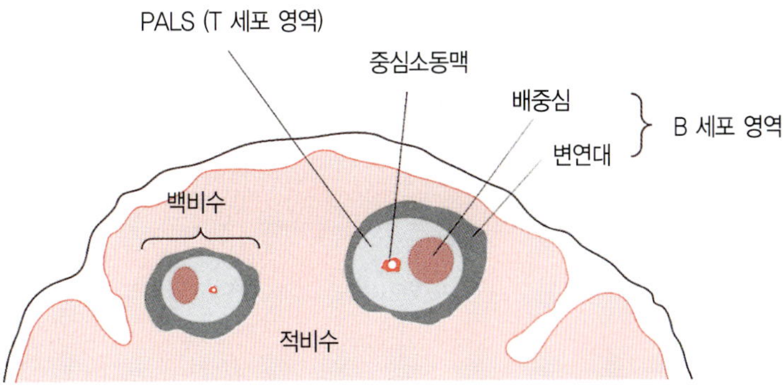

그림 3 비장의 구조
비장은 주로 백비수와 적비수로 구성된다. 백비수의 중심소동맥 주위는 PALS (periarteriolar lymphoid sheath)로 불리며, T 세포가 밀집하여 존재한다. PALS에는 수상세포도 풍부하게 존재한다. 백비수 중에는 B 세포도 집단을 형성하여 존재하며, B 세포가 자율적 증식을 하고 있는 것을 일차 여포, 항원 자극에 의해 증식을 하고 있는 것을 이차 여포라 부른다. 이차 여포 내에는 배중심이 출현한다. 여포 내에서는 여포 내 수상세포 (follicular dendritic cell : FDC)라 불리는 세포가 그물코를 형성하여, 림프절로 유입되어 오는 항원을 포착하여 B 세포에 항원제시를 한다. 백비수의 외측에는 변연대가 있으며, 주로 B 세포와 매크로파지가 존재한다. 적비수에는 매크로파지가 다수 존재하며, 혈류로 유입되는 항원을 탐식, 제거하여 필터로서의 역할을 수행한다.

dendritic cell : FDC)라 불리는 세포가 망막을 형성하고, 림프절로 유입되어 오는 항원을 포착하여 B 세포에 항원제시를 한다. 백비수의 외측에는 변연대 (marginal zone)라 부르는 영역이 있으며, 주로 B 세포와 매크로파지가 존재한다.

적비수는 정맥동간의 구조로 정맥혈액을 다량으로 함유하고 있기 때문에 붉게 보인다. 매크로파지가 다수 존재하며, 혈류로부터 반입되는 항원을 탐식, 제거하고, 필터로서의 역할을 한다. 긴급 시에는 적비수에서 조혈이 이루어지며, 이것을 수외조혈이라 부른다.

2) 림프절

림프절은 흉선이나 골수 등의 일차 림프조직으로부터 성숙 T, B 세포가 혈행성으로 이주함으로써 형성된다. 림프절의 외주는 피막으로 덮여져 있고, 피막에는 수입림프관이 연결되며, 이 수입림프관을 통하여 림프액, 외래성 항원 등이 림프절 실질로 들어간다. 그리고 유입된 림프액은 피질, 수질을 거쳐 문으로 부르는 부분에 있는 수출림프관으로부터 림프절을 떠난다 (그림 4). 림프구는 수입림프관 및 동맥으로부터 림프절로 유입되지만, 수입림프관으로부터 들어오는 림프구는 전체의 5% 이하이며, 대부분의 림프구는 HEV (high endothelial venule : 고내피세정맥)라는 특수한 혈관을 통하여 혈행성으로 림프절로 이주하여 온다. 림프절의 동맥과 정맥은 문부에서 드나들고 있다. 동맥은 세동맥으로 되고, 모세혈관으로 더욱 분기한 후에 HEV에 연결된다. HEV는 대단히 특이한 형태를 보이는 혈관으로, 내피세포의 뒤쪽이 높고, 그의 혈관내강에는 혈중 림프구를 특이적으로 인식하고 포착하여, 혈관 외로 이행시키는 기구가 존재한다. 이 기구를 이용하여 HEV는 림프구의 림프절로의 혈행성 이주 (림프구

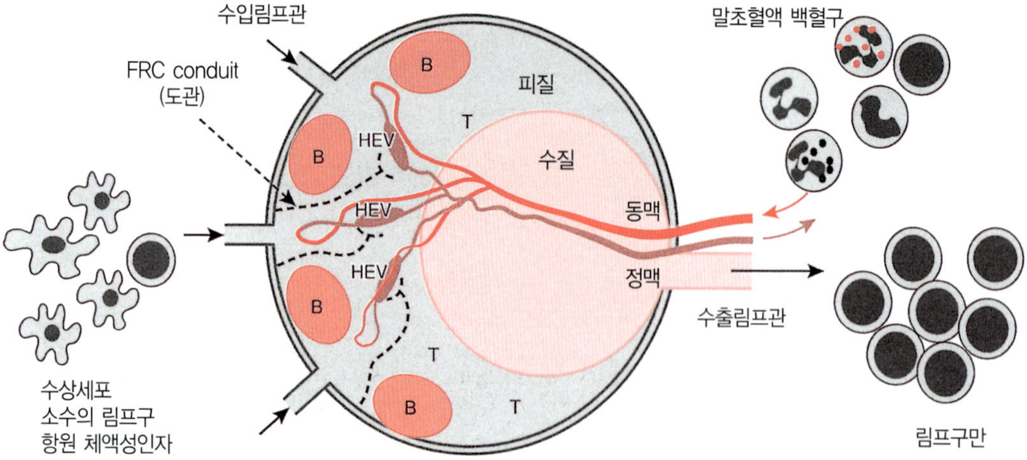

그림 4 **림프절의 구조**

림프절은 피질과 수질로 구성된다. 피질의 변연부에는 주로 B 림프구로 구성된 여포가 있다. 그 주위에는 고내피세정맥 (HEV)이 존재하며, 림프절로 혈행성으로 이동해 오는 림프구의 대부분은 이 혈관을 통하여 유입되어 온다. HEV 주위에는 성숙 T 세포가 조밀하게 존재한다. 수상세포 등의 항원제시세포는 말초조직으로부터 수입림프관을 거쳐 림프절로 들어가고, HEV 주위에 존재하며 T 세포에 항원을 제시한다. 림프절의 더욱 깊은 부분은 수질로 불리며, 수색이라는 밧줄 모양 구조에 다수의 매크로파지와 형질세포가 부착되어 있다.

homing)를 담당한다. 즉 림프절에는 동맥을 통하여 여러 종류의 말초혈액 백혈구가 들어가지만, 이 중 림프구만이 HEV로부터 선택적으로 림프절 내로 이행한다. 한편, 수상세포는 주로 수입림프관으로부터 림프절 내로 들어가며, 항원을 운반하여 면역반응을 개시하는 역할을 가진다.

림프절은 피질과 수질로 구성된다. 피질의 변연부에는 주로 B 림프구로 구성된 여포가 있다. 항원자극을 받고 있지 않는 것을 일차 여포, 항원자극을 받아 내부에 배중심을 가진 것을 이차 여포라 한다. 이차 여포 중에는 B 세포에 항원제시를 하는 여포 내 수상세포 (FDC)가 존재한다. B 림프구의 부하, 증식, class switching은 배중심에서 이루어진다. 피질의 깊숙한 곳은 방피질로 불리며, HEV가 풍부하게 존재한다. 그 주위에는 성숙 T 세포가 조밀하게 존재하는 흉선 의존성 영역이 있다. 수상세포 등의 항원제시세포는 이 영역에 존재하며, T 세포에 항원제시를 한다. 또한 피막으로부터 이 부분으로는 도관 모양의 구조가 존재하며, 수입림프관 경유의 chemokine을 함유한 체액성인자는 HEV 주위에 선택적으로 운반된다. 이 구조는 섬유아세포 모양의 세망세포 (follicular reticular cell : FRC)에 의해 형성되어 있기 때문에 FRC conduit (도관)으로 불린다. 림프절의 더욱 깊은 부분은 수질이라 불리며, 수색이라는 밧줄 모양 구조에 다수의 매크로파지와 형질세포가 부착되어 있다. 형질세포는 플라즈마 세포로도 불리며, 여포 내에서 증식한 B 세포가 분화하여 만들어진 것으로 항체생산을 하는 세포이다.

3) 점막부속림프조직

기도나 소화관에 부속된 림프조직은 점막부속림프조직 (mucosa-associated lymphoid tissues :

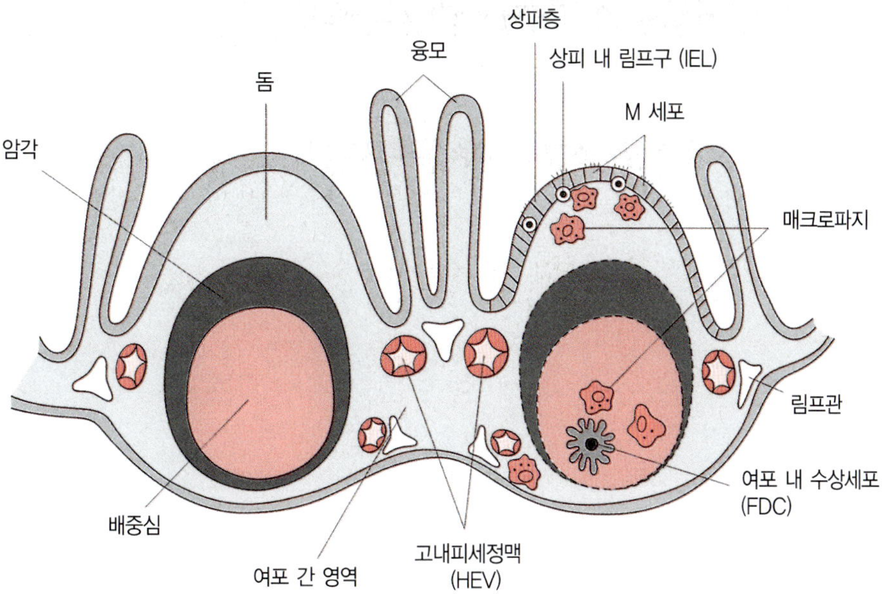

그림 5 파이엘판과 그 주위 구조
파이엘판은 상피, 돔, 여포, 여포 간 영역으로 구성된다. 항원은 상피를 통하여 M 세포에 의해 삽입된다. 여포 간 영역에는 T 세포가, 여포에는 B 세포가 집적된다. HEV는 여포 간 영역에 존재한다.

MALT)으로 총칭된다. 장관에 부속된 것은 gut-associated lymphoid tissues (GALT), 기도에 부속된 것은 bronchus-associated lymphoid tissues (BALT)로 각각 불리며, 모두 주로 IgA를 생산하여 점막면역을 매개하는 이차 림프조직이다.

BALT의 하나로 편도가 있다. 입으로부터 침입하는 항원에 대하여 면역응답을 하고, 발달한 배중심이 다수 나타난다. 편도에 세균감염이 일어나고 있는 것이 편도선염이며 소아에 자주 나타난다.

파이엘판은 MALT의 하나이며 공장과 회장의 피막 바로 아래에 다수 존재한다. 구조적으로는 상피, 돔, 여포, 여포 간 영역으로 나누어진다 (그림 5). 상피로부터 M 세포에 의해 거두어들여진 항원은 돔에 존재하는 매크로파지나 수상세포에 의해 소화, 분해된다. 여포 간 영역에는 다수의 T 세포가 HEV 주위에 집적되어 있다. 여포는 주로 B 세포로 구성되지만, 장래 IgA를 생산하게 되는 세포는, 이 영역에서 감작을 받아 수출림프관으로부터 흉관을 거쳐 혈액 중으로 들어가며, 그 후 장점막 고유층으로 이주하여 IgA 생산세포가 된다.

장관 상피층에는 CD8 양성의 상피 간 T 림프구 (intraepithelial T lymphocyte : IEL)가 존재한다. IEL은 killer 세포로서의 활성을 가지며, 바이러스 등에 감염된 장관상피세포를 제거하고, 감염물질에 대한 최전선에서의 방어에 관여하는 것으로 생각되고 있다. 한편, 고유층에는 다수의 T, B 세포나 항체를 생산하는 형질세포가 존재한다. 고유층에 존재하는 T 림프구는 IEL과는 다르며, CD4 양성의 것이 많고, helper T 세포로서 활성을 가진다. 장관은 융모구조를 가지고 있어, 그의 내면 표면적이 대단히 크고, 그 결과 고유층에 존재하는 림프구의 수가 대단히 많다. 체내에 존재하는 전체 림프구의 1/10은 이 부위에 존재하기 때문에, 장관은 이차 림프조직 그 자체라고도 말할 수 있을 정도이다.

Crypt patch는 점막 고유층의 음와 (crypt)에 존재하는 림프구가 집합하는 부분으로, 소장에서 대장에 걸쳐 마우스에서는 1,000~2,000개 존재한다. 대단히 미숙한 T 세포가 존재하며, 위에서 기술한 IEL의 전구세포가 발달 분화하는 조직인 것으로 생각되고 있다.

Keyword

3 림프구 homing

일러스트 맵은 p.24

면역계는 다른 기능계와는 다르게, 그의 반응을 담당하는 조직이 체내에 분산되어 있다. 그럼에도 불구하고 면역계가 하나의 기능계와 같이 조화를 이룬 면역반응을 일으킬 수 있는 것은, 다양한 기능을 가진 림프구가 체내에 순환하고 있는 혈관과 림프관을 통하여, 림프조직의 「특정한 장소」 (예를 들면 T 세포는 림프절의 방피질에, B 세포는 여포)에 모여, 거기서 면역세포끼리 상호작용하고, 면역반응을 개시하여 조절하기 때문이다. 림프구가 혈액계와 림프계를 이용하여 체내를 반복 순환하는 이 현상을 림프구 재순환 현상이라 한다. 특히, 림프구가 특정의 림프조직으로부터 나와, 그의 조직으로 돌아가는 현상을 림프구 homing이라 한다 (그림 6).

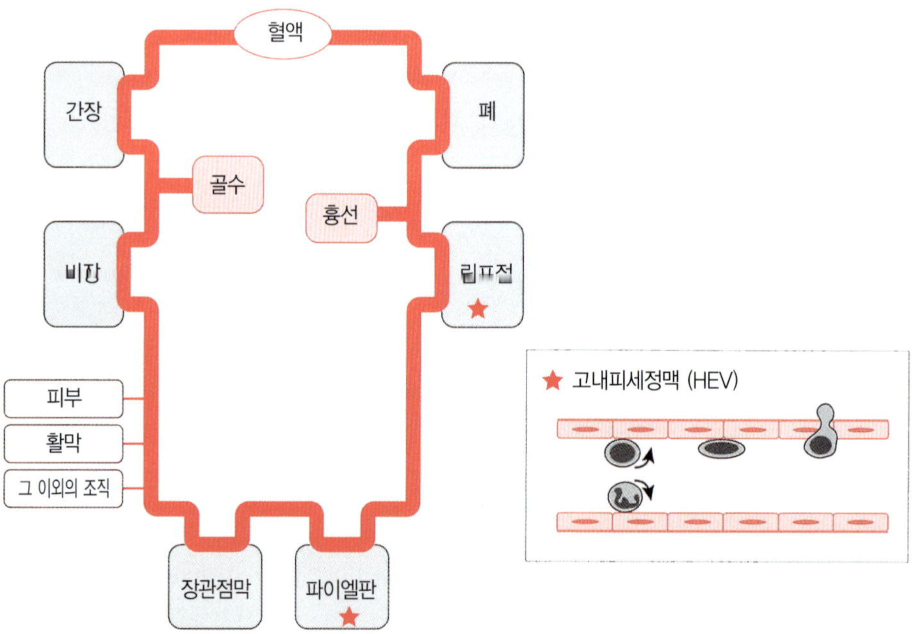

그림 6 림프구 homing
림프구는 혈관계를 통하여 전신의 장기를 순환한다. 단, 림프절과 파이엘판에는 HEV로 불리는 혈관이 존재하며, 이 혈관으로부터 림프구는 림프조직 실질로 이행한다. HEV 내강에서는 림프구뿐만 아니라 호중구 등도 rolling 현상을 나타내지만, 최종적으로 내피세포에 접착하여 혈관 밖으로 이행하는 것은 림프구뿐이다. 이 세포 특이성에는 접착분자와 chemokine이 중요한 작용을 한다.

혈액 중의 림프구는 림프절 내의 특수한 소정맥인 고내피세정맥 (HEV)을 통하여 림프절로 이동한다. HEV의 내강에서는 림프구만이 내피세포 표면에 접착하고, 내피세포 간극을 통과하여 림프절 실질로 이행한다. 그러나 이 내피세포로의 접착이 일어나가 위해서는 rolling이라는 현상이 일어나는 것이 필수이다. Rolling이란, 빠른 속도로 혈액 중을 흐르고 있던 세포가 내피세포의 부근에서 속도를 낮추어 내피세포의 위를 구르는 현상으로서, 림프구뿐만 아니라 호중구도 HEV 내강에서 rolling을 나타낸다. 그러나 HEV에서는 림프구에만 작용하는 몇 개의 chemokine이 만들어지고 있기 때문에 림프구상의 $\beta2$ integrin (접착분자의 일종)이 활성화되며, 그 결과 림프구만이 접착하고, 혈관 외 이동을 실시한다.

한편, 항원이나 항원제시세포는 수입림프관을 거쳐 림프절에 도달한다. 이 항원이나 항원제시세포가 유입되어 오는 림프절을 혈액 유래의 림프구가 반복하여 왕래하기 때문에, 항원 특이적 림프구 클론이 침입한 항원을 확실히 만날 수 있어 면역반응이 시작된다. 이 때 조직특이적인 homing 기구가 작용함으로써, 필요한 림프구가 필요한 장소에 효율 좋게 동원되어지게 되며, 한층 원활하게 면역반응이 이루어지게 된다.

키포인트

- 림프구는 흉선이나 골수 등의 일차 림프조직에서 생산되어 필요한 림프구만이 선택된 후, 성숙 림프구가 비장, 림프절, 파이엘판 등의 이차 림프조직으로 이행한다.
- 일차 림프조직을 떠난 성숙 림프구는 이차 림프조직의 사이를 재순환한다. 이 때 혈관계와 림프계라는 2가지 순환계를 이용한다. 특히 림프절, 파이엘판으로의 유입에는 HEV라는 혈관을 통한다.
- HEV는 림프구만의 혈관 외 이동을 가능하게 하는 특수한 혈관이다.
- 이차 림프조직은 항원, 항원제시세포가 유입되는 조직이다. 따라서 항원 특이적 림프구 클론과 항원제시세포와의 만남은 이차 림프조직에서 이루어지며, 여기서 면역반응이 개시된다.

참고문헌

1) "標準免疫學 第2版" (谷口 克, 宮坂昌之, 編), 醫學書院, 2002
→ 면역계와 면역반응에 대하여 전체상을 제공함과 동시에, 개별 문제에 대해서도 새로운 정보가 게재되어 있다. 면역계 기관의 모식도가 알기 쉽도록 되어 있다.

2) Kraal G. & Mebius, R.E. : Adv. Immunol., 65 : 347-395, 1997
→ 림프구 재순환 현상에 대하여 HEV와 그의 기능에 대하여 상세히 해설하고 있는 좋은 총설이다.

3) Cyster, J. G. : Science, 286 : 2098-2102, 1999
→ 림프구의 생체 내 이동에 있어서 chemokine 역할을 알기 쉽게 정리하였다.

4) von Andrian, U. H. & Mempel, T. R. : Nature Rev. Immunol., 3 :867-878, 2003
→ 이 분야에서 가장 새로운 총설이다.

5) Westermann, J. & Pabst, R. : Immunol. Today, 17 : 278-282, 1996
→ 림프구 동태 연구에 있어서 함정이나 주의해야 할 점에 대하여 기술되어 있다.

2장

면역계에 의한 항원인식과 항원처리

1 면역계에서 항원인식에 관여하는 분자

1) 획득면역계

본 항의 Keyword **1** IgV 영역의 다양성 **2** 면역글로불린의 class switching **3** 면역글로불린의 친화성 성숙 **4** B 세포 항원수용체 **5** T 세포 항원수용체

개론 면역글로불린과 T 세포 항원수용체

획득면역계에서 면역글로불린과 T 세포 항원수용체 (TCR) (→ 키워드 5 p.41)가 항원을 인식한다. 면역글로불린 (Ig)은 H 사슬 2개와 L 사슬 2개로 구성된 헤테로 사량체이다 (일러스트 맵). L 사슬로서 κ 사슬을 이용하는 Ig 분자와 λ 사슬을 이용하는 것이 있다. κ 사슬, λ 사슬 모두 Ig domain이 2개, 또한 H 사슬에는 Ig domain이 4개 혹은 5개 있다. H 사슬, L 사슬 모두 가장 N 말단 측의 Ig domain은 V 영역으로 불린다. V 영역은 극히 다양하며 항원과 반응한다. V 영역 중에서도 특히 다양한 영역이 3개 있으며, 이들을 CDR1, CDR2, CDR3이라 부른다. 이들 영역은 V 영역 가장 외측의 loop에 상당하며, 항원과 반응하는 부분이다 [IgV 영역의 다양성 (→ 키워드 1 p.36), 면역글로불린의 체세포 돌연변이 (→ 키워드 3 p.39)].

V 영역 이외의 부분은 C 영역이라 불린다. H 사슬의 C 영역에는 5종류 있으며, C 영역의 종류에 따라 H 사슬은 μ 사슬, δ 사슬, γ 사슬, ε 사슬, α 사슬로 나누어지고, 이들의 H 사슬을 가진 Ig는, 각각 IgM, IgD, IgG, IgE, IgA라는 class로 나누어진다 [면역글로불린의 class switching (→ 키워드 2 p.37)]. IgG에는 subtype이 더욱 있으며, 사람에서는 IgG1, IgG2, IgG3, IgG4의 4가지가 있다. 또한 IgH 사슬에는 막 관통 부분을 가진 막형 IgH 사슬과 막 관통 부분을 가지지 않는 분비형 IgH 사슬이 있으며, 이들은 택일적 splicing에 의해 생산된다. 분비형 Ig 분자는 플라즈마 세포로부터 분비되어 항체분자로서 기능을 나타낸다. 막형 Ig 분자는 B 림프구 표면에 발현하며, B 세포 항원수용체 (B cell antigen receptor : BCR) (→ 키워드 4 p.40)로서 기능을 나타낸다.

TCR (→ 키워드 5 p.41)에는 α 사슬과 β 사슬의 헤테로 이량체로 구성되는 것과 γ 사슬과 δ 사슬의 헤테로 이량체로 구성되는 것의 2종류가 있으며, 각 T 세포는 그들 중 어느 하나를 생산한다 (일러스트 맵). 어느 폴리펩티드도 2개의 Ig domain을 가지며, N 말단 측의 Ig domain은 다양해 V 영역으로 불리고, 항원인식에 관여한다. TCR의 V 영역에는 Ig와 동일하게 CDR이 3개 있으며, 이 부분에 항원에 결합한다. C 말단 측의 Ig domain은 C 영역이라 불린다. 어느 폴리펩티드에도 막 관통 부분이 있으며, T 림프구의 표면에 발현하여 항원수용체로서 기능을 나타낸다.

일러스트 맵 **면역글로불린과 T 세포 항원수용체**

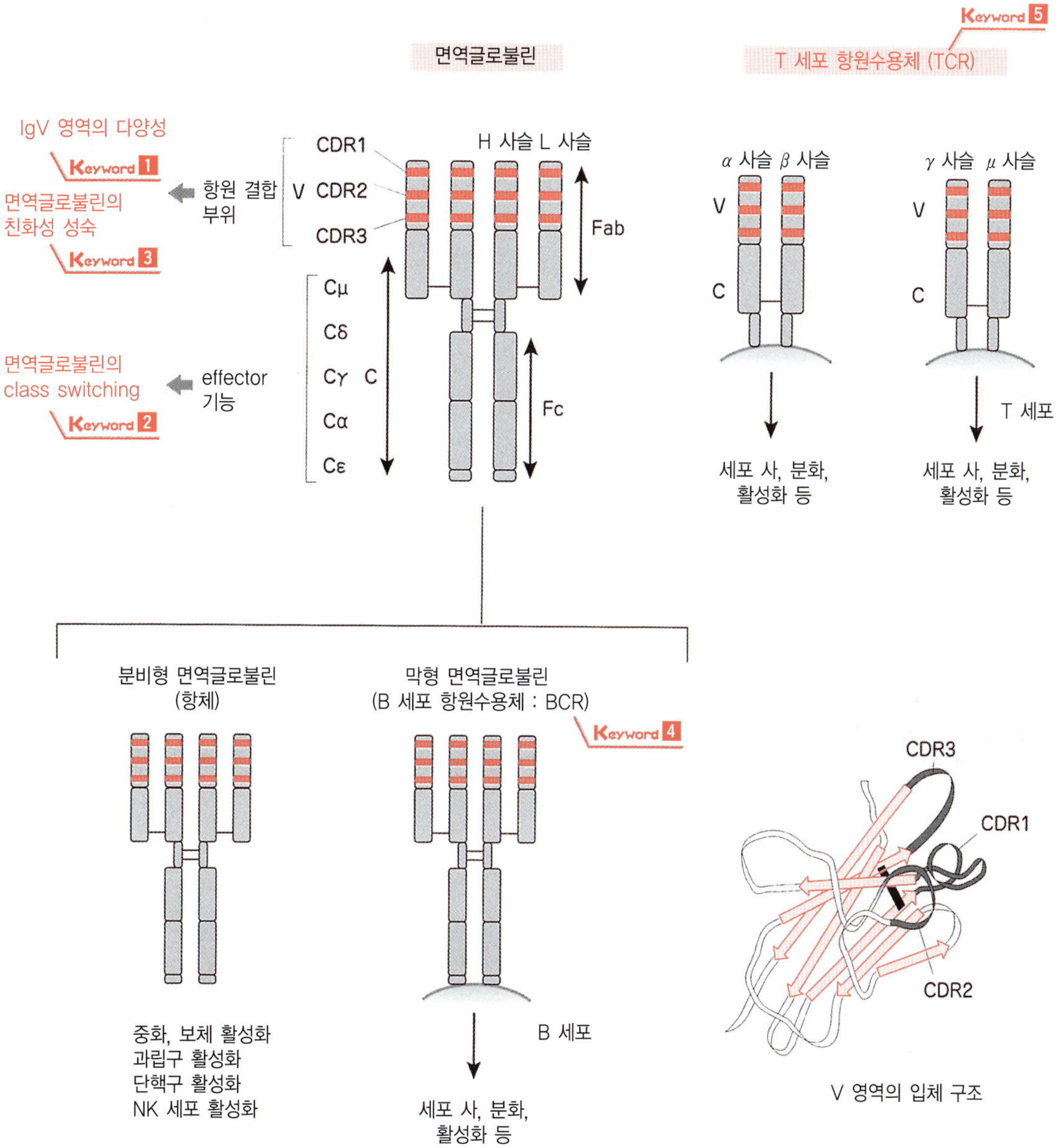

Keyword 1 IgV 영역의 다양성

일러스트 맵은 p.35

IgV 영역은 배세포에서 몇 개의 segment로 나누어져 존재한다. H 사슬에서는 V segment, D segment, J segment로 나누어져 있다. 또한 L 사슬에서는 V segment와 J segment로 나누어져 있다. B 림프구가 분화하는 과정에서 유전자 재구성이 일어나, H 사슬에서는 V segment, D segment, J segment가 집합하여 V 영역을 형성한다. 또한 L 사슬에서는 V segment와 J segment가 집합하여 V 영역을 형성한다. 이 과정에서 개개의 림프구에 따라 다른 V 영역을 가지게 되고 다양성이 구성된다. V 영역 segment의 구성이나 다양성 구성기구는 종에 따라 상당히 차이가 있기 때문에, 여기서는 주로 사람의 IgV 영역 다양성에 대하여 기술한다.

사람의 IgH 사슬, Igκ 사슬, Igλ 사슬 유전자 좌는 각각 제14, 제2, 제8 염색체상에 있으며, 그림 1과 같은 구조를 하고 있다. 사람의 H 사슬 유전자 좌에서는, 123개의 V segment가 동정되어 있지만, 그의 대부분은 위유전자로서 기능적인 것은 약 40개에 지나지 않는다. D 유전자는 기능적인 것이 25개, 기능적인 J 유전자 6개이다. Igκ 사슬 유전자 좌에서 V 영역은 각각 수백 kb의 원위 V 영역과 근위 V 영역이 제2 염색체의 동원체 (centromere)를 사이에 두고 존재하며, 이들은 유전자 중복에 의해 형성된 것으로 생각되고 있다. 원위, 근위 합계 132개의 V segment가 동정되어 있지만, 그 중 기능적인 것은 45개 정도이다. 또한 Jκ segment는 5개 있다. λ 사슬에서는 약 50개의 V 유전자와 7개의 J 유전자가 존재한다. IgH 및 Igκ 유전자 좌에서는 V, (D), J, C segment가 각각 클러스트를 만들어 존재하지

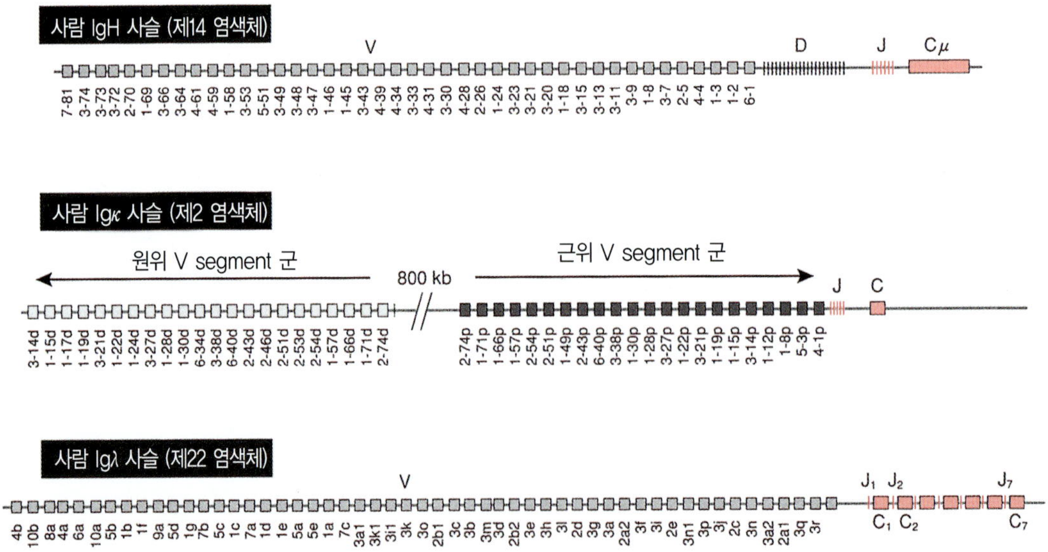

그림 1 사람 면역글로불린 (Ig) 유전자 좌

만, Igλ 유전자에서는 각 C segment의 바로 상류에 J segment가 1개씩 존재한다. C segment 7개 중의 4개가 기능적이다.

B 세포의 분화과정에서, 우선 최초로 H 사슬의 D 유전자 1개와 J 유전자 1개 사이에서 유전자 재구성이 일어나 DJ 복합체가 형성된다 (그림 2). 분화가 더욱 진행되면, V segment 1개가 이미 형성되어 있는 DJ 복합체와 재구성을 하고, VDJ로 구성되는 완전한 V 영역이 형성된다. 완전한 V 영역이 형성되면, H 사슬 단백질을 생산할 수 있게 되어 pre-B 세포가 된다. Pre-B 세포에서는 L 사슬 V 영역의 유전자 재구성이 더욱더 일어난다. κ 사슬 혹은 λ 사슬의 V segment 1개와 J segment 1개가 재구성을 일으키면, VJ 복합체로 구성되는 L 사슬 V 영역이 완성되고, L 사슬을 생산할 수 있게 된다. 생산된 L 사슬은 H 사슬과 결합하고, 완전한 면역글로불린이 되어 B 세포가 된다.

복수의 V segment, D segment, J segment로부터 무작위로 선택된 V, D, J segment가 V 영역을 구성하기 때문에, 다수의 조합이 가능해진다. 더욱이 V, D, J segment가 복합체를 형성할 때에는 segment의 접합부분에서 염기의 결실, 부가가 일어난다. 염기 부가의 일부는, 유전자 재구성을 할 때 절단 가장자리가 loop를 만들며, 그 후 loop가 절단된 결과 일어난다. 또한 terminal deoxynucleotide transferase (TdT)에 의해서도 염기 부가가 일어난다. 이와 같은 V, D, J segment의 조합과 더욱이 접합부의 수식에 의해, 방대한 수의 다양한 면역글로불린을 생산할 수 있게 된다.

Keyword

2 면역글로불린의 class switching

일러스트 맵은 p.35

면역글로불린 유전자 좌에는 약 10개의 C 영역이 클러스트를 만들어 존재한다. 그 중에서 J segment에 가장 가까운 것이 IgMH 사슬 (m 사슬) C 영역 (Cμ)이고, 다음에 가까운 것이 IgDH 사슬 (d 사슬) C 영역 (Cδ)이다. 골수에서 새로이 생산된 B 세포에서는 V 영역으로부터 Cμ가 전사되어, L 사슬과 함께 IgM을 생산한다. 게다가 성숙 B 세포가 되어 말초 림프조직에 분포하면, 택일적 splicing

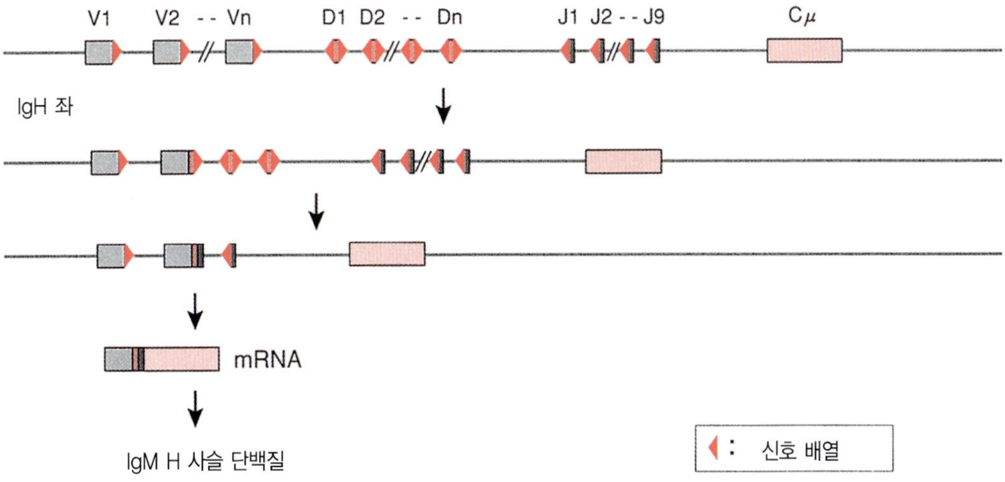

그림 2 V 유전자 재구성

에 의해 Cμ 영역과 Cδ 영역이 전사되고, 동일한 V 영역을 가진 IgM과 IgD가 생산된다. 더욱이 B 세포가 항원자극을 받아 활성화되면, C 영역 유전자의 결실에 의해 Cγ나 Cε 등의 다른 C 영역이 VDJ 복합체의 근방에 위치하게 되고, 이 C 영역이 전사되어 IgG나 IgE 등 class의 면역글로불린 생산이 일어나게 된다. 이와 같은 유전자 재구성에 의한 면역글로불린의 변화를 class switching이라 한다 (그림 3). 단 class switching이 일어나도 V 영역에는 변화는 없기 때문에, 면역글로불린의 항원특이성은 변하지 않는다.

어느 class의 항체도 바이러스의 감염이나 세균독소의 활성을 중화하는 기능은 가지고 있지만, 그 이외의 effector 기능은 항체의 class에 따라 다르다 (표). IgG 항체, 그 중에서도 사람에서는 IgG1 및 IgG3이 보체 활성화나 Fcγ 수용체를 통하여 단핵구나 호중구의 탐식세포 활성화나 NK 세포를 활성화하고, 항원의 탐식, 살균, 감염세포의 사멸을 유도한다. 또한 IgE 항체는 마스터 세포나 호염기구를 활성화함으로써 기생충의 배제에 관여함과 동시에, 알레르기 반응에도 관여한다. 또한 IgA 항체는 점막으로 분비되어 점막면역에 관여한다.

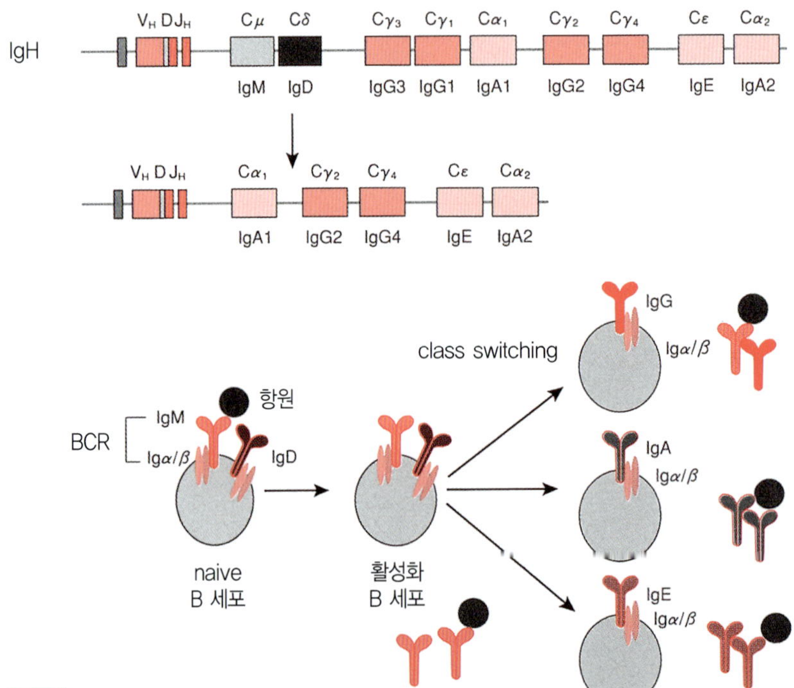

그림 3 면역글로불린의 class switching

표 항체의 class와 effector 기능

	IgM	IgG1	IgG2	IgG3	IgG4	IgA	IgD	IgE
보체 활성화	+++	++	+	+++	−	−	−	−
단핵구 활성화	−	+++	±	+++	+	−	−	−
호중구 활성화	−	+++	±	+++	+	−	−	−
NK 세포 활성화	−	++	−	++	−	−	−	−
마스트 세포 · 호염기구 활성화	−	−	−	−	−	−	−	+++

Keyword

3 면역글로불린의 친화성 성숙

일러스트 맵은 p.35

B 세포가 항원에 반응하여 활성화되고, 면역응답이 진행되면 항원에 대하여 보다 친화성이 높은 항체의 생산이 일어난다. 이 현상은 항체의 친화성 성숙이라 불리고 있다 (그림 4). 항원자극을 받은 B 세포는, 림프조직 내의 배중심[*1]이라 불리는 영역에서 증식하게 되지만, 여기서는 높은 빈도로 IgV 영역의 체세포 돌연변이가 일어난다. 게다가 배중심에서는, 항원에 높은 친화성을 가진 B 세포만이 생존하며, 그 이외의 B 세포는 사멸한다. 배중심에는 여포수상세포 (follicular dendritic cells : FDC)라 불리는 세포가 항원을 trap 하며, 그 소량의 항원에 반응할 수 있는 고친화성의 B 세포만이 생존하는 것으로 알려져 있다. 그 결과 체세포 돌연변이에 의해, 항원에 대하여 보다 높은 친화성의 면역글로불린을 생산할 수 있게 된 B 세포가 출현하며, 고친화성 항체의 생산이 일어난다.

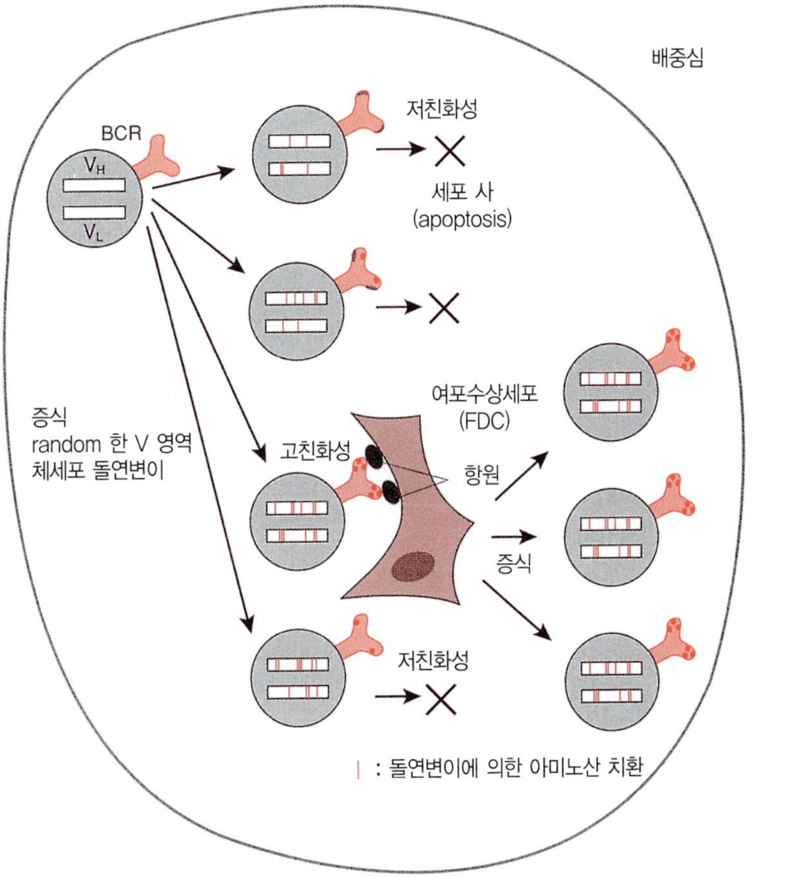

그림 4 면역글로불린 체세포 돌연변이와 항체의 친화성 성숙

2장

면역계에 의한 항원인식과 항원처리

Keyword

4 B 세포 항원수용체

일러스트 맵은 p.35

막형 면역글로불린은 B 세포표면에 발현하여 항원수용체 (B cell antigen receptor : BCR)로서 기능을 나타낸다. 면역응답을 할 때에는, 항원수용체에 항원이 반응한 B 세포만이 특이적으로 활성화되고, 항체생산세포로 분화하여 항체를 생산한다. 항원수용체와 항체는 모두 면역글로불린이기 때문에, 생산된 항체도 항원수용체와 동일한 항원특이성을 가지며, 그 결과 항원에 특이적인 항체만이 생산되어지게 된다.

막형 면역글로불린은 세포막 내에서 Igα와 Igβ의 헤테로 이량체와 회합한다 (그림 5). 항원수용체가 항원과 반응하면 여러 종류의 세포 내 신호분자가 활성화되지만, 이 반응은 Igα/Igβ를 통한다. 항원수용체 가교에 의해 Src family tyrosine kinase의 Lyn이나 tyrosine kinase Syk를 활성화한다. Igα/Igβ의 세포 내 영역에는 tyrosine 활성화 motif (immunoreceptor tyrosine-based activation motif)[*2]가 있으며, 이 motif에 의해 tyrosine kinase Syk를 활성화한다. 활성화된 tyrosine kinase는 여러 종류의 세포 내 기질을 인산화 하여 활성화한다. B 세포 항원수용체 가교가 일어나면, B 세포의 분화단계나 그 이외 신호의 유무 등에 의해 B 세포는 세포 사, 불활성화 또는 활성화 · 증식을 일으킨다.

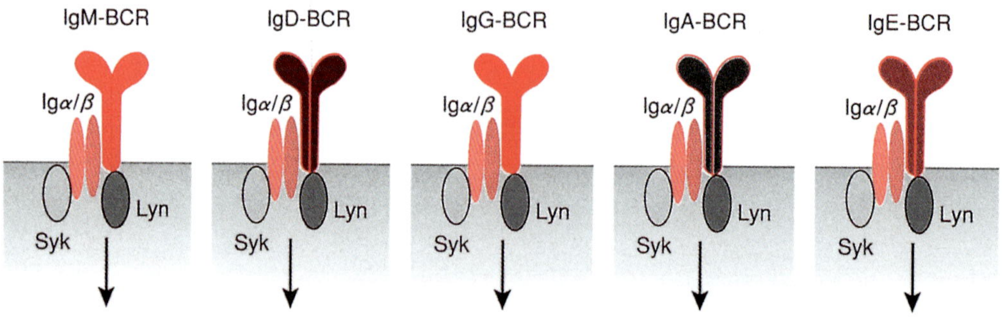

그림 5 B 세포 항원수용체 (BCR)

---

*1 **배중심** : 이차 여포라고도 한다. 면역응답을 할 때에, 여포 (일차 여포) 내부에 활발하게 증식하는 B 세포가 모이는 영역이 형성된다. 배중심에는, 여포수상세포 (follicular dendritic cell : FDC)와 소수의 T 세포가 존재한다. FDC는 배중심 반응에서 중요한 역할을 한다. 배중심에서는 IgV 영역의 체세포 돌연변이가 높은 빈도로 일어나며, 더욱이 고친화성의 Ig를 생산하는 B 세포의 선택이 일어난다. 게다가, 배중심에서는 기억 B 세포나 긴 수명 플라즈마 세포의 생산이 일어난다. 그 결과, 고친화성 항체의 생산이나 면역기억이 성립된다.

*2 **Tyrosine 활성화 motif** (Immunoreceptor tyrosine-based activation motif : ITAM) : Igα/Igβ, CD3, ζ 사슬이나 Fc 수용체에 존재하며, tyrosine이 Src family kinase 등에 의해 인산화 되면, tyrosine kinase Syk 또는 ZAP-70과 회합하여 이들 kinase를 활성화한다. 항원수용체나 Fc 수용체를 통한 면역세포의 활성화에서 중요한 역할을 수행한다.

Class가 다른 항원수용체도 Igα/Igβ 분자를 통하여 동일한 세포 내 신호분자를 활성화한다. 그러나 class가 다른 BCR을 통한 신호는 반드시 동일하지 않다. IgM이나 IgD 항원수용체와 회합하고, 이들의 BCR을 통한 신호를 negative 하게 제어하는 CD22[*3]는 IgG-BCR을 통한 신호를 negative 하게 제어하지 않는다. 그 결과, IgG-BCR을 통한 신호는 IgM-BCR이나 IgD-BCR을 통한 신호보다도 효율 좋게 B 세포를 활성화하며, 결과적으로 대량의 IgG 생산이 일어나는 것으로 생각된다.

Keyword

5 T 세포 항원수용체

일러스트 맵은 p.35

TCR의 V 영역도 Ig와 동일하게, V, D, J 또는 V, J 단편이 유전자 재구성을 일으킴으로써 형성되며, 그 때 다양한 V 영역이 형성된다. β 사슬 및 δ 사슬의 V 영역은 V, D, J segment로 구성되며, α 사슬, γ 사슬의 V 영역은 V와 J segment로 구성된다. δ 사슬은 α 사슬의 V segment와 J segment 사이의 영역에 code 되고 있다 (그림 6). αβ TCR은 주요조직적합항원 (major histocompatibility antigen : MHC)과 항원 유래의 펩티드에 반응한다 (그림 7).

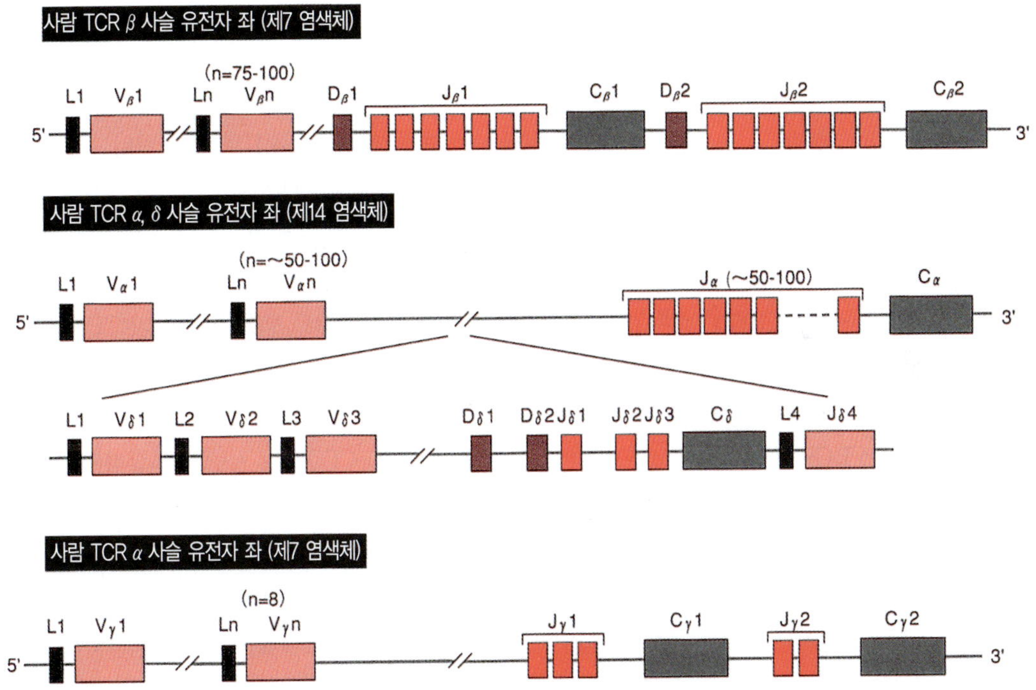

그림 6 사람 TCR 유전자 좌

*3 **CD22** : BCR 공 수용체의 하나이다. 세포 외 영역에는 sialic acid를 인식하는 lectin domain이 있으며, Siglec (sialic acid recognizing Ig-superfamily lectin)의 하나로 Siglec2라고도 불린다. IgM-BCR이나 IgD-BCR과 회합하여, 이들의 BCR이 가교되면 tyrosine phosphatase SHP-1을 활성화함으로써, BCR 신호전달을 negative 하게 제어한다.

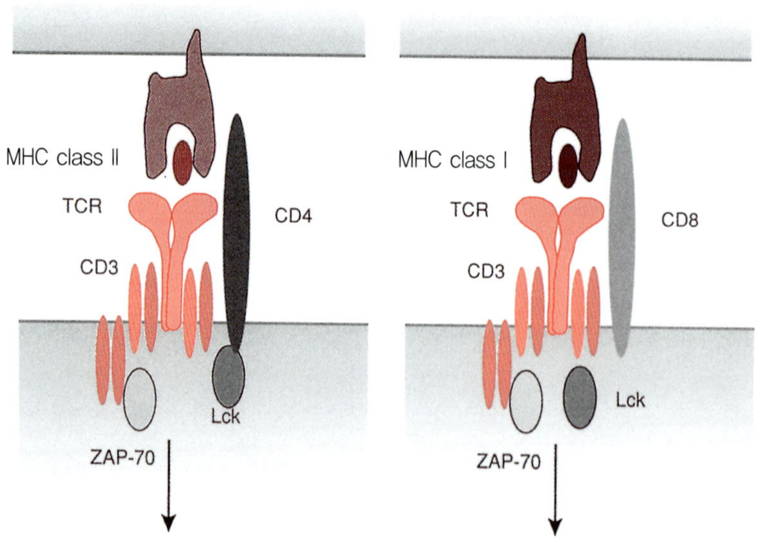

그림 7 TCR에 의한 항원인식

성숙 T 세포는 CD4 혹은 CD8의 어느 한 쪽을 발현하지만, 이들 분자는 TCR의 공 수용체로서 작용하며, CD4는 MHC class II 분자의 다형이 없는 영역에 반응하고, CD8은 MHC class I 분자의 다형이 없는 영역에 반응한다. 그 결과, CD4 양성 T 세포는 오로지 MHC class II와 항원 펩티드를 인식하는 helper T 세포가 되며, CD8 양성세포는 오로지 MHC class I과 항원 펩티드에 반응하는 killer T 세포가 된다. TCR의 V 영역 중 CDR1과 CDR2는 오로지 MHC 부분에 반응하며, VDR3은 오로지 항원 펩티드에 반응한다. CDR3은 D 및 J 영역에 상당하지만, TCR α 사슬 및 β 사슬에서는 Ig에 비하여 J segment 수가 많아, 그 때문에 다양한 펩티드에 대응할 수 있을지도 모른다. 한편 $\gamma\delta$ TCR은 스트레스에 의해 유도되는 MHC class I 유사분자나, 병원미생물 유래의 소분자와 반응하는 등, 선천면역계와 같이 미생물 항원이나 스트레스 유도성 분자에 직접 반응한다.

$\alpha\beta$ TCR 사슬은 BCR과 동일하게 신호전달에 관여하는 막 분자 CD3 및 ζ 사슬과 회합하며, 이들 분자나 공 수용체를 통하여 신호전달이 일어난다. 이들 복합체는 Src family kinase Lck나 Syk/ZAP-70 family의 ZAP-70 kinase를 활성화한다. CD3 및 ζ 사슬에는 Igα/Igβ와 동일하게 tyrosine 활성화 motif가 있으며, 이 motif가 Lck 등의 Src family kinase에 의해 인산화 되면 ZAP-70과 회합할 수 있게 되며, 그 결과 ZAP-70을 활성화한다. ZAP-70은 여러 종류의 신호분자를 활성화하고, TCR을 통한 신호전달에서 중심적인 역할을 한다 (4장-1-2 참조). B 세포와 동일하게 T 세포도, 그 이외의 신호상황에 따라 항원자극에 의해 활성화되어 면역응답을 일으키는 경우와, 불활성화되어 면역관용이 유도되는 경우가 있다.

키포인트

- 획득면역계에 있어서, T 세포 항원수용체 (TCR)와 B 세포 항원수용체 원의 인식을 알아보자. BCR은 항원 그 자체에 반응하지만, $\alpha\beta$ TCR은 조직항원과 항원 펩티드의 복합체에 반응한다.
- BCR은 막형 면역글로불린과 Igα/Igβ 분자로 구성되며, TCR은 TCRα/β 사슬 또는 γ/ζ 사슬과 CD3과의 복합체로 구성된다.
- TCR도 면역글로불린과 함께 N 말단에 항원인식에 관여하는 다양한 V 영역이 있다. V 영역은 배세포에서 V segment, (D segment), J segment로 나누어져 있지만, 림프구가 분화할 때 유전자 재구성에 의해 다양한 V 영역이 형성된다.
- 면역글로불린은 면역응답을 할 때, V 영역 체세포 돌연변이에 의한 고친화성 항체의 생산과 class switching이 일어난다.
- TCR 및 BCR이 항원과 반응하면, Src family tyrosine kinase와 Syk/ZAP-70 family의 tyrosine kinase가 활성화되고, 이들 kinase가 여러 종류의 신호분자를 인산화 함으로써 신호전달이 일어난다.
- 항원과 반응한 림프구는 분화단계나 그 이외의 신호 상황에 따라 활성화되어 면역응답을 유도하거나, 혹은 세포 사나 불활성화에 의해 면역관용을 유도한다.

참고문헌

1) 松田文彦 : 生化學, 75 : 271-278, 2003
→ 사람 면역글로불린 유전자 좌에 대한 총설이다. 그 중에서도 H 사슬에 대하여 상세하다.

2) Kawasaki, K. et al.: Eur. J. Immunol., 31: 1017-1028, 2001
→ 사람 면역글로불린 κ 사슬 유전자 좌의 구조에 대한 논문이다.

3) Frippat, J.-P. et al.: Hum. Mol. Genet., 4: 983-991, 1995
→ 사람 면역글로불린 λ 사슬 유전자 좌의 구조에 대한 논문이다.

4) Reth, M. & Wienands, J. : Annu. Rev. Immunol., 15 : 453-479, 1997
→ BCR 신호에 대한 총설이다.

5) Davis, M. M. et al. : Annu. Rev. Immunol., 16 : 523-544, 1998
→ TCR에 의한 항원인식에 대한 총설이다.

① 면역계에서 항원인식에 관여하는 분자

2) 자연면역계

본 항의 Keyword **1** 항균 펩티드 **2** 보체 · Lectin **3** Toll-like receptor (TLR) family **4** TLR 신호

개론 자연면역 : 병원체 인식의 최전선

자연면역은, 마우스나 사람뿐만 아니라 파리 등 림프구를 가지지 않은 생물, 더욱이 식물에서도 보존되어 있는 방어기구이며, 병원미생물 등의 이물 침입을 막는 제일선의 방어기구로서 기능을 나타내고 있다. 자연면역은 감염으로부터 단시간에 발동되며, 병원체 배제를 촉진함과 동시에 마우스나 사람에서 획득면역을 유도한다.
병원체 침입은 우선 피부나 점막상피로부터 시작된다. 상피는 병원체 침입을 물리적으로 막는 것뿐만 아니라, 피지선으로부터의 지방산이나 땀 중의 유산, 또한 점막상피로부터의 mucin, lysozyme, defensin이라는 항균 효소나 항균 펩티드 (→ 키워드 1 p.45)의 생산에 의해 화학적인 방어 역할을 하고 있다. 이 방어의 다음에 기능을 나타내는 것이, 보체 · lectin (→ 키워드 2 p.46)으로 대표되는 분자로서, 이들은 직접 병원체에 결합하여 그의 배제에 작용하는 것 이외에 탐식세포의 활성화를 유도한다. 활성화한 매크로파지 등의 탐식세포는, 그의 표면에 발현하는 scavenger receptor나 Toll-like receptor (TLR) (→ 키워드 3 p.48)를 통하여 항균 펩티드의 생산을 유도하는 방어반응, 사이토카인 생산에 의한 염증반응을 야기함으로써 병원체의 배제를 촉진한다.
더욱이 TLR 신호 (→ 키워드 4 p.48)는 수상세포 등의 항원제시세포에서 공 자극분자의 발현을 유도하고, 획득면역 발동으로의 중간역할을 하고 있다.

일러스트 맵 자연면역기구에 의한 병원체의 인식 · 배제

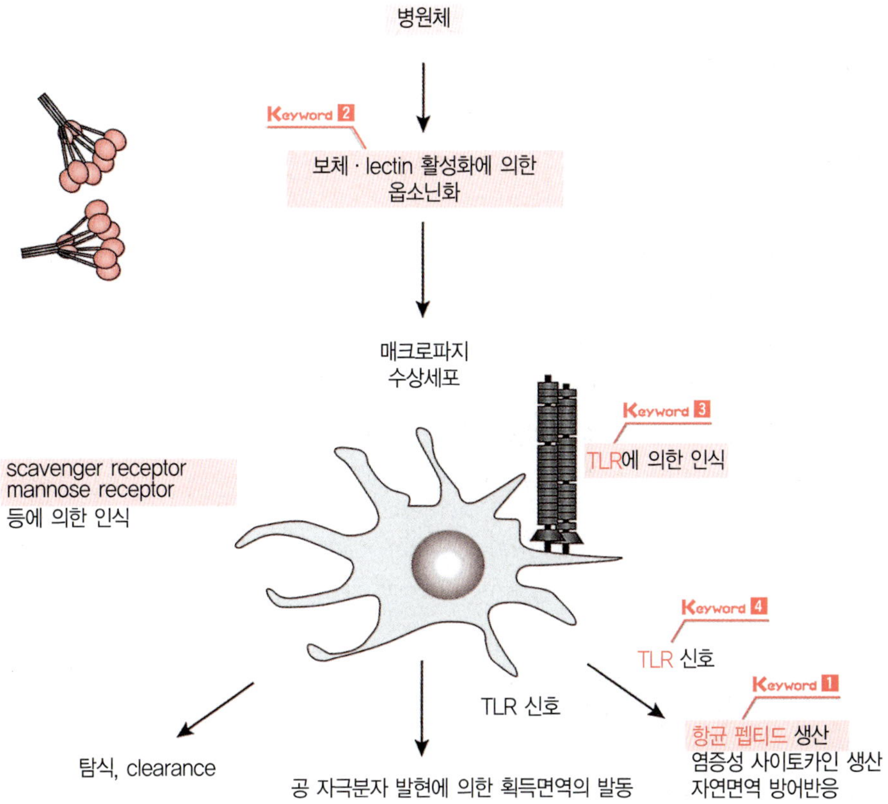

키워드 해설

Keyword 1 항균 펩티드

일러스트 맵은 p.45

항균 펩티드는 그의 이름이 나타내는 바와 같이, 병원체에 대하여 직접적인 항균작용을 가지고 있으며, 상피세포나 호중구에 의해 생산된다. 사람이나 마우스 등의 동물에서는 defensin과 cathelicidin의 2종류가 널리 존재하고 있다. Defensin 구조는 β- sheet가 풍부하며, 3개의 disulfide 결합을 특징으로 하는 분비 소분자로서, 시스테인 잔기의 배치에 따라 α 형과 β 형으로 분류된다 (표). 1999년에 붉은털원숭이로부터 새로이 2개의 α 형이 절단되어 만들어진 환상의 θ 형이 발견되었지만, 그의 상세한 기전

표 사람 및 마우스에 있어서 defensin의 발현 패턴

	호중구	Paneth 세포 (장관)	상피세포
사 람	α	α	α, β
마 우 스	–	α	α, β

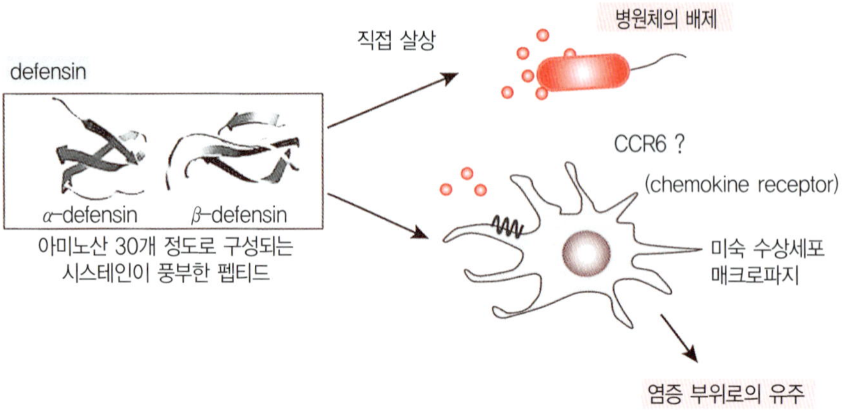

그림 1 Defensin의 구조와 작용

이나 기능은 알려져 있지 않다. Defensin은 표적인 병원체에 흡착하여 세포막에 천공을 만들어 세포 내에 침입함으로써, 그의 항균활성을 발휘한다.

또한 defensin이 chemokine receptor[*1]의 하나인 CCR6에 결합함으로써 단구, T 세포, 수상세포를 리크루트 하는 활성이 있다는 것이 보고되어 있으며, 방어응답의 유도에도 관여하고 있는 것을 시사하고 있다. (그림 1)

Keyword

2 보체 · Lectin

일러스트 맵은 p.45

혈청 중에 존재하는 mannose-binding lectin (MBL), C-reactive protein (CRP), serum amyloid protein (SAP), 자연 IgM 항체가 병원체와 결합하면 보체계가 활성화되며, 활성화된 보체성분이 매크로파지 상에 발현하는 보체수용체에 결합함으로써, 탐식, clearance가 시작된다. 보체계의 활성화에는 3가지 경로가 있으며, ① 항체나 보체성분 C1q가 병원체 표면의 항원항체복합체를 인식하고, 거기에 결합함으로써 유도되는 고전경로, ② MBL이 세균이나 바이러스 상의 mannose를 함유한 당 단백질이

*1 **Chemokine receptor** : Chemokine은 백혈구의 유주작용이나 활성화를 지배하고 있는 일련의 사이토카인의 총칭으로, 대응하는 chemokine receptor를 통하여 염증 · 면역반응시의 백혈구 침윤 이외, 발생, 면역 · 림프조직 형성, 조혈반응에서 조혈 간세포의 이동 등, 생체조절기능에 중요한 역할을 수행하고 있는 것으로 생각되고 있다. Chemokine은 분자 내에 보존된 시스테인 잔기를 가지며, 이들 분자기구 상의 위치에 따라 CXC, CC, C, CX3C의 4가지 subfamily로 분류되어 있다.

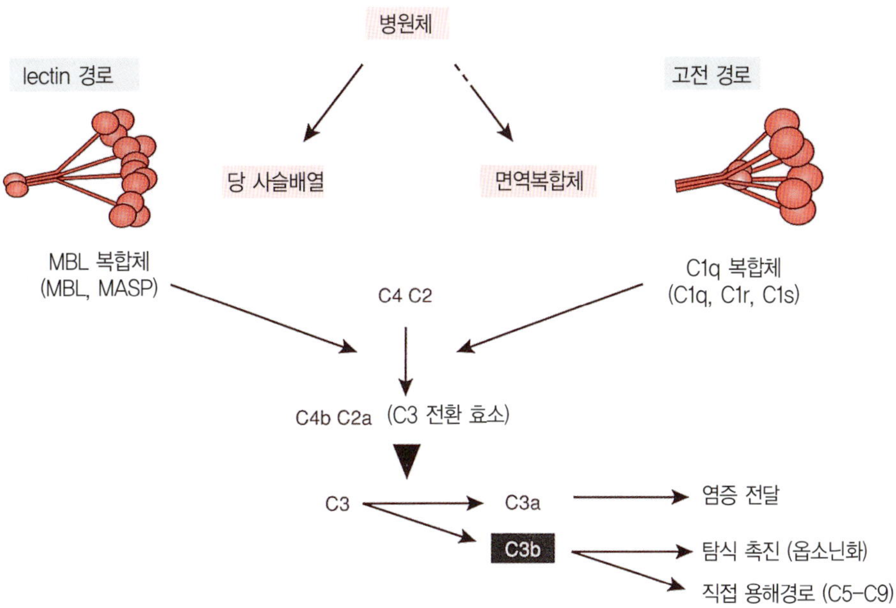

그림 2 보체 lectin 경로와 고전 경로의 활성화 기구

나 당 사슬에 결합함으로써 유도되는 lectin 경로, ③ 병원체 표면에서 직접으로 유도되는 제2 경로가 알려져 있다. 보체계의 활성화는 어느 경로에서도, C3 전환효소[*2]의 활성화를 유도하는 프로세스에 수속되며, 그 후의 염증전달이나 보체수용체를 통해 탐식세포에 의한 clearance라는 방어응답을 유도한다.

Lectin 경로의 제일 상류에 위치하는 MBL은 collectin family에 속하는 lectin으로, 사람에서는 약 32 kD의 subunit 3개 분자가 disulfide 결합으로 1개의 unit으로 되어 있으며, 더욱이 unit 간에 다리가 놓여진 구조를 하고 있다. 더욱이 혈청 중에서는 C1q가 C1r, C1s와 복합체를 형성하고 튤립 꽃다발 모양을 하고 있는 것과 동일하게, C1r, C1s 유사분자, MASP (mannose-binding lectin-associated serine protease)-1, MASP-2를 결합하여 복합체를 형성하고 있다. 단, C1q가 육량체를 형성하는 것과는 다르게 삼~육량체 간에서 올리고머를 형성하고 있다. 최근 올리고머가 몇량체인지에 따라 MBL에 결합하고 있는 MASP의 종류가 다르다는 것이 보고되었으며, 형성되는 올리고머에 따라 다른 기능이 있다는 것이 시사되었다. Lectin 경로는 고전경로와 동일하게 C4와 C2가 한정 분해되어 C3 전환효소의 활성화를 유도한다.

MBL 결손증에서는 lectin 경로 활성화의 결과 일어나는 C3b 등의 옵소닌화 (opsonization)[*3]가 일어나지 않기 때문에 탐식세포에 의한 clearance가 저하되어, 병원체에 대한 감염성을 쉽게 나타내는 것으로 알려져 있다. 이와 같은 MBL 결손증을 가진 사람에게 MBL을 보충하는 시도가 이루어져, 감염방어에 좋은 성적을 거두고 있다 (그림 2).

*2 **C3 전환효소** : C3 전환효소는 보체성분의 C3을 옵소닌(*3 참조)으로서 기능을 나타내는 C3b와 펩티드성 염증 mediator가 되는 C3a로 한정 분해하는 protease로, 보체계 활성화의 중심적 역할을 하고 있다. 또한 C3b는 C3 전환효소와 결합하여 C5 전환효소를 형성하고, 세포의 직접 용해를 실시하는 C5 경로를 활성화 한다.

*3 **옵소닌화** : 병원체나 이물입자가 항체나 보체 등으로 코팅되는 것을 말한다. 이 작용에 의해 매크로파지 등의 식세포 상에 발현하는 Fc 수용체나 보체 수용체에 포획된 결과, 식작용이 항진되고 병원체 배제가 촉진된다.

Keyword

3 Toll-like receptor family

일러스트 맵은 p.45

매크로파지나 수상세포에서 병원체를 인식하고, 그의 응답 신호를 전달하는 중요한 역할을 하고 있는 것이 Toll-like receptor (TLR)이다. TLR의 prototype인 Toll은 초파리의 개체 발생시에 배복축을 결정하는 신호를 전달하는 분자로서 동정되었지만, 그 후 진균에 대한 감염방어에 중요하다는 것이 1996년에 보고되었다. 초파리에서 Toll 신호는 drosomycin 등의 항균 펩티드의 생산을 유도하고, 진균의 배제를 촉진하는 것으로 알려져 있으며, Toll의 변이를 가진 파리에서는 진균감염에 감수성을 나타낸다. 한편 사람에서도 TLR 신호는 defensin 등 항균 펩티드의 생산 유도를 촉진한다. 동시에 염증성 사이토카인의 분비를 통하여 수상세포, 매크로파지의 활성화를 유도하며, 획득면역의 발동을 유도한다.

Toll의 사람 homologue로서, 1997년에 Janeway 등이 TLR4를 클로닝 하였다. 그 후 현재까지 10개의 TLR이 클로닝 되었으며 family를 형성하고 있는 것으로 밝혀졌다. 파리의 Toll과 동일하게 TLR도 병원체를 인식한다. 그람음성균의 외막성분인 LPS (lipopolysaccharide)를 TLR4/MD2가, 그람양성균 유래의 lipopeptide나 펩티드글리칸을 TLR2, TLR1, TLR6이, 편모 유래의 단백질인 flagellin을 TLR5가, 바이러스 유래의 이중사슬 RNA를 TLR3이, 세균 유래의 GC가 풍부한 배열인 DNA (CpG)를 TLR9가 각각 인식하는 것으로 보고되어 있어, TLR이 다양한 병원체를 인식하여 활성화 신호를 전달하는 것을 알 수 있다.

TLR 구조는 I 형의 막 단백질로서, 세포 외 domain에는 단백질 간의 상호작용에 관여하는 것으로 알려진 leucine-rich repeat (LRR), 세포 내에는 IL-1 수용체의 신호전달 domain과 상동성이 높은 TIR (Toll/IL-1 receptor-like) 영역을 가진다. TLR이 인식하는 리간드와의 직접적인 작용에 대해서는 아직 확실하지 않은 점이 남아 있지만, LPS를 리간드로 하는 TLR4에서는, 그의 세포 외 domain에서 분비 단백질 MD-2와 회합하고 기능을 나타내고 있는 것으로 밝혀져 있다 (그림 3).

Keyword

4 TLR 신호

일러스트 맵은 p.45

TLR로부터의 신호전달기구는 각 TLR에 공통 adaptor 분자인 MyD88을 통하는 경로와, MyD88을 통하지 않고 각각의 TLR에 특이적인 경로가 존재한다. MyD88의 하류는, IRAK (IL-1 receptor associated kinase), TRAF6 (TNF receptor associated factor 6)을 통하여 최종적으로 NF-κB 및 MAP kinase의 활성화가 유도된다. MyD88의 knock-out 마우스에서는 TLR에 의해 유도되는 염증성 사이토카인의 생산과 IL-1 family의 생리기능이 소실되어 있다. 그러나 MyD88 knock-out 마우스 유래의 매크로파지는 LPS 자극에 의해 NF-κB나 MAP kinase의 활성화가 나타나는 것으로 보아, TLR4를 통한 신호에는 MYD88 비의존성의 것이 존재하는 것으로 보인다. 실제 TLR4에서는 TIRAP (TIR-containing adaptor protein)/MAL (MyD88-adaptor-like)이나 Btk (Bruton's tyrosine kinase), JNK (c-Jun N-terminal kinase) 경로의 발판 단백질인 JIP3 (JNK-interacting protein 3) 등이 결합하

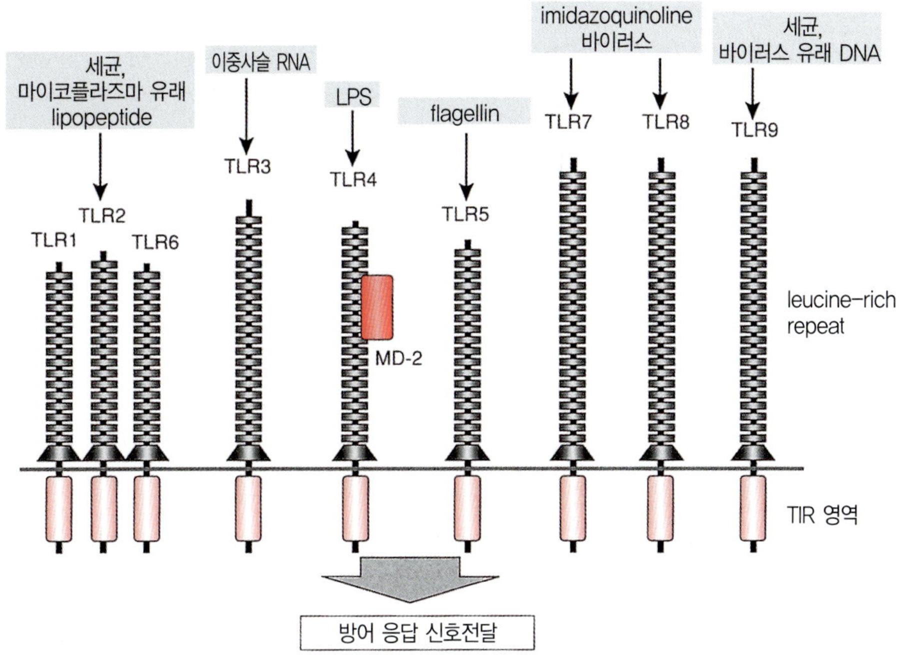

그림 3 TLR family와 그의 리간드

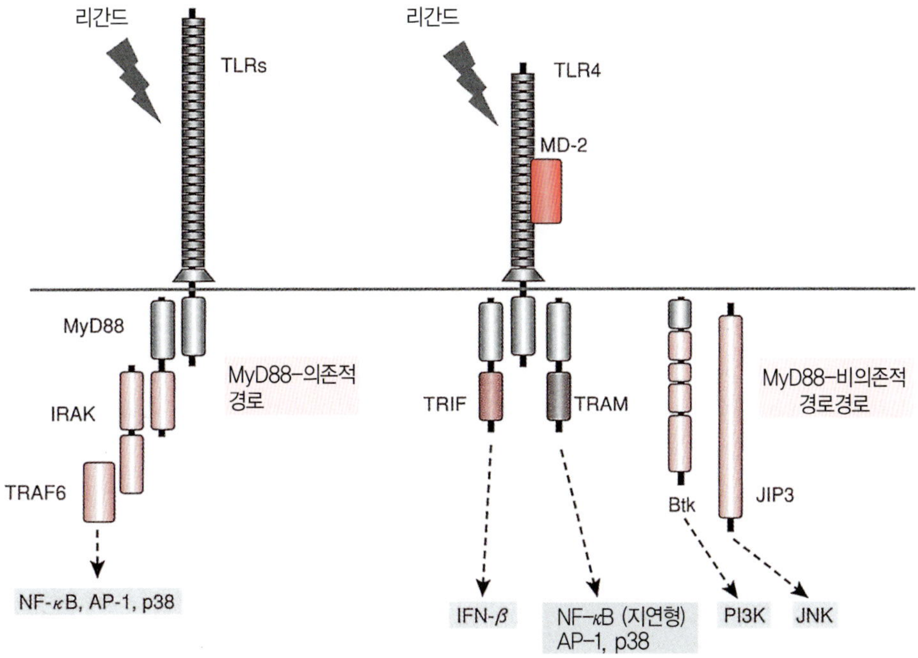

그림 4 TLR 공통 신호와 각 TLR 특이적 신호 경로

는 것이 보고되어 있으며, knock-out 마우스의 해석결과를 지지하고 있다.

TLR로부터의 신호는 매크로파지나 수상세포에 있어서 TNF-α나 IL-6이라는 염증성 사이토카인이나 chemokine의 생산을 유도하여, 감염 확대의 억제에 작용함과 동시에 림프구의 활성화 등에도 기능을 나타내고 있다. 생산된 사이토카인은 다음 단계의 응답방향성 결정에 중요한 역할을 가지고 있다. 특히 획득면역의 발동을 유도하는데 있어서 중요한 세포인 수상세포에서는 사이토카인의 생산과 동시에 CD88 등의 공 자극분자의 발현상승을 유도한다. 공 자극분자의 발현에 의해 수상세포는 T 세포의 활성화가 가능해지며, 그 후의 획득면역 발동을 유도할 수 있게 된다. 이 때 병원체의 종류에 따라 그들을 인식하는 TLR이 다르기 때문에, 결과로서 하류에 전달되는 신호도 달라진다. 요컨대 수상세포는 병원체의 종류에 따라 유도되는 획득면역 응답을 변화시켜, 적절한 형태의 획득면역을 유도하고 있는 것을 시사하고 있다 (그림 4).

memo 세포면역요법과 TLR

자연면역은 병원체가 침입하면 단시간에 작동하고, 전선에서 병원체를 배제함과 동시에 획득면역의 발동을 억제하고 있다. 현재 암 치료법으로 시도가 이루어지고 있는 세포면역요법은 암 특이적인 면역반응의 발동을 목표로 하고 있으며, 수상세포 등의 항원제시세포에 있어서 TLR로부터의 신호제어 시비가 이 치료법의 비약적인 개량에 대한 열쇠가 될 것으로 생각된다.

키포인트

- 자연면역은 병원미생물 등의 이물 침입을 방지하는 제일선의 방어기구로서 기능을 나타내고 있으며, 감염으로부터 단시간에 발동하여 병원체 배제를 촉진함과 동시에, 마우스나 사람에서는 획득면역을 유도한다.
- 상피세포에 의해 생산되는 항균 펩티드인 defensin은 병원체의 세포막에 직접 작용하여 병원체를 배제함과 동시에, 감염부위로의 면역세포 유주에 관여하고 있다.
- Lectin의 일종인 MBL은 병원체 표면의 당 사슬배열을 인식하여 결합하고, 보체성분 C3 전환효소를 활성화한다.
- TLR은 병원체를 인식하고, 방어 응답에 필요한 염증성 사이토카인이나 chemokine 생산을 유도한다.
- TLR로부터의 신호에는 공통의 adaptor 분자 MyD88을 통한 경로와 각각의 TLR 특이적인 경로가 존재하며, 노출되는 병원체에 따라 다른 응답을 하고 있다.

참고문헌

자연면역에 관한 논문은 방대하여, 그의 모든 것을 파악하기 어렵다. 여기에 기술한 논문이 조금이라도 자연면역을 이해하는데 도움이 되기 바란다.

1) Janeway, C. A. Jr : Annu. Rev. Immunol., 20 : 197-216, 2002

→ 자연면역에 관한 전반적인 총설이다. TLR을 중심으로 그의 리간드부터 획득면역의 발동 기구에 이르기까지 간결하게 정리되어 있다. 또한 lectin 등 자연면역에 관여하는 다른 분자 군에 대해서도 해설되어 있어, 개요를 파악하는데 적당하다고 생각된다.

2) Ganz, T : Nature Rev. Immunol., 3 : 710-720, 2003

→ Defensin에 관한 지금까지의 지견을 정리한 총설로서, 그의 구조나 기능, 분포에 대해 해설되어 있다.

3) Holmskov, U. et al. : Annu. Rev. Immuol., 21 : 515-526- 2003

→ MBL을 포함한 생체방어 lectin에 대한 총설이다. Lectin family의 구조와 자연면역에서 기능 역할부터 질환과의 관련에 이르기까지 폭 넓게 해설하고 있다.

4) Lemaitre, B. : Cell, 86 : 973-983, 1996

→ 초파리의 발생 분화에 관여하는 Toll이 진균 감염의 저항성에도 관여하는 것을 발견한 논문이다. Toll homologue인 TLR의 기능에 대한 당시의 인식도 수정하는 계기가 되었다.

5) Medzhitov, R. et al. : Nature, 388 : 394-397, 1997

→ 사람에서 Toll homologue (현 TLR4)의 클로닝에 관한 보고이다.

6) Takeda, K. et al. : Annu. Rev. Immunol., 21 : 335-376, 2003

→ 병원체 인식 · 배제에서 중요한 역할을 담당하는 TLR에 대한 총설이다. TLR의 prototype인 파리의 Toll에 입각하여 TLR을 해설하고 있다. TLR의 리간드, 신호전달분자 등 TLR을 이해하기 위한 필요한 정보를 입수할 수 있다.

7) Akira, S. et al. : Nature Immunol., 2 : 675-680, 2001

8) Kopp, E. & Medzhitov, R. : Curr. Opin. Immunol., 15 : 396-401, 2003

→ 7), 8) TLR에 의한 병원체의 인식과 그의 신호전달에 대한 총설이다. MyD88 의존적 경로와 비의존적 경로에 의한 응답 차이에 대해 해설하고 있다.

9) Barton, G. M. & Medzhitov, R. : Science, 300 : 1524-125, 2003

→ 현재까지 보고되어 있는 TLR 신호전달의 component에 대해 간결하게 해설하고 있으며, TLR 신호전달의 개요를 파악하는데 적합하다고 생각된다.

1 면역계에서 항원인식에 관여하는 분자

3) NK 수용체

본 항의 Keyword **1** KIRs family **2** CD94/NKG2 family **3** Ly49 family **4** 다른 수용체 군

개론 NK 세포의 표적인식을 담당하는 NK 수용체

Natural killer (NK)세포는 사전에 항원감작 없이 암세포나 바이러스 감염세포를 살상할 수 있는 림프구 집단이다. NK 세포는 또한 IFNγ, TNFα, GM-CSF 등의 사이토카인이나 CCL4, CCL5, CCL22 등의 chemokine을 생산함으로써, 다른 면역계 세포의 기능을 제어할 뿐만 아니라, 최근에는 NK 세포가 항원제시 세포의 기능조절에도 중요한 역할을 하고 있는 것이 밝혀지고 있다. 이들의 다양한 NK 세포기능은 활성화 수용체와 억제성 수용체라 부르는 기능적으로 상반된 2종류의 수용체로부터 전달되는 신호의 균형에 의해 결정되고 있다 (일러스트 맵 B).

활성화 수용체 (activation receptor)는 역할이 다른 복수의 분자 집합체로서 존재하고 있으며, 적어도 리간드 인식을 담당하는 분자와 세포 내 영역에 ITAM (immunoreceptor tyrosine-based activation motif, YxxI/L.....YxxI/L의 아미노산 배열을 가진 motif)을 가진 DAP12나 PI3 kinase 결합에 중요한 motif YxxM을 가진 DAP10 등의 신호전달분자로 구성되어 있다. 그에 비하여 억제성 수용체는 세포 내 영역에 ITIM (immunoreceptor tyrosine-based inhibitory motif, I/VxYxxL/V의 아미노산 배열을 가진 motif)을 가지며, 그의 tyrosine 잔기 인산화에 의존하여 SHP-1이나 SHP-2라는 SH2 domain[*1]을 가진 phosphatase와 회합한다 (일러스트 맵 B).

활성화 수용체에 바이러스 유래 산물이나 스트레스 단백질 등의 리간드가 결합하면, Src family에 속하는 kinase가 ITAM 내의 인산화 tyrosine과 회합하여 활성화 신호가 전달된다. 억제성 수용체는 MHC[*2] class I 및 class I 유사 분자를 인식하며, 표적세포가 자기의 MHC class I을 발현하고 있는 경우, 그의 자기 MHC class I을 인식함으로써 ITIM 내 tyrosine이 인산화 되고, 동원되는 phosphatase에 의해 활성화 신호의 인산화 cascade를 차단한다. 이 기구에 의해 자기의 정상세포를 살상하지 않도록 자기관용이 보장되어 있다.

이들 수용체는 T 세포나 B 세포와 같이 유전자 재구성에 의해 만들어지는 것이 아니라, 수 Mb에 걸친 다 유전자 family로서 게놈 상에 code 되고 있다 (그림 2 참조). 구조적으로 면역글로불린 superfamily[*3]와 lectin family로 크게 나누어지며, C 형 lectin family는 CD94/NKG2 family와 Ly49 family로 더욱 분류된다. 사람 NK 세포에서는 면역글로불린 superfamily인 KIR family (→ 키워드 1 p.54)와 CD94/NKG2 family (→ 키워드 2 p.56)가, 마우스에서는 CD94/NKG2와 KIR 대신 Ly49 family (→ 키워드 3 p.56)가 이용되고 있다 (일러스트 맵 A). 사람과 마우스에서 이용되고 있는 NK 수용체에 큰 차이가 있는 점으로 보아, 비교적 최근에 진화한 수용체 시스템인 것으로 생각된다. 어느 쪽의 수용체도 일부 T 세포에 발현하며, NK 세포뿐만 아니라 T 세포의 기능제어에도 중요한 역할을 하고 있다. 앞에서 기술한 family 이외에도 NK 세포의 기능제

일러스트 맵 NK 세포의 표적 인식을 담당하는 NK 수용체

A 사람 및 마우스의 NK 수용체 종류와 리간드

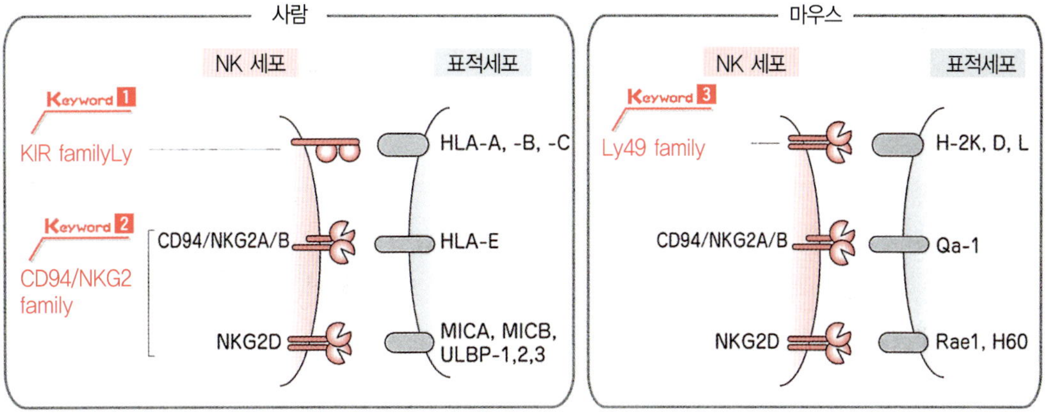

다른 수용체 군 CD16, CD2, LFA-1, CD69, CD40L 등

Keyword 4

B NK 세포의 표적 인식과 기능

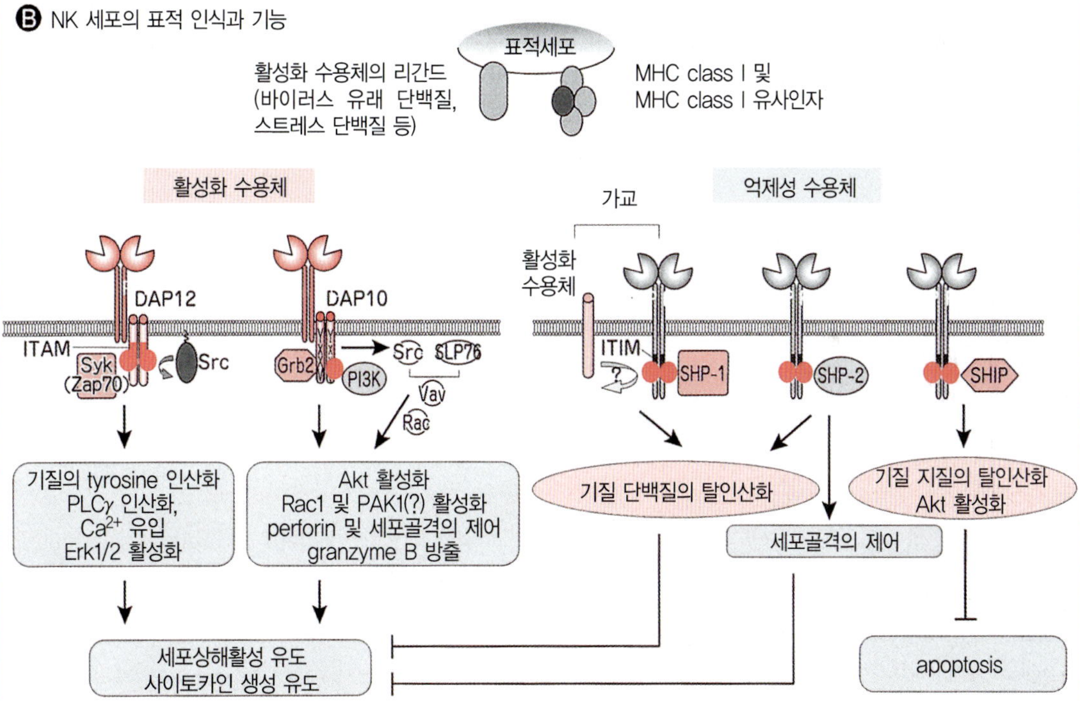

A) 표적세포의 사람 HLA-A, -B, -C, 마우스 H-2K, D, L은 고전적 MHC class I, 사람 HLA-E, 마우스 Qa-1은 비고전적 MHC class I, 사람 MICA, MICB, ULBP-1, 2, 3과 마우스 Rae1, H60은 non MHC class I 유사 분자

어에 관여하는 분자는 수많이 동정되어 있다 [다른 수용체 군 (→ 키워드 4 p.56)]. 이들 중 몇 개의 분자는 다른 면역세포에도 광범위하게 발현하며, 폭 넓은 면역응답의 제어에 관련되어 있다.

*1 **SH2 domain** : Src homology domain의 약칭이다. Tyrosine kinase 끼리를 비교하여 발견되는 구조 유사성을 나타내는 영역이다. SH1~SH3 domain이 알려져 있지만, SH2 domain은 인산화 tyrosine을 함유한 펩티드에 결합하며 단백질-단백질 간의 회합에 관여한다.

*2 **MHC** (major histocompatibility complex, 주요 조직적합항원) : 면역계에서 T 세포에 항원 펩티드를 제시하는 막 단백질로서, 장기이식을 할 때 강한 거부반응을 유도하는 공 우성 (co-dominance)의 유전형질로서 동정되었다. Class I과 class II의 2종류가 존재하며, 각각에 복수의 유전자 좌가 존재한다. 어느 쪽의 MHC도 고도로 다형이 풍부한 점이 특징이지만, class I 영역에서 비교적 다형이 풍부하지 않는 것을 비고전적 MHC class I, 다형이 풍부하며 T 세포로의 항원 펩티드 제시 및 이식할 때의 거부반응에 주요한 역할을 하는 MHC class I을 고전적 MHC class I이라 부르고 있다.

*3 **면역글로불린 superfamily** : 면역글로불린이 가진 domain과 상동성이 있는 domain을 함유한 일군의 단백질이다. 90~110개 아미노산 잔기로 구성된 2면의 β sheet가 서로 마주 보며, disulfide 결합을 하고 있는 면역글로불린 fold라 부르는 domain을 가진 분자를 지칭한다. 이 family의 대부분은 세포표면에 발현하며, 세포 간 상호작용이나 수용체 · 리간드 상호작용 시의 신호전달에 중요한 역할을 하고 있다.

memo 1 missing self 가설 (missing self hypothesis, missing self theory)

NK 세포의 표적인식기구에서 제시되어 NK 수용체의 동정에 크게 공헌한 가설이다. NK 세포는 자기의 정상세포를 손상하지 않지만, 비자기 유래의 세포나 MHC class I을 결손 한 자기 세포에 대해서는 세포상해활성을 발휘한다. 이 사실에 근거하여, K. Karr 등에 의해 제창된 가설이 "missing self 가설"이며, NK 세포는 자기 표시가 되는 분자(MHC)를 인식하는 수용체를 발현하고 있어, 자기 MHC를 발현하지 않는 세포 (missing self)를 표적세포로서 세포상해활성을 발휘한다는 것이다. 이 가설에 근거하여, NK 세포의 자기인식 수용체의 검색이 활발히 이루어져 많은 NK 수용체가 동정되어 왔다.

키워드 해설

Keyword

1 KIRs family

일러스트 맵은 p.53

면역글로불린 superfamily에 속하는 NK 수용체는, 지금까지 KIR (killer cell inhibitory receptor)과 KAR (killer cell activation receptor)로서 기능적인 분류로 불리고 있었지만, 최근에는 KIR (killer cell immunoglobulin like receptor)로서 통일되어 Ig domain 수와 세포 내 영역의 길이로 분류되어 있다. 세포 외 영역에 2개의 Ig domain을 가진 것을 KIR2D, 3개의 Ig domain을 가진 것을 KIR3D로서 분류하며, 더욱이 세포 내 영역이 긴 KIR을 2DL, 3DL로 분류하고, 세포 내 영역이 짧은 KIR을 2DS, 3DS로 분류하고 있다 (그림 1). 각각의 리간드를 표 1에 나타내었다. 2DL과 3DL은 세포 내 영역에 ITIM이 존재하며, 억제성 수용체로서 기능을 나타낸다. 2DS와 3DS에는 ITIM이 존재하지 않고, 막 관통 영역을 통하여 DAP12와 회합하고 활성화 수용체로서 기능을 나타낸다. 사람 19번

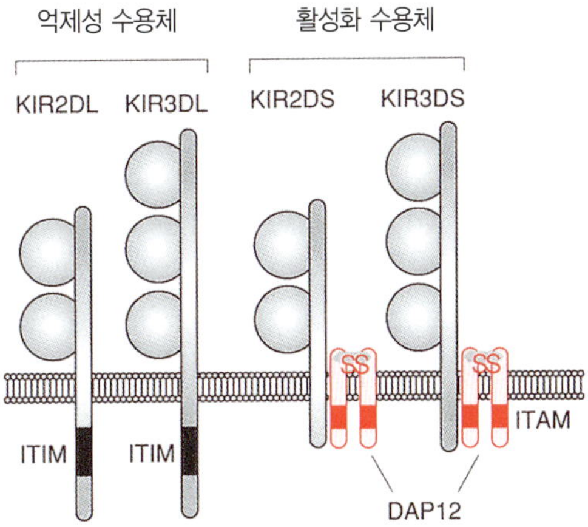

그림 1 KIRs family 수용체의 구조

표 1 KIRs family 수용체의 리간드 종류

수용체	리간드
활성화 수용체	
KIR2DL1(CD158a)	HLA-C 그룹 2
KIR2DL2(CD158b)	HLA-C 그룹 1
KIR2DL3(CD158b)	HLA-C 그룹 1
KIR2DL5	?
KIR3DL1	HLA-Bw4
KIR3DL2	HLA-A3, -A11
KIR3DL7	?
억제성 수용체	
KIR2DS1	HLA-C 그룹 2
KIR2DS2	HLA-C 그룹 1
KIR2DL4	HLA-G
KIR2DS4	?
KIR2DS5	?
KIR3DS1	?

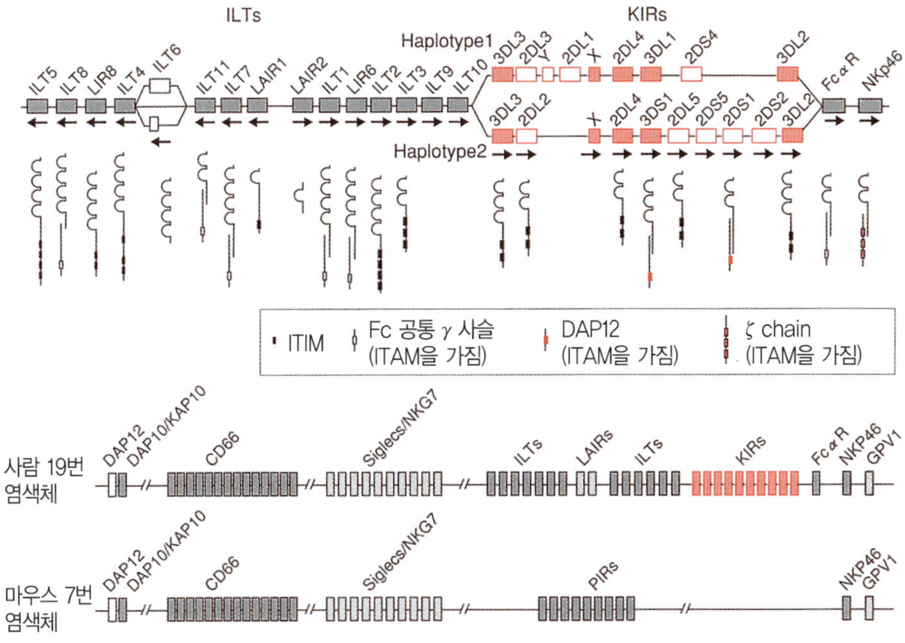

그림 4 LRC 유전자 좌

Trend Immunol., 22 : 52-57, 2001로부터 일부 변형

염색체 상에 존재하는 LRC (leukocyte receptor complex)로 부르는 영역에 14개의 유전자가 동정되어 있으며, 각각의 유전자 좌에 많은 대립유전자가 존재한다 (그림 2). 사람을 비롯한 영장류에는 동정되어 있지만, 마우스, 랫드 등의 설치류에는 KIR과 상동 NK 수용체 유전자가 발견되어 있지 않으며, 설치류에서는 KIR 대신에 Ly49 family가 진화한 것으로 생각되고 있다.

Keyword

2 CD94/NKG2 family

일러스트 맵은 p.53

CD94/NKG2는 사람 및 마우스의 NK 세포에서 공통으로 이용되고 있는 수용체 family이다 (일러스트 맵 A). CD94/NKG2는 각각 30 kD과 43 kD의 당 단백질로서, 모두 C 형 lectin에 상동인 domain을 세포 외 영역에 가진 II 형 막 관통 단백질이다. CD94는 다형을 가지지 않지만, NKG2는 다형을 나타내는 복수의 분자로 구성되는 family로서, 지금까지 NKG2A~F (F는 사람에만)의 분자종이 보고되어 있다. C 형 lectin에 상동인 domain을 가지지만 Ca^{2+} 의존성은 없으며, lectin 활성도 보고되어 있지 않다. CD94의 세포 내 영역은 짧고, 활성화 혹은 억제성 수용체를 특징짓는 motif는 존재하지 않지만, 회합하는 NKG2에는 세포 내 영역에 ITIM을 가진 것과, 막 관통 영역을 통하여 DAP12와 회합하는 것이 존재하며, 회합하는 NKG2에 따라 활성화 수용체인지 억제성 수용체인지가 규정된다 (그림 3, 표 2). 이들 분자 모두 마우스에서는 6번 염색체, 사람에서는 12번 염색체 상에 존재하는 NKC (NK gene complex)에 유전자 클러스트를 형성하여 존재하고 있다 (그림 4).

CD94/NKG2A는 다형이 적은 비고전적 MHC class I인 HLA-E (마우스에서는 Qa-1)를 리간드로서 인식한다. HLA-E나 Qa-1은 다형이 풍부한 고전적 MHC class I (사람에서는 HLA-A, -B, -C, 마우스에서는 H-2K, D, L)의 리더 펩티드를 세포표면에 제시하는 성질을 가지는 것으로 보아, NK 세포는 CD94/NKG2A를 통하여 HLA-E나 Qa-1 발현을 인식함으로써 간접적으로 고전적 MHC class I의 발현량 저하를 감지할 수 있다. 이 기구는 바이러스 감염에 따른 MHC class I의 발현 억제를 감지하고, 바이러스 감염세포를 배제할 때에 중요한 기구인 것으로 생각되고 있다.

NKG2D는 NKG2 family 중에서도 독특한 성상을 가진다. 이 분자는 CD94와 회합하지 않고 호모 이량체를 형성하며, DAP12나 DAP10과 회합하여 활성화 수용체로서 기능을 나타낸다. 사람에서 NKG2는 MICA나 MICB라는 스트레스 응답 단백질이나 ULBP-1~-3 등의 리간드에 결합하며, 항상성을 일탈한 세포나 바이러스 감염세포의 생체 내 제거에 중요한 역할을 하고 있는 것으로 생각된다 (표 2). 마우스에서는 MICA, MICB가 존재하지 않으며, NKG2D의 리간드로서 Rae1α~ε, H60 등이 동정되어 있다. 어느 쪽도 암세포나 태자 조직에서 높은 발현이 나타나며, 더욱이 변이원성 물질에 의해 발현이 유도되는 것으로 보아, 마우스에서도 NKG2D를 이용한 인식 시스템은 항상성을 일탈한 세포 제거에 중요하다고 생각된다.

Keyword

3 Ly49 family

일러스트 맵은 p.53

지금까지 상동성이 높은 Ly49A~Ly49W까지의 유전자가 동정되어 있다. II 형의 막 관통 단백질로서 세포 외 영역에 C 형 lectin에 상동인 domain을 가진다. C 형 lectin에 상동인 domain을 가지지만, Ca^{2+} 의존성은 없으며 lectin 활성도 보고되어 있지 않다. 분자량 50~60 kD의 당 단백질이 disulfide 결합으로 호모 이량체를 형성하고 있다 (그림 5). CD94/NKG2 family와 동일하게 마우스 6번 염색체 상의 NKC 내에 존재하며, 사람에서는 12번 염색체 상에 Ly49L에 상당하는 가짜 유전자만이 존재한

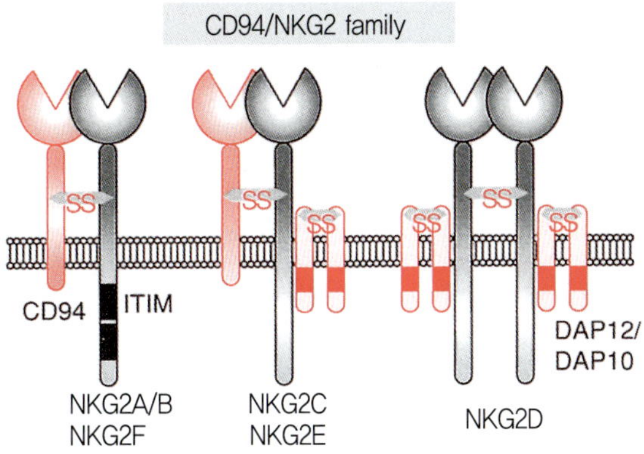

그림 3 CD94/NKG2 family 수용체의 구조

표 2 CD94/NKG2 family 수용체의 특징

수용체	adaptor	리간드	리간드 분자 구조	발현 분포
억제성 수용체		억제성 수용체		
CD94/NKG2A/B		HLA-E (사람) (HLA-A, -B, -C, -G의 리더 펩티드를 제시)	비고전적 MHC class I	광범위
		Qa-1 (마우스) (H-2K, D, L의 리더 펩티드를 제시)	비고전적 MHC class I	광범위
활성화 수용체				
NKG2D	DAP10/DAP12	MICA, MICB (사람)	MHC class I 유사분자 막 관통 형 단백질	장관상피, 상피세포, 종양세포※1
		ULBP-1, -2, -3 (사람)	GPI anchor 형 단백질	일부 정상조직, 종양조직※2
		Rae1α, β, γ, δ, ε (마우스)	MHC class I 유사분자 GPI anchor 형 단백질	태자조직, 종양세포, 정상성체조직에는 발현하지 않음※3
		H60 (마우스)	MHC class I 유사분자 막 관통 형 단백질	계통에 따라 다름. 활성화 백혈구, 비장세포※4
CD94/NKG2C CD94/NKG2E/H	DAP12	HLA-E (사람)	비고전적 MHC class I	광범위

※1 : Heat shock, 산화적 스트레스, 형질전환, 감염 등으로 발현이 상승함. 바이러스 유래 단백질인 UL16이 결합함. ※2 : 바이러스 유래 단백질인 UL16이 결합함. ※3 : retinoic acid. 변이원성 물질로 발현 증가. ※4 : 변이원성 물질로 발현 증가

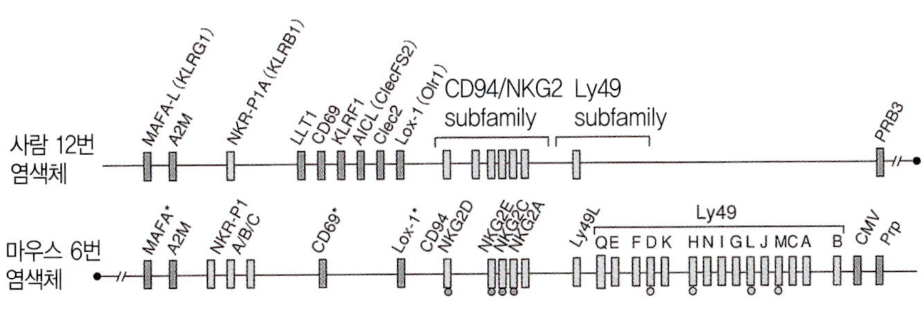

그림 3 NKC의 유전자 좌
Trend Immunol., 22 : 52-57, 2001로부터 일부 변형

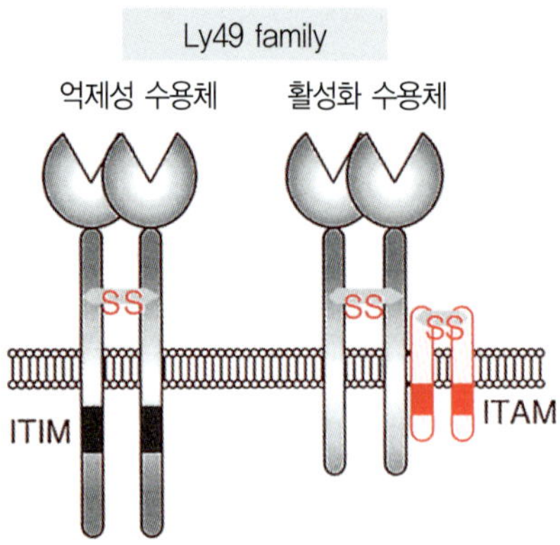

그림 5 Ly49 family 수용체의 구조

표 3 Ly49 family 수용체의 특징

수용체	리간드	항체	adaptor
억제성 수용체			
Ly49A	D^d, D^r, D^K	A1, YE1/48	
Ly49B	?		
Ly49C	$H\text{-}2^K$, K^d, D^d, D^k	5E6, 1F8, 4LO11, 14B11	
Ly49E	?		
Ly49F	?	14B11	
Ly49G	D^d, L^d	4D11, Cwy-3	
Ly49 I	Kd	5E6, 1F8, 8H7, 14B11	
Ly49J	?	8H7	
Ly49O	D^d, D^d, D^k, D^d	4E5	
Ly49Q	?	(#2-2, #34)	
Ly49S	?		
Ly49T	?	YE1/48, 4D11	
Ly49V	$H\text{-}2^b$, $H\text{-}2^d$, $H\text{-}2^k$	A1, YE1/48, 4E5	
Ly49W	$H\text{-}2^d$, $H\text{-}2^k$	4D11, Cwy-3	
활성화 수용체			
Ly49D	D^d, D^r, D^{sp}	4E5, 12A8	DAP12
Ly49H	m157, D^b	1F8, 14B11	DAP12
Ly49L	$H\text{-}2^K$	4D11	DAP12
Ly49M	?		
Ly49P	D^d	A1, YE1/48	DAP12
Ly49R	D^b, D^k, L^d	4E5, 12A8	
Ly49U	?	1F8	

다 (그림 4). 세포 내 영역에 ITIM을 가진 억제성 수용체와 ITIM을 가지지 않는 대신 DAP12와 회합하는 활성화 수용체가 존재한다 (표 3). 개개의 Ly49는 각기 다른 MHC class I을 인식하는 것으로 생각되지만, 분자 간의 상동성이 대단히 높은 것으로 보아 *in vitro*에서는 1개의 MHC class I이 복수의 LY49와, 1개의 Ly49가 복수의 MHC class I과 상동성을 보인다. Ly49의 인식 특이성에 관해서는 향후 더욱 상세한 해석이 필요하다.

Keyword

4 다른 수용체 군

일러스트 맵은 p.53

그 이외에 NK 세포의 활성제어에 관여하는 다른 수용체를 표 4에 정리하였다. CD16 (FcγR III), CD2, LFA-1, CD69, CD40L 등은 공 자극 (co-stimulation)을 주는 분자로서 다른 면역계 세포에서도 널리 기능을 나타내고 있다.

memo 2 바이러스와 NK 세포

NK 세포의 표적인식기구 이해에 바이러스가 수행한 역할은 크다. 바이러스 중에는 감염세포의 MHC class I 발현을 저하시키는 것이 알려져 있다. 이 기구는 CD8 양성 T 세포로의 바이러스 유래 펩티드 제시를 억제하는 좋은 기구이지만, MHC class I 발현이 저하된 세포는 NK 세포의 좋은 표적이 된다. 그 결과, 바이러스는 진화 과정에서 MHC class I 유전자를 바이러스 게놈에 삽입하여, 가짜 MHC class I을 감염세포에 제시하는 것이 출현하였다. 더욱이

NK 세포는 이들 가짜의 MHC class I 출현을 인지하는 방법으로, CD94/NKG2 family에 속하는 NK 수용체를 이용한 비고전적 MHC class I 인식이라는 기구를 획득하였다. 또한 바이러스 산물을 인식하는 활성화 수용체나 바이러스 산물에 의한 활성화 수용체의 기능 억제 등도 밝혀져, 바이러스의 면역회피기구 해명으로부터 새로운 NK 세포의 인식기구가 수많이 밝혀지고 있다 (표 5).

표 4 NK 세포의 활성제어에 관련된 그 이외의 수용체

억제성 수용체

수용체	리간드
IL2-(LIR-1)	?
p75/AIRM	?
LAIR-1	Ep-CAM
Siglec-7	sialic acid

활성화 수용체

수용체	리간드	adaptor
NKp46	바이러스 HA	CD3ζ, FcRγ
NKp44	?	DAP12
NKp30	?	CD3ζ, FcRγ
NKR-P1A	?	FcRγ
NKR-P1C	?	FcRγ
2B4(CD244)	CD48	SAP
CD16(FcγRIII)	IgG 정상영역	
CD2	CD58(LFA-3)	
LFA-1	ICAM-1	
NKp80	?	
CD69	?	
CD40L	CD40	

표 5 바이러스와 NK 세포의 상호작용

바이러스	단백질	작용기전	NK 세포로의 작용
MHC class I 상동인자			
HCMV	UL18	ILT-2에 결합	세포상해활성 저해
HCMV	m144	불명	세포상해활성과 ADCC 저해
HCMV	m157	Ly49H에 결합	세포상해활성 저해
MHC class I 발현조절			
HCMV	UL2,3,6,11	MHC class I의 발현억제	세포상해활성 저해
HCMV	UL40	HLA-E의 발현증강	세포상해활성과 ADCC 저해
HCMV	m04	MHC class I과 회합	세포상해활성 저해로 생각됨
HIV	Nef	MHC class I의 endocytosis	세포상해활성 저해
KSHV	K5	HLA-A, B의 endocytosis	세포상해활성 저해로 생각됨
활성화 수용체 기능 저해			
HCMV	UL16	NKG2D와 ULBP 상호작용 저해	세포상해활성과 IFNγ 생산 저해
HCMV	gp40	H60 발현억제	세포상해활성 저해
KSHV	K5	ICAM-1과 B7-2 분해	세포상해활성 저해
사이토카인 기능 저해			
MCMV	MCK-2	chemokine 유사 분자, antagonist	바이러스 감염세포 배제 저해
KSHV	vMIP-I, -II	MIP homologue로 antagonist	NK 세포 동원 저해, 세포이동 저해
HCMV	cmvIL-10	IL-10 homologue로 antagonist	사람 IL-10과 동일한 효과를 가진다고 생각됨
MCV	MC54L	IL-18 결합분자	세포상해활성과 IFNγ 생산 저해
HPV	E6, E7	IL-18 수용체 또는 IL-18에 결합	IFNγ 생산 저해

J. S. Orange. et al : Nature Immunol., 3 : 1006, 2002

키포인트

- NK 세포의 활성은 활성화 수용체와 억제성 수용체라는 기능적으로 상반되는 2종류의 수용체로부터 전달되는 신호의 균형에 의해 조절되고 있다.
- NK 수용체는 게놈 상에 다 유전자 family로서 존재하며, 그의 대부분은 MHC class I 및 MHC class 관련 분자를 리간드로 하는 자기인식 수용체이다.
- NK 수용체는 구조적으로 3가지 family로 분류된다. 면역글로불린 superfamily에 속하는 KIR과, C 형 lectin family에 속하는 CD94/NKG2 family와 Ly49 family이다.
- 억제성 수용체는 세포 내 영역에 ITIM을 가지며, SHP-1이나 SHP-2라는 tyrosine phosphatase와 회합한다.
- 활성화 수용체는 ITAM을 가진 DAP12나 DAP10이라는 신호전달분자를 통하여 활성화 신호를 전달한다.
- 사람 NK 세포에서는 KIR family와 CD94/NKG2 family가 발현하며, Ly49 family는 가짜 유전자로서 존재만 하며 기능적이지 않다.
- 마우스 랫드 등의 설치류에서는 CD94/NKG2 family와 Ly49 family가 NK 수용체로서 이용되고 있으며, KIR에 대응하는 것은 발견되어 있지 않다.

참고문헌

NK 수용체에 관한 논문 수는 최근 급증하고 있으며 총설만 해도 방대하다. 정보량이 많고 지식 정리에 유용한 총설을 열거하였다.

1) Lanier, L.L. : Annu. Rev. Immunol., 16 : 359-393,1998

→ NK 세포의 기능제어에 관여하는 세포표면 수용체의 각론에서부터 신호전달, NK 세포기능까지를 망라하여 해설한 총설로서 문헌도 풍부하다. NK 수용체에 관한 축적된 방대한 정보를 정리하는데 안성맞춤의 총설로 추천한다.

2) Long, E. O. : Annu. Rev. Immunol., 17 : 875-904, 1999

→ 사람 억제성 수용체를 중심으로 해설된 총설로서, NK 수용체뿐만 아니라 ILT나 다른 Ig superfamily에 대해서도 해설되어 있다. 문헌도 풍부하며 정보량이 많다.

3) Isakov, N. : Immunol. Res., 16 : 85-100, 1997

→ ITIM 및 ITAM을 가진 수용체에 대하여 해설되어 있다. NK 수용체에 한정하지 않고 면역반응에 관여하는 수용체와, 그의 ITIM 및 ITAM을 통한 신호전달 개요가 요약, 정리되어 있다.

4) Barten, R., et al. : Trend Immunol., 22 : 52-57, 2001

→ 사람 및 마우스의 NKC와 LRC 유전자지도가 정리되어 있으며, 다양하고 복잡한 수용체 군의 종간에 의한 차이를 파악, 정리하는데 유용하다.

5) Ljunggren, H.-G. & Karre, K. : Immunol. Today, 11 : 237-244, 1990

→ NK 세포의 표적인식기구 해명에 지대한 공헌을 한 missing self 가설에 관한 총설이다. NK 수용체 연구의 경위, 역사를 파악하는데 도움이 된다.

6) Biassoni, R. et al. : Immunol. Rev., 181 : 203-214, 2001

→ 사람 NK 수용체를 정리한 총설로서, KIR부터 그 이외 보조 수용체까지의 각론을 요약, 정리하였다. 많은 수용체를 취급하고 있기 때문에 상세한 것은 원 저자의 논문을 참조할 필요가 있지만 문헌은 충실하다.

7) Braud, V. M. & McMichael, A. J. : Curr. Topics Microbiol. Immunol., 244 : 85–95, 1999
→ CD94/NKG2 family에 의한 비고전적 MHC class I인 HLA–E 식별과 그의 의의에 초점을 맞춘 총설이다.
8) Anderson, S. K. et al. : Immunol. Rev., 181 : 79–89, 2001
→ 지금까지 동정되어 있는 Ly49 family 분자에 대해 리간드, 특이항체, 신호전달 등을 알기 쉽도록 정리하였다.
9) Vivier, E. et al. : Curr. Opin. Immunol., 14 : 306–311, 2002
→ NKG2D의 리간드, 기능, 신호전달에 대해 사람 및 마우스에서의 지견이 잘 정리되어 있다. NKG2D에 관한 원저자 논문을 찾는데 편리하다.
10) McQueen, K. L. & Parham, P. : Curr. Opin. Immunol., 14 : 615–621, 2002
→ NK 세포 상의 활성화 수용체에 초점을 맞추어 각론이 기재되어 있다. 문헌도 충실하며, 수용체 군을 기능적 분류로 이해하는 것이 용이하다.
11) Farag, S. S. et al. : Blood, 100 : 1935–1947, 2002
→ NK 수용체를 질환과 NK 세포기능이라는 측면에 초점을 맞추어 정리한 총설이다. 골수이식에서 NK 세포기능과 수용체에 관해서도 알기 쉽게 정리되어 있다.
12) Orange, J. S. et al. : Nature Immunol., 3 : 1006–1012, 2002
→ NK 세포에 의한 면역감시를 바이러스가 회피하는 기구에 대해 지금까지의 지견이 잘 정리되어 있으며 정보량이 많다. 저자가 특히 추천하는 총설이다.

1 면역계에서 항원인식에 관여하는 분자

4) Fc수용체

본 항의 Keyword **1** Fc 수용체 family **2** Fc 수용체의 신호전달
3 알레르기, 자기면역질환과 Fc 수용체

개론 면역계를 positive와 negative 양방향으로 제어하는 Fc 수용체

항체의 Fc 부분과 결합하는 Fc 수용체 (FcR) family (→ 키워드 1 p.64)는 기존에 항원과 항체의 결합물, 즉 면역복합체 (immune complex : IC)가 결합한 후 매크로파지에 의한 이물 탐식이나 보체 활성화, NK 세포에 의한 항체를 통한 세포상해를 중개하는 등, 이물을 배제하는 effector 세포 작용에 중요한 분자 군으로 알려져 있었다. 그러나 유전자 클로닝에 의해 예상 밖으로 FcR이 다수의 유전자에 의해 code 되는 다양한 분자 family인 것으로 밝혀졌다. 게다가 최근에는 FcR이 활성화 형 FcR과 억제성 FcR인 FcγRIIB와의 균형을 취하면서, 매크로파지 등의 effector 세포를 조절하고 있을 뿐만 아니라, B 세포 상에서 FcγRIIB가 항체생산 그 자체를 negative 하게 조절하고 있는 것으로 밝혀졌다 [Fc 수용체의 신호전달 (→ 키워드 2 p.64)]. 게다가 면역응답의 초기 단계를 구동하는 수상세포의 항원제시 효율을 현저하게 높이는 효과도 나타났다 (일러스트 맵). 따라서 FcR이 결손 된 마우스에서는 전혀 알레르기 질환이 일어나지 않게 되거나, 혹은 역으로 높은 알레르기 감수성을 나타내게 된다 [알레르기, 자기면역질환과 Fc 수용체 (→ 키워드 3 p.68)].

자기면역질환에서도 FcR 결손 마우스는 사람 질환과 매우 유사한 병태를 나타내거나, 또한 역으로 질환 유도에 반응하지 않게 되는 경우가 있다. 예를 들면, 류마티스 관절염, Goodpasture's 증후군, SLE (systemic lupus erythematosus) 등의 사람 자기면역질환과 매우 유사한 증상이 FcγRIIB 결손 마우스에서 쉽게 유도되거나 자연 발생하는 것이 보고되어 있다 [알레르기, 자기면역질환과 Fc 수용체 (→ 키워드 3 p.68)]. 역으로 FcRγ 사슬 결손 마우스에서는 이들의 감수성이 극단적으로 저하한다. 사람 FcR의 유전자다형해석에서, 지금까지는 FcγRII 유전자 군의 개별 해석이 그다지 이루어지지 않았지만, 앞으로 특히 FcγRIIB의 세포 내 영역으로 좁힌 변이와 질환과의 링크를 찾는 연구로 초점이 이동할 것으로 생각된다.

자기면역질환을 치료할 때 정맥 내로 IgG를 투여하는 방법, 즉 IVIG 요법이 예를 들면, 다발성경화증 등 많은 자기면역질환에서 유효하다고 알려져 있지만, IVIG 요법 효과가 매크로파지 상의 FcγRIIB 발현상승을 유도하기 때문이라는 마우스에서의 실험결과도 있어, FcγRIIB에 목표를 둔 새로운 치료법의 개발에 기대를 거는 이유가 되고 있다. 확실히 FCR은 면역응답의 제어에 극히 중요한 역할을 담당하는 수용체 family이다.

일러스트 맵 **Fc 수용체에 의한 면역조절과 알레르기, 자기면역질환의 개요**

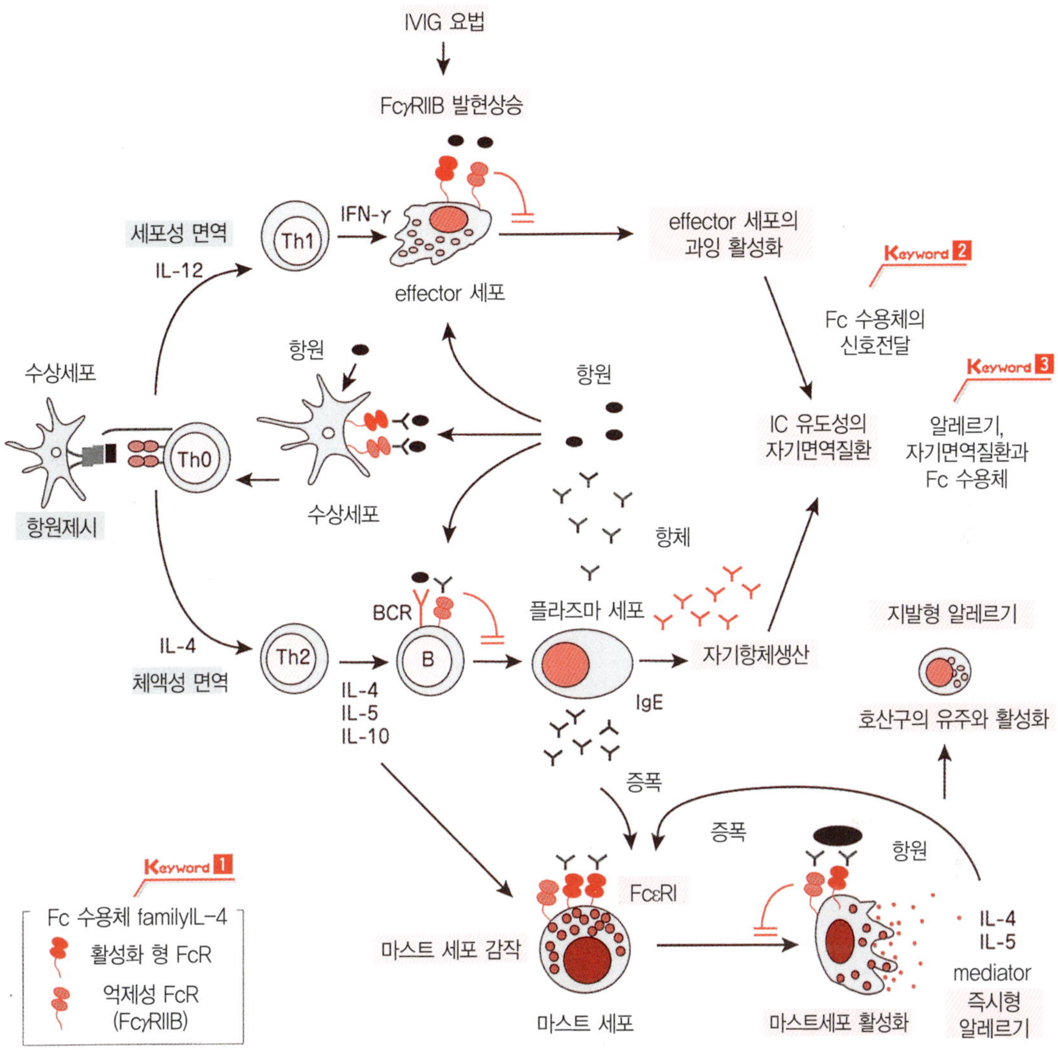

항원제시세포 (수상세포)는 FcR을 이용하여 기존의 항체가 포착한 항원 (IC)을 효율 좋게 삽입하고 T 세포에 제시한다. 세포성 면역 및 체액성 면역의 양방에 FcR이 깊이 관련되어 있으며, 세포성 면역에서 effector 세포는 활성화 형 FcR과 억제성 FcγRIIB에 의해 IC에 대한 응답성이 제어된다. 체액성 면역에서는 B 세포상의 FcγRIIB가 IC에 의해 BCR (B 세포 수용체)과 가교되어, 항체생산의 feedback 억제기구가 작용한다. IgE는 마스트 세포상의 FcεRI에 결합하여 항원의 재 침입에 의해 활성화되지만, FcγRIIB에 의한 제어도 받는다. FcγRIIB에 의한 체액성 면역, 세포성 면역의 억제가 잘 작용하지 않으면 자기항체생산, effector 기능의 항진에 의해 자기면역질환이 발병한다.

Keyword

1 Fc 수용체 family

일러스트 맵은 p.63

FcR family는 구조적으로 다양한 분자 군이다 (그림 1). FcR의 기능을 크게 나누면 3가지 카테고리로 분류할 수 있다 (그림 2). 첫째로, 최근 가장 이해가 진전된 기능으로 들 수 있는 것이 세포의 활성화와 억제를 제어하는 신호전달이다. 활성화 형 FcR은 ITAM[*1]을 가진 γ subunit (FcRγ)와 회합하고 있는 반면, 유일한 억제성 FcR인 FcγRIIB는 억제성 motif인 ITIM[*2]를 가지며, 대부분의 경우 활성화 형 FcR 혹은 B 세포 수용체 (BCR) 등의 ITAM을 가진 활성화 수용체와 세포표면 상에 같이 발현하고 있다.

제2의 기능은 IC의 효율적인 삽입이다. 이것에 의해 이물이 분해 처리됨과 동시에 항원 펩티드가 T 세포에 제시된다. 수상세포는 실제로 FcR을 사용함으로써 그의 항원삽입 효율을 거의 100배 정도 상승시키고 있다. 또한 항원 처리가 불완전하면 SLE (systemic lupus erythematosus) 등의 자기면역질환과 연결된다.

제3의 기능은 neonatal FcR (FcRn)이나 polymeric immunoglobulin receptor (poly-IgR)에 의한 항체수송이며, 이들은 출생 후의 단기적인 감염 방어 및 점막 면역에 도움이 되고 있다. FcRn은 모친 IgG를 태반, 태아의 장관상피를 거쳐 혈중으로의 수송을 담당하는 한편, 엄밀하게는 FcR은 아니지만 poly-IgR이 혈중으로부터 점막 측으로 Ig를 수송 · 분비한다.

Keyword

2 Fc 수용체의 신호전달

일러스트 맵은 p.63

IC가 활성화 형 FcR에 결합함으로써 세포막 면상에서 FcR 끼리의 응집이 생긴다 (그림 3A). 이것이 세포 내 Src family의 tyrosine kinase 활성화를 유도하여, ITAM tyrosine 잔기의 인산화가 일어난다. 이것이 계기가 되어, SH2 domain을 가진 tyrosine kinase인 Syk가 여기에 동원되며, Src family의 kinase에 의해 인산화를 받아 활성화된다. 예를 들면, 마스트 세포의 FcεRI 신호에서는, Syk가 Lyn 및 근접한 Syk 자신을 인산화 하여, 하류의 활성화 신호전달을 개시한다. 이것에는 PLC-γ, LAT, Grb2, SLP-76, MIST 등이 작용하며, 칼슘응답, 탈과립, 사이토카인 유전자 전사 등 일련의 마스트 세

*1 ITAM (immunoreceptor tyrosine-based activation motif) : 활성화를 담당하는 면역계 수용체 혹은 그의 회합 subunit의 세포 내 영역에 나타나는 tyrosine 잔기를 중심으로 한 아미노산 배열 motif로서, YxxI/L-x(6-12)-YxxI/L이라는 consensus 배열을 가진다. Tyrosine 인산화로 Syk나 ZAP70 등의 tyrosine kinase가 동원된다.

*2 ITIM (immunoreceptor tyrosine-based inhibitory motif) : 억제성 면역계 수용체의 세포 내 영역에 나타나며, YxxI/L이라는 consensus 배열을 가진다. Tyrosine 잔기가 인산화 되면 SHP-1, SHP-2, SHIP 등이 동원된다.

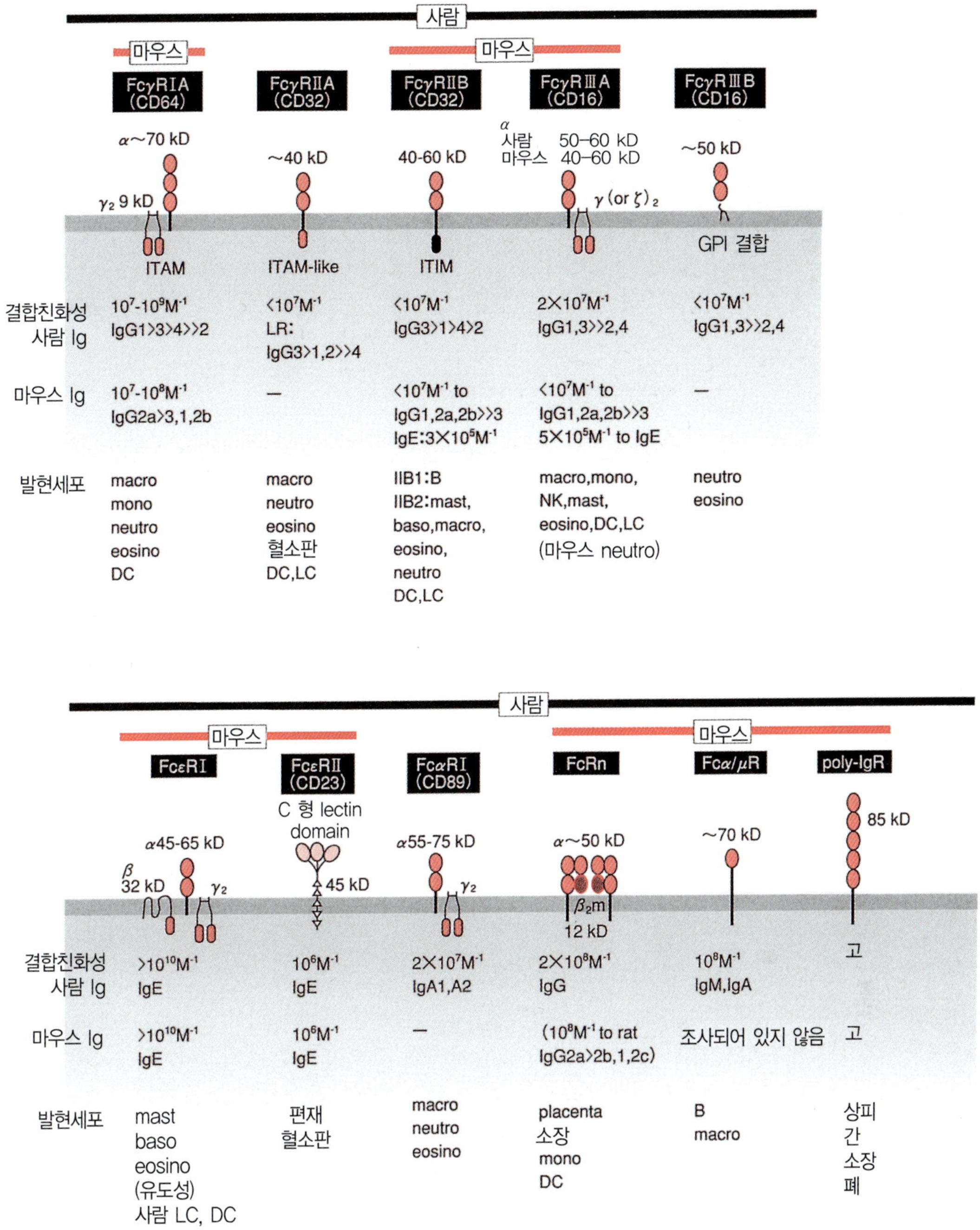

그림 1 Fc 수용체 family의 구조

사람과 마우스의 Fc 수용체 family 분자구조. Ig에 대한 결합친화성, 발현세포를 나타내었다. baso : 호염기구, DC : 수상세포, eosino : 호산구, LC : 랑겔한스 세포, macro : 매크로파지, mast : 마스트 세포, mono : 단구, neutro : 호중구

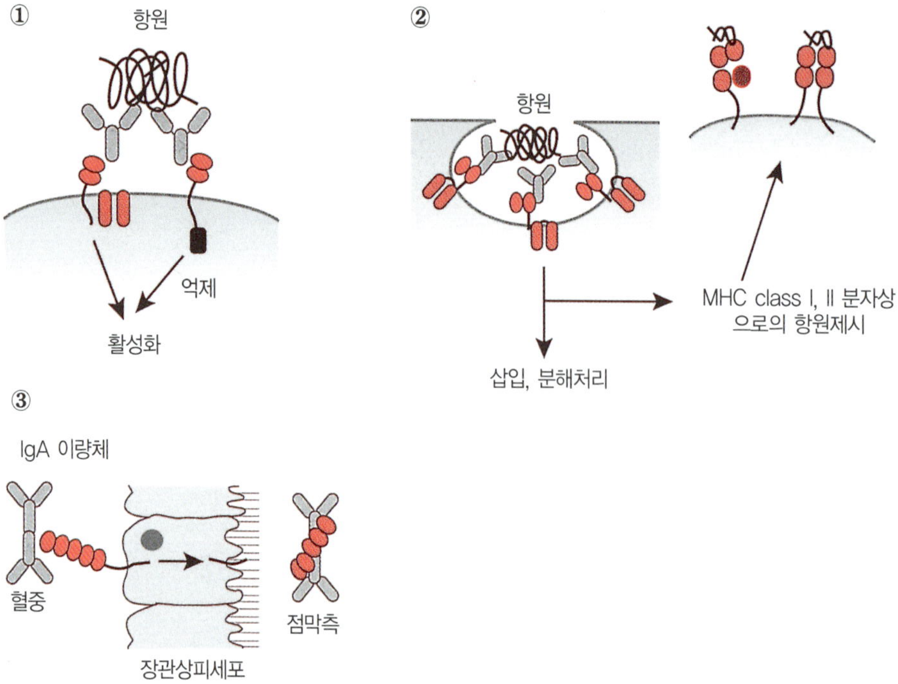

그림 2 Fc 수용체 family의 기능
Fc 수용체 family 분자의 기능은 크게 3가지로 나누어진다.

포 반응이 진행한다. 그 이외의 세포에서는, 매크로파지의 탐식 · 염증 mediator 방출, NK 세포의 항체 의존성 세포상해활성 (antibody-dependent cell-mediated cytotoxicity : ADCC)*3 등이 이 활성화 신호 결과로 일어나며, 자기면역질환에서의 조직파괴와도 밀접하게 결부되어 있다.

한편 억제성 수용체인 FcγRIIB는 많은 세포의 경우, 활성화 형 FcR과 같이 발현하거나 혹은 B 세포에서는 단독으로 발현하며, 위에서 기술한 활성화 신호전달을 억제하거나 혹은 B 세포 수용체 (B cell receptor : BCR) 경유의 신호를 저지한다. 이 억제신호에 대해서는 이미 많은 해설이 되어 있기 때문에 (참고문헌 2, 7, 8) 상세하게 기술하지 않지만, Src kinase family의 인산화 효소에 의해 ITIM의 tyrosine 인산화가 일어난 후, SH2 domain을 가진 이노시톨 탈인산화 효소인 SHIP*4가 여기에 동원된다 (그림 3B). 이 SHIP의 동원과 활성화가 하류의 3가지 억제경로를 구동하는 것으로 생각되고 있다. 첫째로 Bruton's kinase (Btk)의 막으로의 동원 저지에 의한 칼슘 동원과, protein kinase C 활성화 저해, 둘째로 Akt kinase의 동원 저지, 셋째로 Shc와 p62Dok의 결합에 의한 Ras 경로의 저해이다.

FcR의 제2 기능인 항원제시 촉진과 관련하여, 그 후의 수상세포 성숙에도 FcR이 중요하며, 여기에 FcRγ가 공헌한다고 보고되었다. FcγRIIB는 이 과정에 촉진적으로 기여한다는 보고와 효과가 없거나 혹은 성숙 신호를 저해한다는 의견도 있어, 향후의 전개를 지켜볼 필요가 있다.

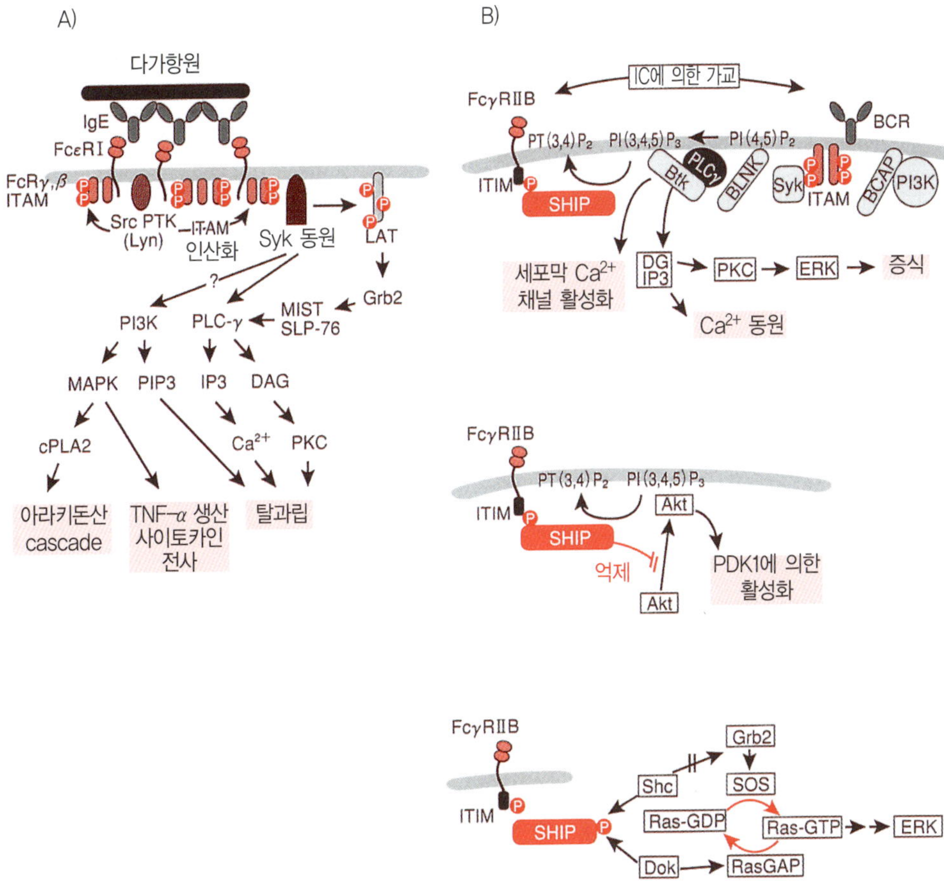

그림 3 **Fc 수용체의 신호전달**

A) 마스트 세포의 FcεRI를 통한 신호전달의 모식도를 나타내었다. B) B 세포 상에서 BCR과 FcγRIIB가 면역복합체 (IC)에 의해 가교되면 FcγRIIB의 세포 내 ITIM이 tyrosine 인산화 되어 SHIP이 동원된 후, 주로 3개의 cascade에 의해 억제성 신호가 전달되는 것으로 생각된다.

---

*3 **항체 의존성 세포상해활성 (ADCC)** : NK 세포의 FcγRIII이나 매크로파지의 FcγRI/III은 표적세포 상의 항원과 결합한 IgG를 통하여 표적세포에 결합하며, 이들 Fc γR 응집에 의한 활성화 신호전달이 이루어진 결과로서 표적세포에 상해를 준다.

*4 **SHIP** : 혈구계 세포에 넓게 발현하는 145 kD의 SH2-containing inositol polyphosphate 5-phosphatase, 즉 이노시톨 인산의 탈인산화 효소.

Keyword

3 알레르기, 자기면역질환과 Fc 수용체

일러스트 맵은 p.63

항원제시로부터 시작되는 면역응답이 Th2 형으로 기울어짐으로써 IgE가 생산되며 (memo 1 참조), 마스트 세포 상의 FcεRI와 결합함으로써 특정 항원에 대한 단기적인 memory가 형성된다 (일러스트 맵 참조). 또한 이것에 의해 FcεRI 발현 항진이 일어나며, 항원 센서로서의 마스트 세포 감도가 상승한다 (memo 2 참조). 항원의 재 침입에 의해 마스트 세포는 탈과립화 되고, 히스타민 등의 chemical mediator를 방출하며, 또한 아라키돈산 cascade 활성화에 의해 prostaglandin, leukotriene을 방출한다. 게다가 유전자 활성화를 동반하여 IL-4, IL-5 등의 사이토카인을 생산한다. 이들 일련의 반응에 의해 즉시형 알레르기 및 다른 경로의 관여에 의해 호산구 침윤을 동반한 지발형 알레르기가 유발된다고 생각된다. FcγRIIB 및 FcγRIII은 저 친화성 IgE 수용체로서도 기능을 나타내며, 마우스에서는 IgE에 대한 수동 아나필락시 반응을 수식한다.

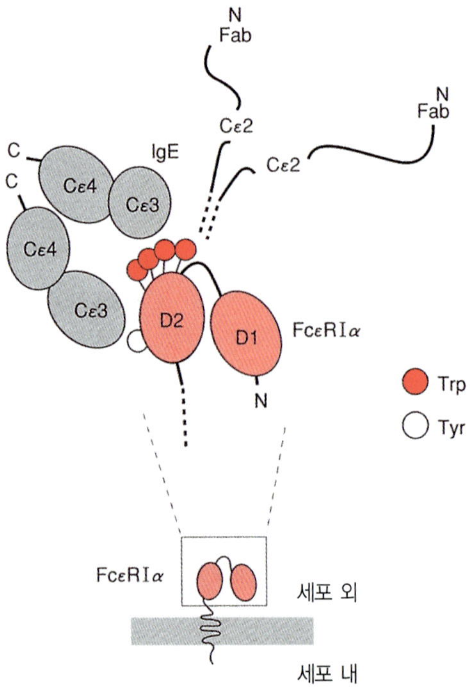

그림 4 FcεRI와 IgE와의 결합
FcεRI 세포 외 domain의 개략적인 구조 및 IgE가 결합하는 모양을 모식적으로 나타내었다. IgE와의 결합에 관여하는 것으로 생각되는 4개의 트립토판 잔기, W87, W110, W113, W156을 ●로 표시하였다. 또한 domain 2 (D2)의 제2 결합부위의 tyrosine 131을 ○로 나타내었다. IgE 측 구조는 domain Cε3을 중심으로 한 모식도이다.

---

*5 **말초성 관용** : 임파구가 성숙한 후에 자기 성분에 대하여 불응답성을 유지하는 것.

memo 1 항원제시와 FcεRI

FcεRI는 수상세포, 매크로파지, 랑겔한스 세포 (LC) 등의 항원제시세포에도 발현하고 있다. 수상세포 상의 FcεRI에 결합한 IgE는 다가 항원에 의한 가교로 효율적으로 세포 내로 삽입되며, MHC class II로의 제시 경로로 들어가는 것이 보고되어 있다. LC 상의 FcεRI가 항원제시에 어느 정도 깊이 관여되어 있는지는 상세하게 알려지지 않았지만, IgE를 통하여 집 먼지나 진드기 항원 등을 삽입하여 효율 좋게 제시한다는 보고가 있다. 또한 LC 상의 FcεRI는 보통 구성적인 발현은 아니지만, 아토피성 피부염의 경우 특히 높은 발현을 보인다.

memo 2 FcεRI 발현의 증폭 경로

FcεRI 발현을 증폭시키는 경로의 존재가 지적되고 있다. 마우스의 마스트 세포를 IgE에 노출하면 FcεRI의 발현이 약 30배 증강된다 (일러스트 맵 참조). IgE 결손 마우스의 마스트 세포 FcεRI 발현 수준은 야생형 마우스의 20% 이하로 감소되어 있다. 이 발현증강 작용은 초기의 단백질 합성을 동반하지 않는 과정과 새로운 수용체의 합성을 필요로 하는 과정으로 구성되어 있다고 시사되어 있다. 초기 반응은 IgE 결합에 의해 표면의 FcεRI 삽입 억제가 일어났기 때문인 것으로 생각된다. 이 수용체의 발현증가는 FcεRI 특이적이며, FcεRII/III의 발현증가는 나타나지 않는다. IgE에 의한 FcεRI의 발현증강 효과는 사람의 마스트 세포에서도 나타난다. 알레르기 환자의 대부분은 유전적으로 IgE 생산이 항진되지만, 이것에 의해 마스트 세포 상의 FcεRI 발현도 상승하며 소량의 항원으로도 과민하게 반응하기 쉬워진다는, 바람직하지 않는 순환경로의 존재가 추정된다. 또한 FcεRI 발현항진은 IL-4 자극에 의해서도 일어난다. IL-4는 활성화 마스트 세포가 생산하는 사이토카인이기 때문에, 여기서도 autocrine (자기분비)적인 증강 경로의 존재를 상정할 수 있다.

최근 IgE와 FcεRI가 고친화성으로 결합하는 기구를 시사하는 3차원 구조가 보고되었다 (그림 4). IgE 측에서 결합에 기여하는 것은 2개의 H 사슬 유래의 짝을 이룬 Cε3 domain이지만, 흥미롭게도 각각 FcεRIα 사슬 domain 2의 각기 다른 부위에 비대칭으로 결합하는 것으로 나타났다. 그 중 하나의 부위는 돌출된 4개 잔기의 트립토판이며, 이것이 FcεRI와의 고친화성 결합을 결정하고 있을 가능성이 있다. 다른 하나는 tyrosine 잔기를 중심으로 한 영역이다. FcεRI와 FcγRIIB/III의 구조적인 유사성으로부터, 이 비대칭 결합양식은 FcγR과 IgG의 결합에도 들어맞는 것으로 생각된다. 이러한 구조적 지견은 IgE와 FcεRI와의 결합을 저해하는 항 알레르기, 항 천식약 등의 개발에 있어 중요한 정보이다.

사람의 자기면역질환은 HLA 그 이외의 감수성 유전자와 바이러스 감염 등의 환경 요인에 영향을 받는 복잡한 질환이다. 마우스의 자기면역질환모델에서 활성화형 FcR 결손과 억제성 FcγRIIB 결손 결과는 두드러진 대비를 보이고 있다. 즉 혈관계, 사구체신염, 자기면역성 용혈성빈혈 등의 많은 자기면역질환이 지금까지 생각하고 있던 것 이상으로 보체에 의존하지 않고, FcR에 의존한 발병을 나타내는 한편, FcγRIIB 결손 마우스에서는 다양한 자기면역질환을 자연적으로 혹은 항원감작에 의해 발병한다. 요컨대 FcγRIIB 결손에 의한 B 세포의 정상적인 조절기구 파탄과 effector 세포의 조절기구 파탄이 병합되는 것만으로, 적어도 마우스에서는 몇 개의 자기면역질환을 유발, 혹은 자연적으로 발병하는데 충분한 것으로 생각된다. FcγRIIB는 말초성 관용[*5]을 담당하는 극히 중요한 분자이다 (일러스트 맵 참조).

다량의 감마글로불린을 정맥 주사하는 intravenous immunoglobulin 요법, 소위 IVIG가 대부분의 자기면역질환에서 효과적이지만, 그 이유는 알려져 있지 않다. IVIG의 유효성이 매크로파지 (Mφ) 상의 FcγRIIB 발현상승을 유도하는 것에 의한다는 보고가 있으며, FcγRIIB에 목표를 맞춘 새로운 치료법의 개발에 기대를 거는 이유가 되고 있다. 더욱이 K/BxN 마우스의 자기면역성관절염모델에서는 macrophage colony stimulating factor (M-CSF) 의존성의 Mφ가 IVIG의 Fc를 인식하는 센서로서 작용하며, M-CSF 비의존성의 effector Mφ 상의 FcγRIIB 발현을 상승시킨다는 보고도 있다. IVIG의 효과가 모두 FcγRIIB로 해결되지 않는다고 해도 흥미로운 가설이며, 향후 사람에서의 검증이 기대된다 (일러스트 맵 참조).

키포인트

- 면역계 세포의 표면상에 존재하며, 항체의 Fc 부분과 결합하는 Fc 수용체는 체액성 면역과 세포성 면역의 연계와 조절에 필수적인 분자 군이다.
- 억제성 FcR인 FcγRIIB는 말초성 관용을 담당한다. 이것은 FcRγ 사슬과 회합한 활성화형 FcR과 기능적 균형을 유지하고 있으며, 이 평형이 무너지면 알레르기나 자기면역이 발병하기 쉬워진다.
- IgE가 그의 고친화성 수용체인 FcεRI과 결합한 3차원 구조가 해명되어, 알레르기를 억제하기 위해 디자인 된 저분자 약제의 개발이 기대된다.
- 류마티스 관절염, Goodpasture’s 증후군, SLE (systemic lupus erythematosus) 등 몇 가지 사람의 자기면역질환과 매우 유사한 증상이 FcγRIIB 결손 마우스에서 쉽게 유도되거나 혹은 자연 발병한다.
- 감마글로불린 대량 정맥주사요법 (IVIG) 효과가 매크로파지 상의 FcγRIIB 유도에 의한 가능성이 시사되고 있으며, 사람에서의 검증이 기대되고 있다.

참고문헌

1) Gavin, A. et al. : The Immunoglobulin Receptors and their Physiological and Pathological roles in Immunity (van de Winkel, J. G. J. & Hogarth, P. M., eds.) pp 11-35, Kluwer Academic Publishers, 1998

→ Fc 수용체와 리간드와의 친화성, subclass 특이성, 분자량 등의 데이터를 알기 쉽게 표로 정리하였으며, 각 수용체 분자의 특징을 망라하여 해설하고 있는 우수한 총설이다.

2) Takai, T. : Nature Rev. Immunol., 2 : 580-592, 2002

→ Fc 수용체 유전자 결손 마우스에서의 지견을 중심으로, 지금까지의 Fc 수용체 역사와 현황 등을 해설하고, 일러스트를 많이 이용하여 알기 쉽게 요약한 총설이다.

3) Takai, T. et al. : Cell, 76 : 519-529, 1994

→ FcRγ 사슬 결손 마우스에서 IgE에 대한 알레르기가 불응답이 되는 등, 복수의 활성화형 수용체의 기능이 한번에 상실된 것을 나타낸 보고이다.

4) Takai, T. et al. : Nature, 379 : 346-349, 1996

→ FcγRIIB 결손 마우스에서 B 세포, 마스트 세포 등에 감수성의 항진이 나타나며, 항체생산이나 아나필락시가 촉진된다. 억제성 motif로 생각되고 있었던 ITIM이 실제로 생체 내에서도 기능을 나타내고 있는

것을 증명한 보고이다.
5) Samuelsson, A. et al. : Science, 291 : 484-486, 2001
→ IVIG에 의해 매크로파지 상의 FcγRIIB가 발현상승 하는 것을 보고하였다.
6) Bruhns, P. et al. : Immunity, 18 : 573-581, 2003
→ IVIG의 효과를 발휘하는 매크로파지에는 2종류가 있으며, GM-CSF 의존성의 매크로파지가 센서 역을 담당하고, 비의존성 매크로파지 상의 FcγRIIB가 발현상승 하는 것을 K/BxN 마우스에서 나타낸 보고이다.
7) Ravetch, J. V. & Lanier, L. L. : Science, 290 : 84-89, 2000
→ 억제성 수용체에 대하여 FcγRIIB 및 NK 수용체에 대한 현황을 간결하게 정리한 총설이다.
8) Ravetch, J. V. & Clynes, R. A. : Annu. Rev. Immunol., 16 : 421-432, 1998
→ 보체는 자연면역에 기여하며, Fc 수용체가 그것에 연속해서 획득면역계에 주요한 역할을 담당하는 것을 knock-out의 지견에 입각하여 정리한 총설이다.
9) Muta, T. et al. : Nature, 368 : 70-73, 1994
→ FcγRIIB 세포 내 영역에 BCR 자극 의존적으로 tyrosine 인산화가 일어나, 세포 내 단백질이 동원되고 있는 것을 나타낸 보고이며, 억제성 motif의 존재와 tyrosine 인산화 신호전달과의 관련을 처음으로 나타내었다.
10) Ono, M. et al. : Nature, 383 : 263-266, 1996
→ FcγRIIB의 tyrosine 인산화 ITIM에 SHP-1이 아닌 SHIP가 동원되며, 이것이 억제신호전달을 담당하는 것을 처음으로 나타낸 논문이다.
11) Regnault, A. et al. : J. Exp. Med., 189 : 371-380, 1999
→ FcRγ 사슬이 수상세포의 Fc 수용체를 통한 항원 삽입 후 성숙에 필요하다는 것을 나타낸 논문이다.
12) Ujike, A. et al. : J. Exp. Med., 189 : 1573-1579, 1999
→ FcγRIIB 결손 마우스가 IgG뿐만 아니라 IgE로 유도한 전신성 아나필락시에도 높은 감수성을 나타내는 것을 보고한 논문이다. FcγRIIB 억제신호가 FcεRI 활성화 신호 억제에도 이용되고 있는 것을 시사하였다.
13) Garman, S. C. et al. : Nature, 406 : 259-266, 2000
→ IgE와 FcεRI의 결합이 수용체 제2 domain의 2곳에서 비대칭으로 결합하는 것을 나타낸 논문으로, 고친화성 결합의 내력을 아미노산 잔기끼리의 상호작용에 파고들어 고찰하고 있다.
14) Suzuki, Y. et al. : Kidney Int., 54 : 1166-1174, 1998
→ FcRγ 사슬 결손과 FcγRIIB 결손이 각각 대조적으로 Masugi nephritis에 대한 응답성이 다른 것을 나타내었다.
15) Nakamura, A. et al. : J. Exp. Med., 191 : 899-906, 2000
→ IV 형 콜라겐의 면역에 의해 FcγRIIB 결손 마우스에서 Goodpasture 증후군이 유도되는 것을 시사한 논문으로, 이종 단백질의 면역으로 관용이 해제되어 자기 항체가 생산되는 것을 증명하고 있다.

2 항원처리와 제시

본 항의 Keyword **1** 주요조직적합항원 **2** MHC class II에 의한 항원제시 **3** MHC class I에 의한 항원제시 **4** Cross-presentation **5** 비전형적 MHC

개론 T 세포는 항원과 항원제시분자의 복합체를 인식한다

외래 단백질은 항원제시세포에 의해 프로세싱 되어, 펩티드 단편으로서 MHC [주요조직적합항원 (→ 키워드 1 p.73)] class II 분자의 항원수용구 내에 결합한다. 이 복합체를 T 세포 항원복합체 (TCR)에 의해 인식한 T 세포가 활성화되어 항원 특이적 면역응답이 시작된다 (일러스트 맵). T 세포 epitope*1와 MHC 분자의 복합체를 형성하여, 이 복합체를 세포막 상에 항원제시 하고, T 세포를 항원 특이적으로 활성화하는 기능을 가진 세포를 항원제시세포 (antigen presenting cell : APC)라 한다.

역사적으로는 수상세포나 일부 매크로파지, B 세포 등, MHC class II에 의한 항원제시 (→ 키워드 2 p.75)에 의해 CD4 T 세포를 활성화하는 세포를 항원제시세포라 부르고 있었다. 그 후 MHC class I에 의한 항원제시 (→ 키워드 3 p.77)에 의해 CD8 T 세포가 활성화되는 것이 밝혀졌다. 적혈구 등의 일부 세포를 제외하고, 대부분의 세포가 MHC class I 분자를 가지기 때문에, 현재 거의 모든 세포가 항원제시세포로서의 기능을 가진다고 생각된다.

항원제시세포 중에는 수상세포와 같이 외래 항원을 class I 분자로 제시 [cross-presentation (→ 키워드 4 p.78)]할 수 있는 세포도 있다. 또한 class I이나 class II라는 전형적인 MHC 뿐만 아니라, CD1과 같은 비전형적 MHC (→ 키워드 5 p.79)도 여러 가지 종류의 항원제시를 담당하고 있다.

---

*1 **T 세포 epitope** : T 세포 epitope는 T 세포에 의해 인식되는 항원의 일부분이며, B 세포 epitope란 B 세포에 의해 인식되는, 즉 항체와 결합하는 항원의 일부분이다. B 세포 epitope는 가용성 항체와 직접 결합하기 때문에 구상 단백질인 경우, 물 (극성 용매)과 접하는 단백질 표면에 존재하게 된다. 이것을 생화학적으로 보면, 친수성 잔기가 차지하는 비율이 높은 부분에 해당한다. 그에 비하여, T 세포 epitope (MHC와 함께 TCR에 의해 인식되는 펩티드 부분)는 단편화 되어 MHC의 항원 펩티드 수용구에 들어가기 때문에, 반드시 물 분자와 접하는 부분에 존재할 필요는 없다.

일러스트 맵 주요조직적합항원에 의한 항원제시

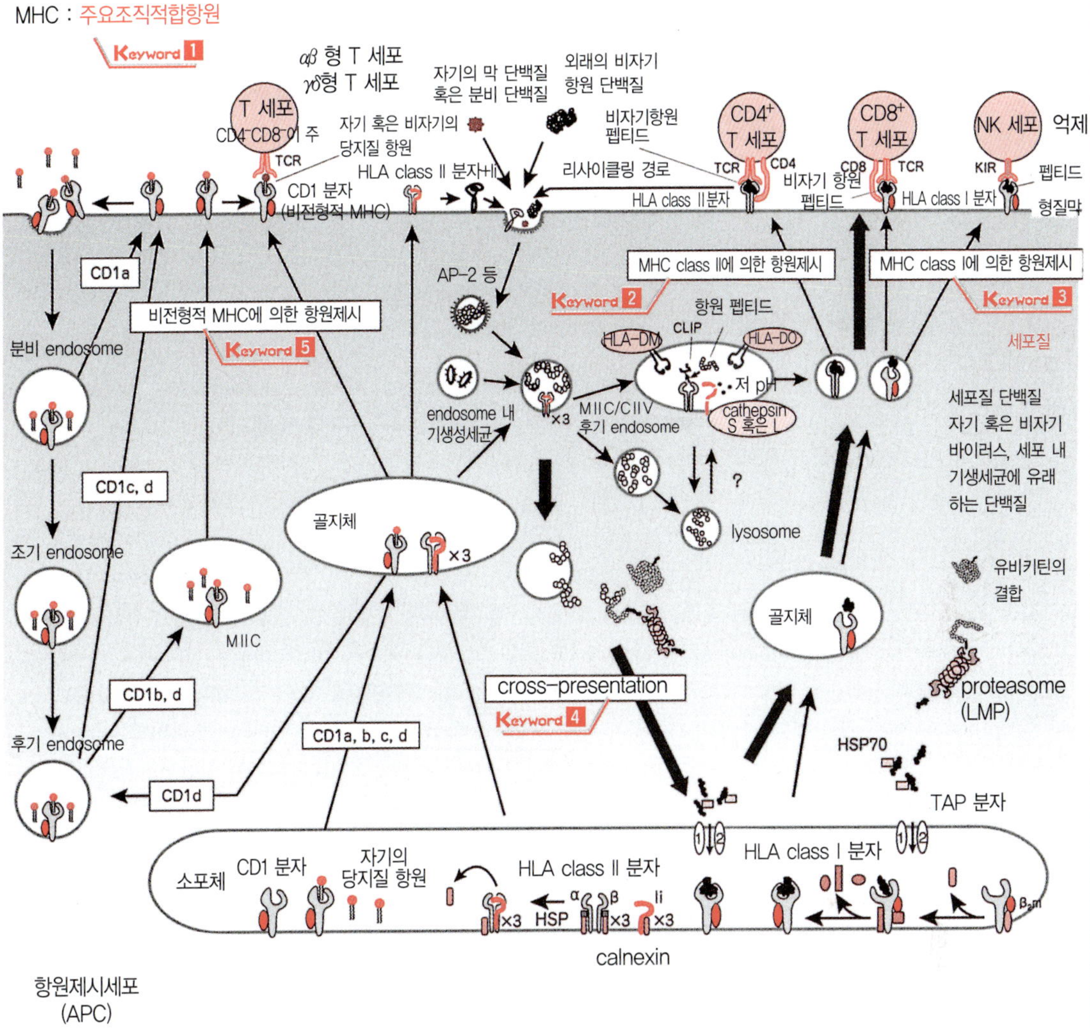

키워드 해설

Keyword 1 주요조직적합항원

일러스트 맵은 p.73

T 세포는 항원분자와 T 세포 수용체 (TCR)를 직접 결합하여 항원인식 하는 것이 아니라, protease에 의해 분해된 올리고 펩티드 항원과 MHC (주요조직적합항원) 분자의 결합에 의해 형성된 복합체와 결합함으로써 항원을 인식한다. MHC는 그 분자의 끝 부분에 구상구조를 가지고 있으며, 그 안에 항원

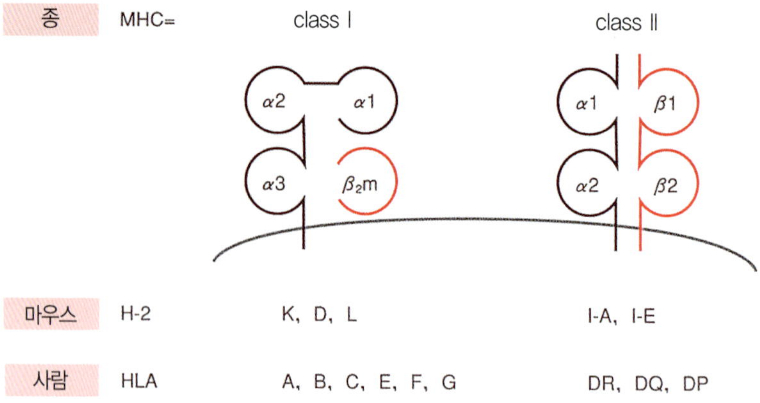

그림 1 MHC (주요조직적합항원)
β_2m : β_2–microglobulin

펩티드 단편이 수용된다. 핫도그에 비유하지면, MHC가 빵이며, 펩티드가 소시지와 같은 구조로 되어 있다 (memo 1 참조).

memo 1 핫도그 모델

HLA (human leukocyte histocompatibility antigen) class I 분자에서는 α1과 α2 domain이, class II 분자에서는 α1과 β1 domain이 구상구조를 형성하고 있으며, 이 안에 펩티드를 수용한다. 정확히 핫도그의 빵 부분이 MHC 분자이고, 소시지 부분이 펩티드에 상당하는 듯한 구조로 되어 있기 때문에, 이 결합양식을 핫도그 모델이라 부른다. Class I MHC 분자에 결합하기 쉬운 펩티드 구조 (펩티드 motif)는 xAxxxxxxB인 것이 많고, A와 B에 어떤 아미노산 잔기가 허용되기 쉬운지는 대립유전자 산물에 따라 (HLA 형에 따라)다르다. x는 임의의 잔기를 나타낸다. Class II MHC 분자의 펩티드 motif는 AxxBxCDxE인 것이 많다. A~E로 나타낸 잔기는 주로 HLA와 결합하는 anchor로서 작용하고 있다.

MHC (사람의 HLA, 마우스의 H-2)는 그의 구조로부터 class I과 class II로 분류된다 (그림 1). 세포 내는, ① 핵막 공을 통하여 소통하는 핵 내와 세포질, ② endosome을 통하여 세포 외와 소통하는 소포 구획의 2가지로 크게 나눌 수 있다. 감염성 미생물에 대해 적절한 반응을 하기 위해 T 세포는 2가지 구획, 즉 세포질 내와 소포 구획의 양쪽 외래 이물의 존재를 인식할 뿐만 아니라, 양쪽을 구별할 수 있다. MHC class I 분자는 세포질 내의 펩티드를 세포표면으로 수송하고, 이 MHC class I · 펩티드 복합체는 $CD8^+$ T 세포에 의해 인식된다. MHC class II 분자는 소포 구획 내의 펩티드를 세포표면으로 수송하고, 이 MHC class II · 펩티드 복합체는 $CD4^+$ T 세포에 의해 인식된다. 단백질이 수식을 받아 펩티드로 분해, 생산되어 가기 때문에 이 과정을 항원 프로세싱 (antigen processing)이라 부르며, MHC 분자에 의해 세포표면으로 펩티드가 제시되는 것을 항원제시 (antigen presentation)라 한다.

생리적 상태에서 MHC의 항원 결합구는 막대한 종류의 자기 유래 펩티드 단편으로 채워져 있다. 이 자기 펩티드 + MHC 복합체는 흉선이나 말초에서 T 세포의 positive 선택과 negative 선택에 관여하고 있다. 외래 단백질 유래의 펩티드는 자기 펩티드와 섞여 항원 결합구에 침입하여, 결합 펩티드 레퍼토리의 일부를 차지한다.

Keyword

2 MHC class II에 의한 항원제시

일러스트 맵은 p.73

Class II 분자는 MHC의 class II 영역에 의해 code 되는 α 사슬과 β 사슬의 헤테로 이량체이다 (그림 1 참조). 사람에서는 HLA-DR, DQ, DP가, 마우스에서는 I-A, I-E가 이것에 상당한다. 항원제시능이 있는 세포 (B 세포, 매크로파지, 수상세포, 내피세포, microglia 등), 정자 등에 발현하고 있다 (memo 2 참조). 사람이나 대부분의 설치류에서는 활성화 T 세포에도 발현하지만, 마우스의 활성화 T 세포에는 발현하지 않는다. 자기면역질환에서는 표적 장기 (갑상선의 여포세포, 비장의 β 세포 등)에도 발현하고 있는 경우가 많다. 세포막으로부터 먼 측의 $\alpha 1$과 $\beta 1$ domain이 구상구조를 형성하며, 이 안에 9~30 수 mer의 펩티드 (대부분은 15 mer 전후)를 수용한다.

memo 2 Professional 항원제시세포

Naive T 세포 (분열 증식을 유도할 수 있는 agonist 항원과 만난 적이 없는 T 세포)를 효율 좋게 활성화할 수 있는 수상세포나 랑겔한스 세포 등을 특히 professional 항원제시세포 (professional APC)라 한다. 이에 비하여, 활성화 된 T 세포에 항원을 제시할 수 있는 세포를 non-professional 항원제시세포 (non-professional APC)라 한다. 여포수상세포는 항원 그 자체를 면역복합체로서 세포표면에 결합하여 B 세포에 제시하기 때문에, B 세포 응답에서 항원제시세포로 취급된다.

여기서 중요한 점은 MHC의 다형성 (memo 3 참조)이 구의 내부에 집중되어 있다는 것이다 (그림 2). 즉 다른 형의 MHC 분자는 구의 물리화학적 성질 (전하의 위치, 소수성, 표면의 모양 등)이 다르다. 이 때문에 다른 형의 MHC는 다른 항원 펩티드와 결합하고 T 세포에 제시하는 것이다. 이것에 의해 「T 세포에 항원제시 되기 쉬운 펩티드의 종류」에 개체차가 생긴다. 이것은 오래 전부터 면역응답유전자 현상으로 알려져 왔다. 실제 HLA 개체차에 기인하는 면역응답성의 개체차가 질병의 감수성을 결정하는 예가 알려져 있다. 당연히 이 원리는 class II 뿐만 아니라 class I에도 통용된다.

memo 3 HLA의 다형

염기배열이 결정된 HLA 유전자만에 대하여 항구적인 명명이 되어 있다. Class I의 경우 HLA-A를 예로 들면, 개개의 대립유전자는 HLA-A*0203 등으로 표기된다. 이것은 혈청학적으로 HLA-A2 (HLA-A의 2번째 항원 의미)로 type 되어 있던 것으로, DNA 수준에서는 그의 3번째 subtype인 것을 의미하고 있다. 이와 관련하여 HLA-A2에는 HLA-A*0201부터 HLA-A*0219까지 19종류의 subtype이 존재한다. 사람과 마우스의 MHC haplotype 기재법은 전혀 다르다. 사람 MHC 연구와는 다르게, 마우스 MHC 연구는 야생 마우스가 아닌 순계 마우스 (MHC는 호모 접합)를 이용한 연구로부터 시작되었기 때문에, haplotype에 번호를 붙이는 것이 신속했다. 예를 들면, BALB/c라는 순계 마우스의 H-2 haplotype는 d, C57BL/6의 haplotype는 보통 어깨 문자로 H-2d와 같이 표시한다. BALB/c의 H-2는 d/d의 호모 접합이다. 개개의 대립유전자 (단백질)는 I-Ad와 같이 표시한다. 이에 비하여 HLA 연구는 소위 「야생형의 사람」을 대상으로 진행되어 왔기 때문에 대립유전자에 번호가 붙여져 있다. 따라서 haplotype은 HLA-A24-B52-DR2-DQ1과 같이 나타낸다.

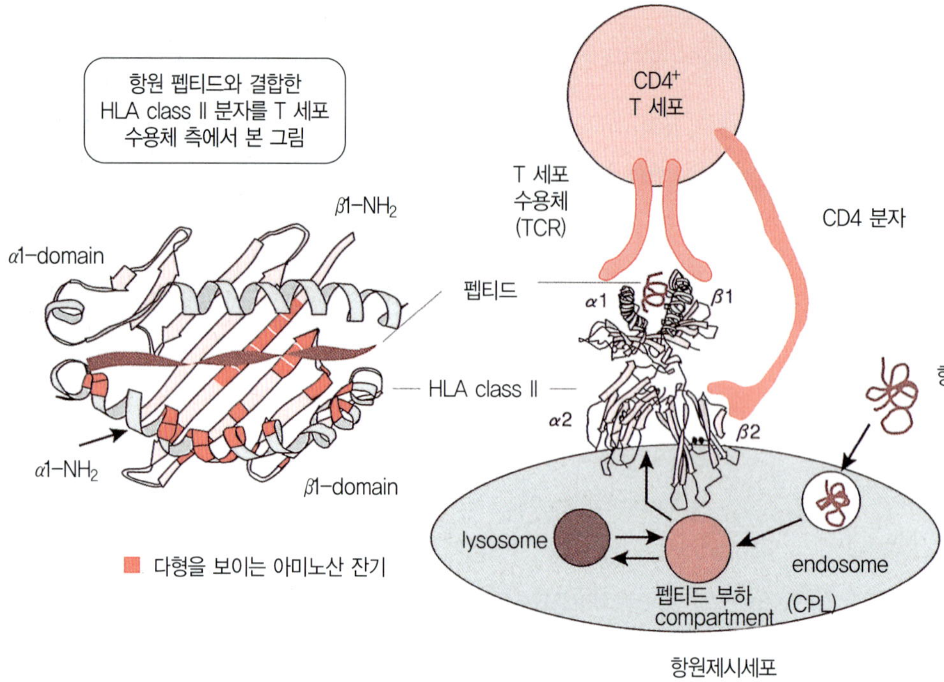

그림 2 HLA class Ⅱ 분자에 의한 CD4 T 세포로의 항원 펩티드 제시

일러스트 맵에 나타낸 바와 같이, APC는 세포 외액 중에서 항원을 삽입하고, endosome에 가둔다. B 세포에서는 세포표면의 면역글로불린 분자가 항원을 포획하며, 이것이 세포 내의 endosome에 삽입된다. 매크로파지에서는 mannose 수용체, sialic acid를 가진 리간드에 결합하는 scavenger 수용체, CD14나 보체수용체의 CR3 (CD11b/CD18)이나 CR4 (CD11c/CD18)를 통하여 세균 등을 포획하여 탐식한다. Endosome에서 이들 항원은 cathepsins B, D 및 E를 비롯한 단백질분해효소에 의해 펩티드로 분해되어, MIIC (MHC class II compartments)나 CIIV (class II vesicles)라 부르는 다른 세포 내 compartment로 운반된다. MIIC는 endosome 계 후기의 특수한 소포성 분획이다.

Class II 분자의 생합성 경로도 소포체 내에 수송되는 것으로부터 시작되기 때문에, 소포체 내로 들어오는 펩티드나 세포 자신이 새로이 생산한 펩티드가 class II 분자에 결합하는 것을 방지하지 않으면 안 된다. Invariant 사슬 (Ii 사슬)이 이 역할을 담당하고 있으며, class II 분자의 항원 펩티드 수용구는 Ii 사슬로 마스크 되어 있다. Ii 사슬의 제81~104 아미노산 잔기에 걸친 CLIP (class II associated Ii chain peptide) 배열의 특히 제87~101 잔기가 class II의 펩티드 수용구를 가리고 있다.

Class II와 Ii 사슬의 복합체는 MIIC로 이동한 후, cathepsins S에 의해 분해되어 CLIP를 제외하고 class II로부터 떨어진다. HLA-DM 분자는 CLIP 해리와 항원 펩티드 결합을 촉진한다. MIIC는 형태적으로 다층성 소포와 다소포체로 분류된다. 전자에서는 Ii 사슬이 절단되어 있지 않지만, 후자에서는 CLIP만 class II와 결합하여 남아 있다.

Class II 분자 모양의 구조를 가진 DO 분자는 흉선피질상피세포와 B 세포에만 발현하고 있다. 이 기능은 완전히 해명되어 있지 않지만, 세포 내에서 DM 분자와 회합하고 있으며, DM 분자가 CLIP를 항원 펩티드로 치환하는 반응을 pH 의존적이면서 class II, DM 및 DO 분자의 양적 비율에 의존하여 촉진하거나 억제함으로써 항원제시의 조절에 관여하고 있는 것 같다.

세포표면에 발현한 class II는 리사이클링 경로에 의해 다시 endosome 계에 삽입되어 재이용 된다. 이것에는 class II β 사슬 세포 내 domain의 leucine이 관여하고 있다. 리사이클링 class II는 CLIP로 마스크 되어 있지 않으며, pH가 높은 초기 endosome에서도 펩티드와 결합할 수 있기 때문에, 초기 endosome에 존재하는 분해되기 쉬운 단백질 유래의 펩티드와 결합하여 세포표면에 제시한다. 항원 중에는 주로 이 리사이클링 class II를 통하여 T 세포에 제시되는 것이 있는 것으로 알려져 있다.

또한 MHC-펩티드-TCR 복합체가 형성되면, TCR 측으로부터 T 세포 내로 신호가 전달될 뿐만 아니라, MHC 측으로부터 APC 내에도 신호가 전달되는 것이 밝혀지고 있다.

Keyword

3 MHC class I에 의한 항원제시

일러스트 맵은 p.73

Class I 분자는 β_2-microglobulin과 MHC의 class I 영역에 의해 code 되는 α 사슬로 구성된 헤테로 이량체이다 (그림 1 참조). α 사슬의 차이에 따라 HLA-A, B, C, E, F, G가 구별된다. 분자의 끝 부분에 α1, α2 domain으로 구성된 구상구조를 형성하며, 이 안에 8 혹은 11개 아미노산 잔기로 구성된 펩티드 (대부분은 9개 잔기로 구성된 펩티드 = 9mer)를 수용한다. HLA-A, B, C는 거의 모든 유핵세포와 혈소판에 발현하고 있다. 이에 비해 HLA-E, F, G는 한정된 조직, 세포에 발현하고 있다. 예를 들면, HLA-E는 휴지기 T 세포 및 피부 등에, HLA-F 항원은 휴지기 T 세포 및 태아 간 등에, HLA-G 항원은 태반 trophoblast에 주로 발현하고 있다.

세포에 바이러스나 어떤 종의 세포 내 기생성세균 등이 감염되면, 그의 유전자는 숙주세포 안에서 전사 및 번역되어, 미생물 유래의 단백질이 생산되고 세포질 중으로 방출된다. 또한 종양세포에서는 이들 세포에 독특한 단백질, 혹은 정상세포에서는 소량밖에 생산되지 않는 단백질이 대량으로 생산되는 경우가 있다. 이와 같은 단백질의 대부분은 세포질 내에서 프로세싱을 받아 펩티드로 분해된다. 즉 세포질 내에서 과잉으로 생산되었든지, 혹은 변성된 단백질에는 유비키틴이 복수 결합하고, proteasome 혹은 LMP (large multifunctional protease)로 불리는 단백질 분해효소의 복합체가 주로 유비키틴화 된 단백질을 특이적으로 인식하여, 이것을 ATP 의존적으로 펩티드로 분해한다. 펩티드는 소포체 (ER) 내로 수송된 후에 모든 유핵세포가 발현하는 class I 분자에 결합하여 세포표면에 발현한다 (일러스트 맵).

$CD8^+$ 세포 상해성 T 세포는 자기의 class I 분자에 결합한 비자기 항원 펩티드를 식별하여 활성화된다. 이 때 CD8 분자는 class I 분자의 α3 domain 상의 제 222~229개 아미노산 잔기가 형성하는 loop에 결합함으로써 표적세포와 T 세포의 세포 간 접착을 증강함과 동시에, 세포질 부분을 통하여 Lck tyrosine kinase를 활성화함으로써 T 세포의 활성화를 촉진한다.

Natural killer (NK) 세포의 수용체에 결합함으로써 NK 세포의 세포상해활성을 억제하는 것도 class I 분자의 중요한 기능의 하나이다. TCR이 MHC class I 및 class II 분자와 어떻게 결합하는지를 그림 3에 나타내었다.

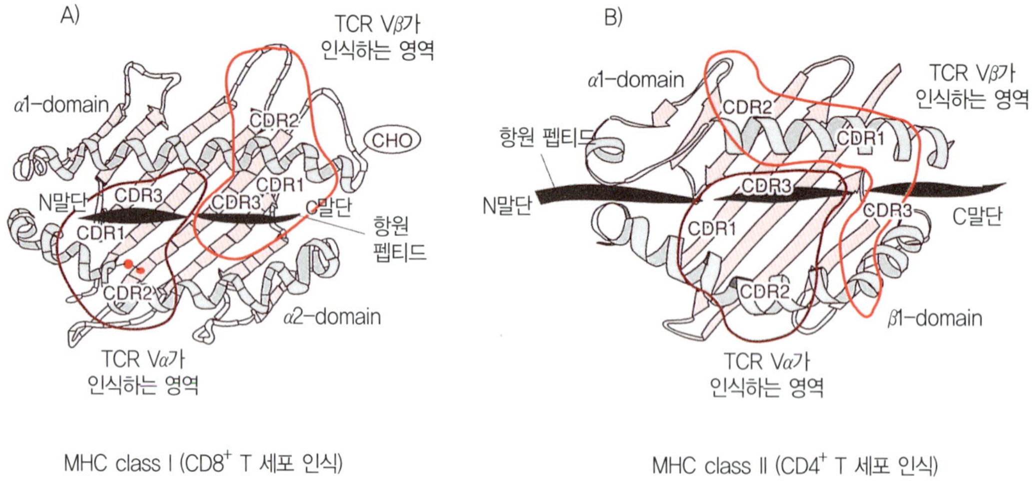

그림 3 TCR에 의한 MHC class I 혹은 MHC class II 분자 · 펩티드 복합체의 인식
펩티드의 주 사슬 방향과 Vα, Vβ 사슬 각각의 domain 중앙부를 연결한 선이 이루는 각도가 $CD8^+$ T 세포의 TCR에서는 기울어져 (45~70°) 있는 것에 비해 (diagonal mode), $CD4^+$ T 세포의 TCR은 보다 직각에 가까운 (약 70~80°) 상태로 결합하여 인식하고 있다.

Keyword

4 Cross-presentation

일러스트 맵은 p.73

수상세포 (dendritic cells : DC)는 naive T 세포를 활성화할 수 있는 가장 강력한 항원제시세포이다. MHC class II를 다량으로 발현하고 있다. 매크로파지는 GM-CSF + IL-4의 자극에 의해 미숙 수상세포 (immature myeloid dendritic cells)로 분화하며, 이 때 접착분자의 발현저하가 일어난다. 그 결과 배양접시로부터 떨어지기 쉬워지며, 생체 내에서는 조직 간의 이행이 일어나기 쉬워진다. 미숙 수상세포는 더욱이 TNFα, IL-1β, Il-6, PGE2, LPS 등의 자극을 받아, 성숙 수상세포로 최종적으로 분화한다. 성숙 수상세포는 거의 식작용능을 가지고 있지 않지만, 비림프계 조직에 존재하는 미숙 수상세포는 외래 물질을 삽입하고, 프로세싱을 실시하면서 림프조직으로 이동하여 항원을 T 세포에 제시한다. 미숙 수상세포는 apoptosis에 의해 죽은 세포를 포식하고, 이들 세포 중의 항원 프로세싱과 자기 MHC class I, class II 분자로의 항원 펩티드 결합 및 $CD8^+$, $CD4^+$ T 세포로의 제시를 실시할 수 있다 (cross-presentation, 그림 4). 실은 이와 같은 cross-presentation이 myeloid DC보다도 lymphoid DC [사람에서는 형질세포 모양 (plasmocytoid) DC]에서 보다 효율적으로 일어나는 것으로 알려져 있다. Lymphoid DC는 IL-3으로 유도할 수 있다.

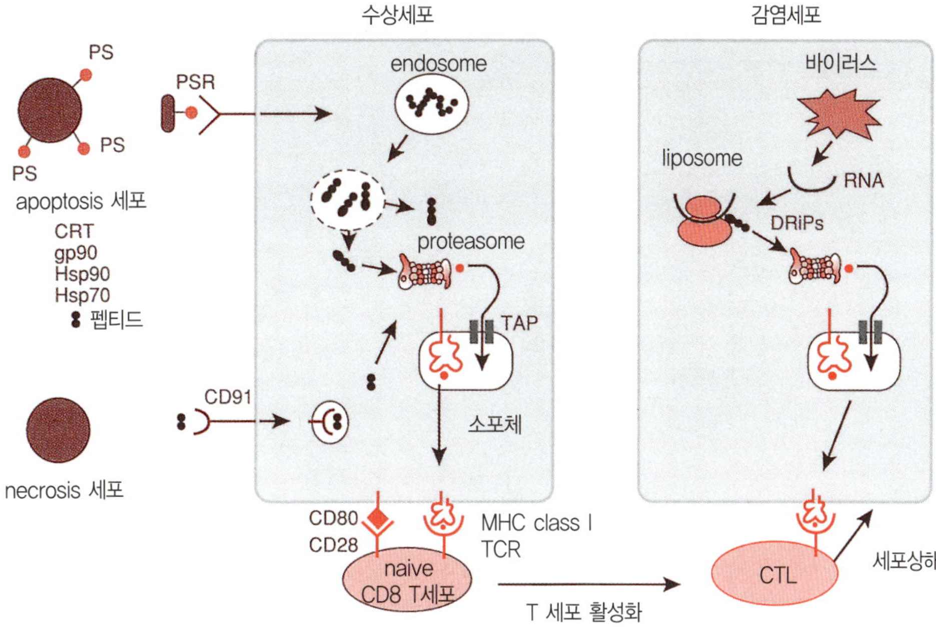

그림 4 Cross-presentation 경로
APC에 의해 외래성으로 삽입된 항원이 보통의 class I 항원제시 경로에 들어감으로써 cross-presentation이 수행된다. PS : phosphatidylserine, DriPs : defective ribosomal products (folding에 지장을 일으킨 신생 단백질), TAP : transporter associated with antigen processing, CTL : killer T 세포

일러스트 맵은 p.73

Keyword

5 비전형적 MHC

앞에서 기술한 전형적인 MHC class I 분자와는 다른 분자 군 (비전형적인 MHC class I 분자 : class Ib)의 존재가 클로즈업 되게 되었다. 전형적인 MHC class I 분자는 class Ia로 불리고 있지만, 마우스 I-A나 I-E 분자의 혈청학적 총칭으로 이용되는 Ia 항원분자 (I-associated의 약자)와의 구별에는 주의가 필요하다. 그 후 동일한 분자가 항원 수준이나 유전자 수준에서 차례로 발견되었다. 그 과정에서 비전형적인 MHC class I 분자는, 그의 유전자가 MHC 영역 내 (사람 제6 염색체, 마우스 제17 염색체)에 존재하는 것과 MHC 영역 외에 존재하는 것으로 구별되는 것을 알게 되었다. 전자를 협의의 class Ib, 후자를 class Ic라고 부르는 새로운 명명법도 제창되고 있다.

MHC class Ib 분자는 class Ia 분자와 아주 유사한 유전자 구조와 단백질 구조를 가진다. Class Ia 분자에는 고도의 다형 (개체차)이 존재하는 것에 비해, class Ib 분자의 다형 정도는 작다. Class Ia 분자가 광범위한 조직에 발현하는 것에 비해, class Ib 분자는 class Ia 분자와 동일하게 광범위한 조직 발현을 나타내는 것, 한정된 조직에만 발현하는 것, 또한 그들의 중간적인 발현 양식을 취하는 것이 존재한다. 표 1에 class Ib, Ic 유전자의 맵을 나타내었다.

표 1 MHC 및 MHC 유사 유전자 좌의 분류

class 분류	마우스	사람
class Ia	H-2K(17)	HLA-A(6)
	H-2D(17)	HLA-A(6)
	H-2L(17)	HLA-A(6)
광의의 class Id		
협의의 class Ib	H-2Q1~H-2Q10(17)	HLA-E(6)
	H-2T1~H-2T24(17)	HLA-F(6)
	H-2M1~H-2M10(17)	HLA-G(6)
협의의 class Ic	CD1(3)	CD1(1)
	FcRn(7)	FcRn
		ZAG(7)
		MR1(1)
		HLA-DR(6)
class II	I-A(17), I-E(17) 혈청학적으로는 Ia로 총칭	HLA-DQ(6)
		HLA-DP(6)

괄호 안에는 그 유전자가 존재하는 염색체 번호를 나타내었다. 동일한 열에 늘어선 마우스와 사람의 유전자에 대응성이 있을 수 없다

Mta는 전형적인 MHC 분자에 구속되지 않고 CTL (killer T 세포)에 제시되는 모친 유래의 항원이며, MTF (maternally transmitted factor)로도 불린다. Mta의 본래 모습은 미토콘드리아가 code 하는 NADH dehydrogenase subunit 1 (ND1)의 N 말단 영역 펩티드이며, N 말단 methionine이 formyl화 되어 있는 것이 특징이다. N 말단이 formyl 화 된 펩티드는 formyl 화 되어 있지 않은 것에 비하여 10,000배 강한 친화성으로 Hmt (마우스 H-2M3 유전자 산물)에 결합하는 것으로 알려져 있다. 고등동물에 있어 미토콘드리아 기원의 펩티드 이외는, N 말단이 formyl 화 된 펩티드 전부가 "비자기" (원핵생물)이며, 자기와 비자기를 식별하기 위한 단순하고 에러가 적은 기구라고 할 수 있다.

MRI는 최근 mucosal-associated invariant T cells (MAIT 세포 : 마우스에서는 Vα19Jα33, 사람에서는 Vα7.2Jα33이며, 장점막 고유층에 우위로 존재함)이 인식하는 MHC인 것으로 확인되어 화제가 되고 있다.

사람의 CD1 유전자 군은 CD1A로부터 CD1E까지의 5개 유전자로 구성되며, 제1 염색체 상에 위치한다. 이 중 CD1A~CD1D의 4개 유전자에 의해 code 되는 단백질 (각각 CD1a, CD1b, CD1c, CD1d로 표기됨)이 β_2-microglobulin과 회합한 지질 항원제시분자로서 세포표면에 발현한다. Cd1 분자와 MHC class I 분자의 세포 외 영역은 공통 domain 구조 (α_1, α_1, α_3 domain)를 가지며, α_1과 α_1 domain은 소수성이 강한 항원 수용구를 형성하고 있기 때문에 지질 결합에 적합하다.

사람 CD1 분자는 상동성의 정도에 따라 그룹 1 CD1 (CD1a, CD1b, CD1c)과 그룹 2 CD1 (CD1d)로 분류된다. 마우스나 랫드에서는 그룹 2만이 존재하고 있다. 그룹 2는 혈구계 세포에 널리 분포하며, 해면동물 유래의 당지질인 α-galactosyl ceramide (α-GalCer)를 결합하여 natural killer 세포의 표면

표 2 **CD1 분자에 결합하는 리간드**

항원	유래	CD1 분자	T 세포
균 유래 항원			
mycolic acid	결핵균	CD1b	$\alpha\beta$ T 세포
lipoarabinomannan	나균	CD1b	$\alpha\beta$ T 세포
glucose monomycolate	*M. phlei*	CD1b	$\alpha\beta$ T 세포
phosphatidyl inositol mannoside	합성 인지질	CD1b	$\alpha\beta$ T 세포
hexosyl-1-phosphoprenoid	결핵균	CD1c	$\alpha\beta$ T 세포
미동정균 유래 지질	ND	CD1a	$\alpha\beta$ T 세포
자기 유래 항원			
ganglioside sulfoxide	신경 · 뇌세포	CD1b	$\alpha\beta$ T 세포
glucosylphosphatidyl inositol	포유류 세포	CD1d	NKT 세포
미동정 자기 유래 지질	ND	CD1a	$\alpha\beta$ T 세포
	ND	CD1c	$\alpha\beta$ & $\gamma\delta$ T 세포
	ND	CD1d	NK (?) T 세포
그 이외			
소수성 펩티드	합성 펩티드	CD1d	$\alpha\beta$ T 세포
α-galactosyl ceramide	합성 당지질	CD1d	NKT 세포

ND : 미동정

지표를 발현한 T 세포 (natural killer T 세포 : NKT 세포)를 활성화한다. NKT 세포는 극히 한정된 종류의 TCR에만 발현하고 있는 것으로 보아, 한정된 종류의 지질 항원 밖에 인식할 수 없는 것으로 생각된다. 오히려 Th1/Th2의 균형이나 NK 세포의 기능을 조절하는 역할을 가지고 있는 것 같다. 그에 비하여 그룹 1은 흉선 외에서는 주로 수상세포에 발현하고 있으며, 자기 유래의 지질이나 결핵균 등 세균 유래의 지질 · 당지질 (memo 4 참조)을 효율 좋게 T 세포에 제시한다 (표 2). $\alpha\beta$ 형 T 세포 (주로 $CD8^+$ T 세포이지만, $CD4^-$ $CD8^-$나 $CD4^+$ T 세포의 보고도 있음. 3장-1 참조)뿐만 아니라, $\gamma\delta$ T 세포 (장관에 존재하며, 주로 Vδ1 형의 TCR을 발현한 $\gamma\delta$ T 세포) 중에서도 그룹 1 CD1 분자에 의해 활성화되는 T 세포가 있다.

memo 4 당지질 항원

1994년에 결핵균의 세포벽 구성지질의 하나인 mycolic acid가 CD1 분자에 의해 항원제시 되는 것이 보고되었다. Mycolic acid나 lipoarabinomannan은 결핵균의 생존에 필수인 지질 · 당지질이며 병원성과도 깊이 관련되어 있다. 이와 같은 지질은 Toll-like receptors를 통하여 매크로파지를 활성화하고, 육아종의 형성 등에도 관여하고 있다. 이와 같은 지질 항원의 제시를 담당하고 있는 것이 CD1 단백질이다. CD1d에 의해 제시되는 α-galactosyl ceramide는 인공적인 agonist이다. 사람 생체 내에 리간드가 존재하는 것으로 추측되고 있지만 확실하지 않다.

TCR 유전자 재구성을 동반하는 다양한 항원인식기구를 지탱하고 있는 항원제시분자는 전형적 (고전적) MHC 분자와 그룹 1 CD1 분자 (CD1a, CD1b, CD1c)라 할 수 있다.

키포인트

- 항원제시세포는 MHC와 항원 펩티드의 복합체를 T 세포에 제시한다.
- MHC는 그의 분자구조에 따라 class I과 class II로 분류되며, 각기 다른 세포 구획의 항원 펩티드를 제시한다.
- MHC 분자의 개체차이는 항원 펩티드 수용구에 집중되어 있기 때문에, T 세포 응답의 항원 특이성과 관련 된 개체 차이는 MHC가 지배한다 (면역응답유전자).
- Class II 경로에는 소포체, invariant 사슬, CLIP, DO, DM 분자 등이 관여하고 있다.
- Class I 경로에는 proteasome, LMP, TAP 등이 관여하고 있다.
- 수상세포는 외래 항원을 class I 분자로 제시하는 기능도 가지고 있다.
- Class I 분자와 유사한 많은 「비전형적 MHC」가 알려져 있으며, 기능적으로도 다양하다.

참고문헌

1) Bjorkman, P. J. et al. : Nature, 329 : 506-509, 1987
→ HLA 분자의 기본적인 분자구조 (3차원)를 처음으로 규명하였다.

2) Mandelboim, O. et al. : J. Exp. Med., 184 : 913-922, 1996
→ NK 세포와 표적세포의 상호작용에 HLA가 어떻게 관여하는지를 규명하였다.

3) Albert, M. L. et al. : Nature, 392 : 86-89, 1998
→ 수상세포가 apoptosis에 돌입한 세포의 항원을 class I 분자로 제시할 수 있는 것을 나타내었다.

4) Matsushita, S. et al. : J. Exp. Med., 180 : 873-883, 1994
→ 질환과 특정한 형의 HLA와의 상관관계를 분자수준 (HLA 분자와 항원 펩티드의 상호작용)에서 증명한 최초의 예이다.

5) Romagnoli, P. & Germain, R. N. : J. Exp. Med., 180 : 1107-1113, 1994
→ CLIP가 MHC 분자의 구조 유지, 수송, 펩티드와의 결합에 중요한 역할을 가지고 있는 것을 나타내었다.

6) Denzin, L. K. et al. : Science, 278 : 106-109, 1997
→ 항원제시에서 HLA-DO 분자의 역할을 규명하였다.

7) Lang, P. et al. : Science, 291 : 1537-1540, 2001
→ HLA 분자가 신호를 전달하는 분자 기반에 대하여 규명하였다.

8) Matsuoka, T. et al. : J. Immunol., 166 : 2202-2208, 2001
→ Class II 분자를 통한 신호전달에서 HLA-DR, -DQ, -DP 분자가 다른 역할을 가지고 있는 것을 나타내었다.

3장

면역세포의 분화 · 성숙

1 T세포의 분화 성숙

본 항의 Keyword **1** Positive · negative selection **2** 분화의 제어인자 **3** Apoptosis **4** Th1/Th2 세포의 분화

개 론 T 세포의 흉선 내 분화와 말초에서의 기능 분화

T 세포는 T 세포 항원수용체 (TCR)에 의해 다종다양한 외래 항원을 인식하고, 침입 항원의 배제에 이르는 일련의 면역반응에 중심적인 역할을 하고 있다. 여기서는 T 세포의 분화 성숙에 관하여 해설한다.

대부분의 T 세포는 흉선 (thymus)에서 분화하기 때문에, 흉선의 머리글자인 T를 취해 T 세포라 명명되었다. 흉선이란 흉강에 있는 장기로, 심장 앞에 덮여진 형태로 존재하고 있다. 사람에서는 12~13세를 피크로 하며, 그 이후는 작아진다. 골수 유래의 간세포가 흉선으로 들어오면 T 세포의 분화가 시작된다. 흉선세포란 흉선 내의 분화 도중의 T 세포를 가리킨다. 흉선세포의 분화 단계는 CD4와 CD8의 발현 패턴으로 분류하는 것이 일반적이다. CD4는 주요조직적합항원 (MHC)의 class II와 친화성이 있으며, CD8은 MHC의 class I과 친화성이 있다. TCR이 항원 펩티드를 제시하는 MHC를 인식하는 경우에 T 세포상의 CD4나 CD8도 MHC 분자와 결합하며, TCR로부터의 세포 내 신호전달을 수식하는 기능이 있다. 일러스트 맵의 A를 참고하기 바란다. 가장 미숙한 T 세포는 CD4도 CD8도 발현하고 있지 않다. $CD4^-CD8^-$ (DN : double negative) 세포이며, 흉선세포의 약 5~10%를 차지하고 있다. 이 단계에서 TCRβ 사슬의 유전자 재구성[*1]이 우선 일어나며, 성공하면 pTα 사슬과 함께 pre-TCR을 발현한다 (일러스트 맵 B 참조). 여기가 새롭게 태어난 T 세포의 제1 관문 (pre-TCR 의존성의 selection)이다. B 세포에서의 H 사슬 유전자 재구성 단계에 상당한다. DN 세포의 이 단계에서는 활발한 세포증식도 일어난다. 그리고 분화가 진행되어 CD4도 CD8도 발현되어 있는 $CD4^+$ $CD8^+$ (DP : double positive) 세포가 된다. 이 단계에서는 α 사슬의 유전자 재구성이 일어나며, 성공한 것은 $\alpha\beta$ TCR이 세포표면에 발현한다. B 세포에서는 L 사슬의 유전자 재구성 단계에 상당한다. 흉선세포의 약 75%가 이 DP 세포에 속한다. 그리고 이 DP 세포 후기에는, 제2 관문인 TCR 의존성의 selection이 일어난다. 75%를 차지하고 있는 DP 세포는, 지금부터 selection이라는 면접을 받기 위하여 면접회장의 빈 공간에서 몹시 붐비고 있는 많은 수험생과 같다. 경사스럽게도 「생」의 선고를 받아 positive selection (→ 키워드 1 p.86)이 끝나면, CD4 혹은 CD8의 양쪽 중 하나는 발현이 없어지게 되며, $CD4^+$ $CD8^-$ (CD4SP : CD4 single positive)

*1 **유전자 재구성 (gene arrangement)** : 유전자 재편성이라고도 한다. 체세포 수준에서 게놈 DNA의 특정 영역에 그의 절단과 재결합이 일어나는 것을 지칭한다. 항체나 TCR 유전자에서 일어난다. V(D)JC의 유전자 단편이 결합하여 다양성이 생긴다. 이것을 V(D)JC 재조합이라 부른다. 항체 H 사슬의 class switching도 유전자 재구성에 상당한다. 고등생물에서 참된 의미의 유전자 재구성을 일으키는 유전자는 면역계 이외에는 발견되어 있지 않다.

일러스트 맵 T 세포의 분화 성숙

Ⓐ T 세포의 흉선 내 분화

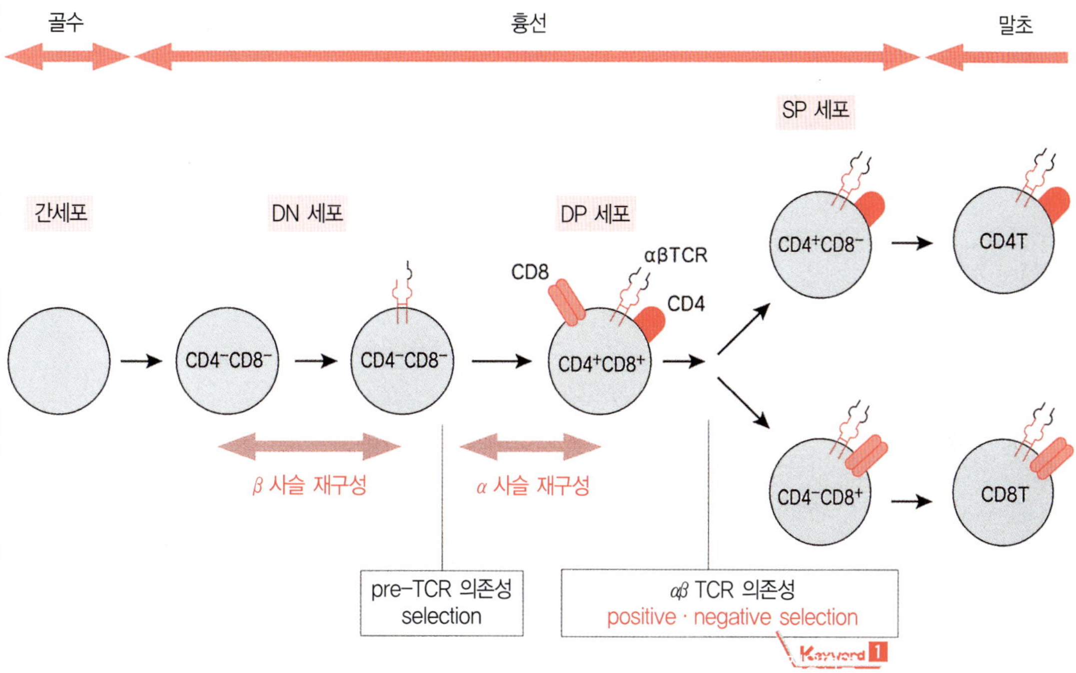

Ⓑ αβ TCR, pre-TCR의 구조

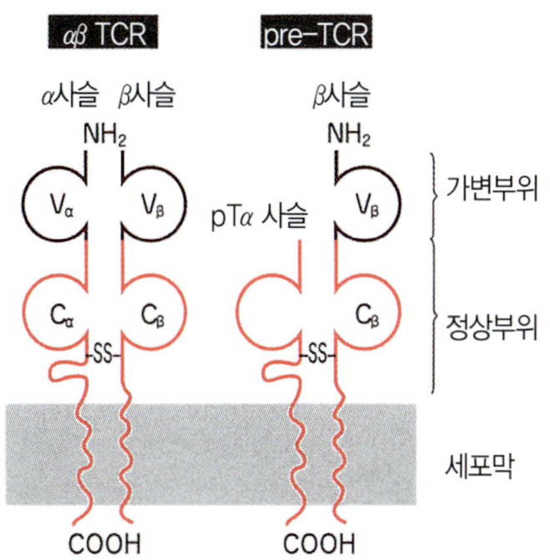

Ⓒ TCR의 항원인식에 의해 결정되는 T 세포 운명

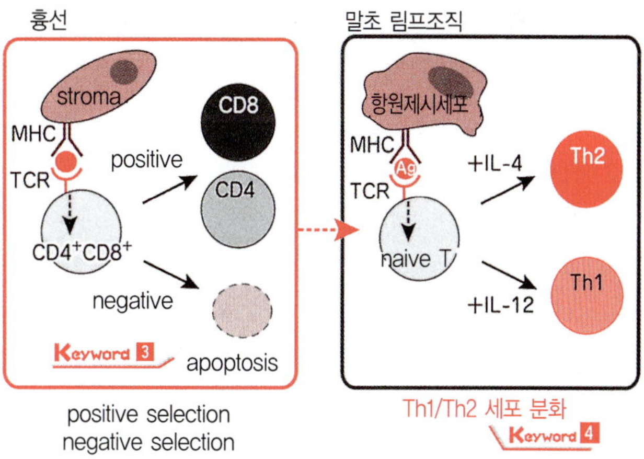

TCR : T 세포 항원수용체, DN : double negative, DP : double positive, SP : single positive, Ag : 항원

혹은 $CD4^{-}CD8^{+}$ (CD8SP : CD8 single positive) 세포가 된다. 자기반응성의 세포는 apoptosis (→ 키워드 3 p.89)에 의해 사멸한다. 이것을 negative selection (→ 키워드 1 p.86)이라 한다. 이 SP 세포는 성숙형의 흉선세포에서, 머지않아 말초로 가서 CD4 T 세포나 CD8 T 세포가 된다. T 세포 분화의 각 단계는 많은 전사인자나 신호전달분자 [분화의 제어인자 (→ 키워드 2 p.88)]에 의해 조절되고 있다.

말초 림프조직에서는 흉선으로부터 들어 온 성숙 T 세포를 아직 외래 항원과 접촉하지 않았다는 의미로 naive T 세포라 부른다. Naive T 세포는 말초 림프조직 내에서 항원제시세포 상의 MHC와 외래 항원과의 복합체를 인식하며, 고유의 사이토카인 등의 영향을 받아, 특정 사이토카인을 다량으로 생산할 수 있는 기능형의 Th1 세포나 Th2 세포로 분화 (→ 키워드 4 p.90)한다 (일러스트 맵 C). 이 과정을 흉선에서의 「분화」와 구별하는 의미로 「기능 분화」 (functional differentiation)라 부르는 경우가 있다. T 세포는 말초 림프조직에서 2회째의 항원인식을 실시하여, 기능적으로도 성숙한 면역반응의 최전선에 서게 된다.

키워드 해설

Keyword

1 Positive · negative selection

일러스트 맵은 p.85

다종다양한 항원과의 반응성을 나타내는 말초 성숙 T 세포의 레퍼토리는 주로 흉선 내에서 $\alpha\beta$ TCR에 의존한 selection에 의해 형성된다. 외래 항원과 잠재적 친화성 (affinity)이 있는 TCR을 가진 T 세포는 흉선 상피세포상의 주요조직적합항원 (MHC) 분자에 의해 분화 · 성숙이 유도되며 (positive selection), 성숙 T 세포가 되어 말초로 이행한다. 한편 자기단백질과 친화성이 있는 TCR을 가지며 자기면역질환을 유발할 수 있는 자기반응성의 T 세포는, 흉선 내에서 주로 골수 유래 세포 상의 MHC 항원에 제시된 자기단백질의 펩티드 단편과 반응하며, 스스로 세포 사 (apoptosis)를 유도하여 소멸한다 (negative selection). 사실 DP 세포는 피질이라 불리는 흉선 외측 부분에 가득 차 있어, 거기에서 방출되는 것처럼 내측 수질과의 경계 부분으로 이동하며, 거기서 $\alpha\beta$ TCR 의존성의 selection이 일어난다.

T 세포의 negative selection, positive selection과 $\alpha\beta$ TCR 사슬의 항원 특이성과의 관계는 그림 1과 같이 4종류의 세포로 나누어 생각하면 이해하기 쉽다. Pre-TCR 의존성 selection이 끝난 세포에서는 TCR의 α 사슬이 random 하게 유전자 재구성을 일으키며, 다종다양한 TCR $\alpha\beta$ 사슬을 가진 T 세포 (흉선세포)가 만들어진다. 그림 1에 따라 설명해 보자.

제1의 그룹 (좌단)은 TCR의 α 사슬 유전자 재구성에 실패하여 $\alpha\beta$ TCR 사슬을 발현할 수 없게 된 세포군이다. 이 세포군은 $CD4^{+}CD8^{+}$ DP 세포로 분화하지 않고 apoptosis에 의해 사멸한다. 제2, 제3, 제4의 그룹은 유전자 재구성에 성공하여 $\alpha\beta$ TCR 사슬을 발현하고 있으며, DP 세포로서 존재한다. 제2 그룹의 세포는 발현하고 있는 $\alpha\beta$ TCR 사슬과 자기단백질의 펩티드 단편이 제시되어 있는 자기 MHC (이 그림의 경우, MHCA type)와의 복합체에 친화성이 없어, 역시 apoptosis에 의해 사멸한다. 이것은 death by neglect (무시된 죽음)라 불린다. 제3의 그룹은 흉선 내 stroma 세포의 MHC 분자 상에 제시된 자기단백질의 펩티드 단편과 자기 MHC와의 복합체에 강한 친화성이 있는 $\alpha\beta$ TCR 사슬을 표현한 세포군이다. 이 세포군은 흉선 내 stroma 세포 중에서도 주로 골수 유래 세포 상의 자기 펩티드 단편과 MHC와의 복합체에 반응하며, TCR로부터의 강한 자극에 의해 DP 세포 단계에서 apoptosis가 유도

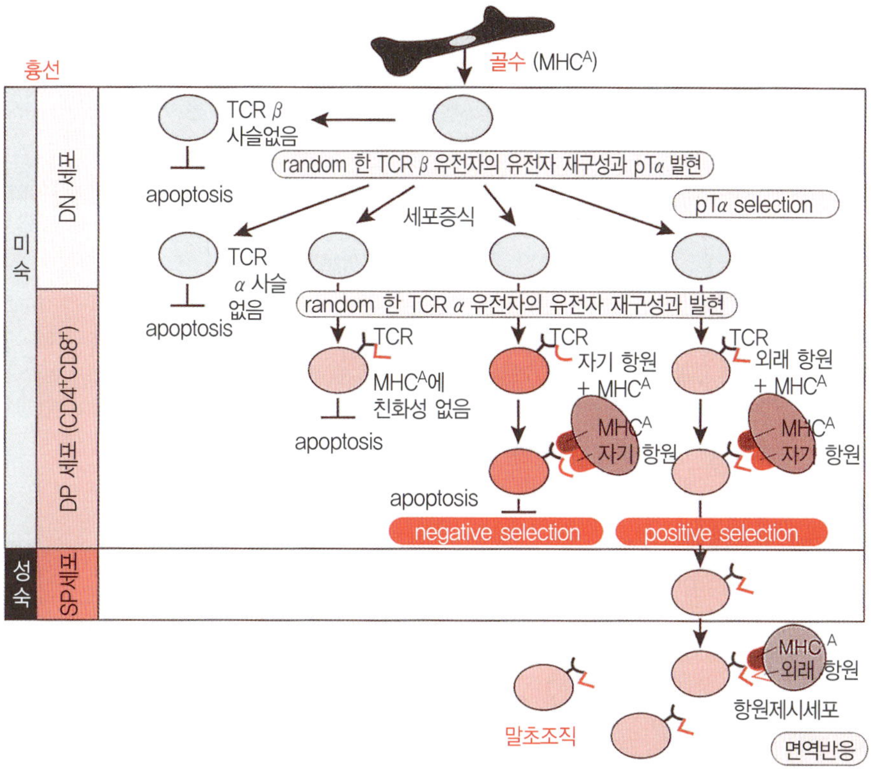

그림 1 αβ TCR 사슬의 항원 특이성과 negative selection, positive selection

되어 사멸하는 것으로 생각되고 있다. 이와 같은 TCR을 통하여 적극적으로 유도되는 apoptosis에 의한 자기반응성 T 세포의 배제를 negative selection이라 부르고 있다. 제4 그룹은 자기단백질 펩티드와 MHC 복합체와의 친화성이 약하기 때문에 negative selection을 받지 않으며, TCR로부터의 자극에 의해 분화 · 성숙이 유도되어, 성숙형인 CD8 T 세포나 CD4 T 세포가 되는 그룹이다. 이 경우도 TCR로부터 자극이 들어와, 적극적으로 T 세포의 분화가 유도되기 때문에, negative selection에 대하여 positive selection이라 부르고 있다. 이 positive selection의 항원 펩티드 제시세포로서는 stroma 세포 중에서도 흉선상피세포의 중요성이 지적되고 있다. Positive selection에 의해 자기단백질 펩티드와 MHC 복합체와의 친화성이 약한 수용체를 발현하는 T 세포를 한 벌 고루 갖출 수 있다. 이것이 우리들 개개인에 독특한 말초의 「T 세포의 레퍼토리」이다. 어떤 외래 항원을 제시한 자기 MHC (그림 1의 경우, MHCA type)와 강하게 반응하는 TCR을 가진 세포는, 이 T 세포의 레퍼토리 중 어딘가에 있게 된다. 우리들은 이와 같은 전략을 이용하여 자기와는 반응하지 않음에도 불구하고, 어떤 외래 항원에 대해서도 게다가 예기불능임에도 불구하고 효율적으로 반응할 수 있는 T 세포를 만들어, 생체를 방어하고 몇 만년동안 생존해 왔다.

memo 1 Stochastic model과 instructive model

말초 성숙 T 세포는 CD4 혹은 CD8의 어느 한 쪽만을 발현하고 있다. CD4 T 세포와 CD8 T 세포의 lineage commitment (계보 결정)에 관하여, 그것에 CD4나 CD8 분자가 적극적으로 관여하고 있든지 (instructive model), 아니면 CD4나 CD8과는 관계없이 결정되든지 (stochastic model), 2가지 상반되는 개념이 있다. Class II 반응성의 TCR을 가진 세포가 class II 분자와 반응하여 positive selection을 받을 때, CD4도 class II와 결합하여 신호를 세포 내로 전달하여 CD8 유전자 발현을 off로 만든다. 그 결과 CD4 T 세포가 된다. CD8 T 세포에 대해서도 CD8이 동일한 기능을 한다고 생각하는 것이 instructive model이다. 한편, stochastic (우연성) 모델에서는 TCR과 class II, TCR과 class I의 어느 한쪽 반응에 의해 positive selection이 일어나더라도, CD4의 발현이 소실되는지와 CD8의 발현이 소실되는지는 확률론적으로 완전히 random 하게 일어난다고 생각한다. 그 후에 TCR과 class II의 반응으로 분화가 진행하는 경우, 간혹 CD4 발현이 남은 것은 CD4 T 세포로 분화하지만, 간혹 CD8 발현이 남은 것은 그대로 사망한다고 생각한다. 더욱이 CD4 T 세포 쪽은 stochastic selection model이 바르지만, CD8 T 세포 쪽은 instructive model이 바르다든지, instructive/default model이라는 새로운 모델도 생각되고 있다.

Keyword

2 분화의 제어인자

일러스트 맵은 p.85

CD4와 CD8의 발현에 의해 흉선 내에서 분화하는 각 단계의 세포를 동정할 수 있다. 최초의 DN 세포는 아직 TCR을 발현하고 있지 않으며, triple negative (TN) 세포로 불리기도 한다. 여기서는 T 세포로의 운명 부여, 증식, TCRβ 사슬의 유전자 재구성이 일어난다. TN 세포는 CD44와 CD25의 발현에 의해 4종류로 나누어진다 (그림2 왼쪽 아래). TN 세포는 TN1 ($CD44^+$, $CD25^-$, c-kit^+), TN2 (pro-T : $CD44^+$, $CD25^+$, c-kit^+), TN3 (early pre-T 또는 pre-T : $CD44^-$, $CD25^+$), TN4 (late pre-T 또는 post pre-T : $CD44^-$, $CD25^-$)로 나누어진다. TN1 세포는 아직 B 세포나 수상세포, NK 세포로의 분화능을 가지고 있어 T 세포로의 운명 부여가 일어나지 않은 세포가 대부분이다. TN1, TN2, TN3으로 분화가 진행됨에 따라 T 세포로의 운명 부여가 서서히 완성된다. TN2는 IL-7 의존성의 세포증식이 활발히 일어나는 단계이며, TN2-TN3에서 TGFβ의 유전자 재구성이 일어난다. 유전자 재구성이 일어나지 않으면 다음의 TN4로는 분화되지 않는다. 따라서 유전자 재구성에 필요한 분자 군 (예를 들면 RAG1/RAG2[*2], TGFβ 유전자 등)이 없는 곳에서 분화가 정지되어 버린다. 또한 여기서 TGFβ와 pTα 사슬의 이량체가 만들어지고, 신호가 들어와 TN3이나 DP로 분화하는 것으로 생각되고 있다. 리간드는 동정되어 있지 않으며, 발현 그 자체가 필요한 것으로도 생각되고 있다. 이 때문에 CD3, Lck/Fyn,

---

*2 **RAG1/RAG2 (recombination activating gene 1, 2)** : 항체나 TCR 유전자에서 일어나는 V(D)JC 재조합 유전자 재구성에 필수 효소이다. DNA 재조합점 근방에 발견되는 신호배열을 인식하여 단일사슬 절단을 일으킨 후, 개열 (헤어핀 구조 형성)시킨다. 미숙 T 세포와 B 세포에 발현하며, 그의 발현 단계에서만 유전자 재구성이 일어난다. 어느 한 쪽의 유전자를 knock-out 시키면 유전자 재구성이 일어나지 않으며, 그 결과 T 세포와 B 세포도 분화할 수 없다.

*3 **MARK (mitogen-activated protein kinase) cascade** : 여러 가지 세포증식인자나 TPA 등의 mitogen (림프구를 비특이적으로 활성화하는 물질의 총칭)에 의해 활성화되며, serine · threonine kinase인 MARK를 중심으로 하는 signal cascade이다. MARK는 family를 형성하며 현재 ERK1/2 (extracellular signal-regulated kinase), p38, JNK/SAPK (c-Jun N-terminal kinase/stress activated protein kinase), ERK5의 4가지로 구성된다. MARK family는 효모나 선충을 비롯해, 포유류뿐만 아니라 식물 등 대부분의 진핵생물에 공통적인 중요한 신호경로이다.

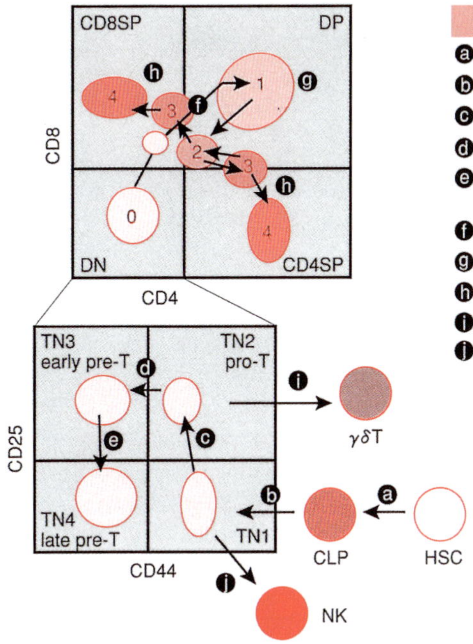

각 분화 프로세스에 필요한 인자

- ⓐ PU.1, Ikaros
- ⓑ GATA3, Notch1, Pax5, IL-7Rα
- ⓒ E2A
- ⓓ E2A, Hes1, IL-7Rα
- ⓔ pTα, TCRβ, RAG-1/2, Lck/Fyn, CD3ε, CD3γ, CD3ζ, TCF1/LEF1, SLP-76, LAT, ZAP-70
- ⓕ TCF1, LEF1, Sox4, HEB, CD3ζ
- ⓖ Notch1, E2A/Id, PKB, PI3Kγ, RORγ
- ⓗ TCRα, CD3δ, E2A, Id3, Notch1, Erk, Lck, Tec
- ⓘ E2A, TCRγ, TCRδ, IL-7Rα, Lck
- ⓙ Id2, Ets1, IRF1, IL-15Rα

그림 2 T 세포 분화의 각 단계와 제어인자
γδT : γδ T 세포, CLP : clonogenic lymphoid precursor, HSC : hematopoietic stem cell

LAT, ZAP-70 등의 신호전달분자가 필요하다. 각각의 단계에서 필수의 전사인자나 신호전달분자가 밝혀져 있다. 지금까지 알려진 결과를 그림 2의 오른쪽에 정리하였지만, 이것은 주로 유전자조작마우스에서 일어난 분화 장해를 해석한 것이다.

DP 세포 이후의 분화에서 중요한 분자도 그림 2의 오른쪽에 나타내었다. Selection은 TCR의 반응이기 때문에 TCR 하류 신호전달계의 분자 활성화가 필요하다. MARK[*3] 계 중 Erk/MARK 계, calcineurin의 활성화는 positive selection에 필수이다. p38MARK 계의 활성화는 negative selection에 필요하다고 알려져 있지만, negative selection의 유도에 필수적인 신호전달계는 여전히 확실하지 않은 것으로 저자는 생각하고 있다. Apoptosis를 유도하는 Fas 분자에 대해서는 TCR로 유도되는 negative selection과 거의 관련이 없다. p56lck의 활성화나 ZAP-70은 positive selection과 negative selection의 양쪽 유도에 필요하다.

Keyword

3 Apoptosis

일러스트 맵은 p.85

Apoptosis라는 세포 사는 흉선 내에서의 자기반응성 T 세포의 negative selection 기구로서 유명하지만, 그림 1에 설명한 것 같이, β 사슬의 유전자 재구성이 되지 않은 세포나, DP 세포에서 αβ TCR이 발현된 세포 중 제1 그룹이나 제2 그룹도 apoptosis에 의해 사멸한다. 새로 생긴 흉선세포 중 제3이나 제4 그룹의 세포는 수%인 것으로 알려져 있으며, 대부분의 흉선세포는 제1이나 제2의 그룹이고, 그들은 모두 apoptosis에 의해 사멸한다. 이와 같은 세포 사는 생체가 성장할 때나 변태를 실시하는 경우에 일어나며, 필요한 세포군의 기능을 유지하기 위해 필요한 생리적 세포 사로서, 원래 유전자에 준비되어 있는 프로그램 된 죽음 (programmed cell death)이다.

표 Apoptosis와 necrosis

apoptosis	necrosis
• 내인성 (프로그램 되어 있음) • 핵의 변화가 최초 • 칼슘 이온 의존성의 endonuclease가 활성화 됨 • 염색질 응축 • 단편화 된 DNA ladder (nucleosome 크기 : 180 bp) 가 나타남 • 막피포성구상소체 (apoptosis 체) • 핵의 세분화 • 세포소기관 응집	• 외인성 (우발적으로 일어남) • 막의 변화가 최초 • 세포 형태를 유지할 수 없게 됨 • 세포 팽화, 자기 융해 • 미토콘드리아 팽화
예 : • 발생과정에서의 불필요한 세포제거 (올챙이의 꼬리 소실 등) • 변태 • 정상 조직의 신생 • T 세포의 흉선 내 negative selection • killer 세포에 의한 세포상해의 일부	예 : • 독소, 열상, 동상에 의한 세포 사 • 보체에 의한 세포 사, NaN3에 의한 세포 사 • 무산소증에 의한 세포 사 • killer T 세포에 의한 세포상해의 일부

Apoptosis는 원래 괴사로도 불리는 necrosis와 대비하여 병리학자에 의해 보고된 세포 사의 한 형태이다. 표에 양쪽 세포 사의 차이점에 대하여 정리하였다. 형태학적으로는 염색질의 응축, 세포 소기관의 응집, 핵의 세분화라는 특징을 나타낸다. Apoptosis에 의한 세포 사에서 endonuclease가 활성화되기 때문에, DNA의 히스톤에 휘감기지 않은 부분이 절단되어, nucleosome 길이 (약 180 bp) 배수의 DNA 단편으로 분단된다. 따라서 apoptosis를 일으키고 있는 흉선세포로부터 DNA를 추출하여 agarose 겔로 분리하면, DNA ladder (사다리 모양의 계단으로 보이기 때문에 이렇게 부름)가 보인다. 흉선세포의 apoptosis는 실험적으로 스테로이드나 방사선 조사에 의해서도 쉽게 일으킬 수 있다.

Keyword

4 Th1/Th2 세포의 분화

일러스트 맵은 p.85

T 세포는 흉선 내에서 CD4 T 세포나 CD8 T 세포로 분화한 후, 말초 림프조직으로 이주하여 항원 특이적인 획득면역반응의 중심적인 역할을 한다. 그러나 흉선에서 분화를 막 끝낸 T 세포는, TCR 발현량이나 하류의 신호전달경로는 성숙되어 있지만, 기능적으로는 미숙하며 naive T 세포라 부른다. CD4, CD8 세포 모두 이 상태에 있다고 생각되지만, CD4 세포에서의 연구가 진행되고 있다. Naive CD4 T 세포는 T 세포가 기능을 발현하는데 있어서 필요한 사이토카인의 생산량이 대단히 낮기 때문에 효율적인 면역반응을 일으킬 수 없다. 말초 림프조직에서 naive CD4 T 세포가 항원으로 한번 활성화되면 Th1 세포나 Th2 세포로 기능 분화한다. 충분한 Th1 세포 분화에는 TCR 자극과 IL-12가, Th2 세포 분화에는 TCR 자극과 IL-4가 필요하다. Th1 세포는 IFNγ, IL-2, TNFβ 등을 생산하고, Th2 세포는 IL-4, IL-5, IL-6, IL-9, IL-10, IL-13 등의 사이토카인을 생산한다. Th1/Th2 세포에서는 각각의 사이토카인 유전자 좌의 염색질 리모델링 (chromatin remodeling)[*4]이 일어난다. 대강 기술하면 Th1

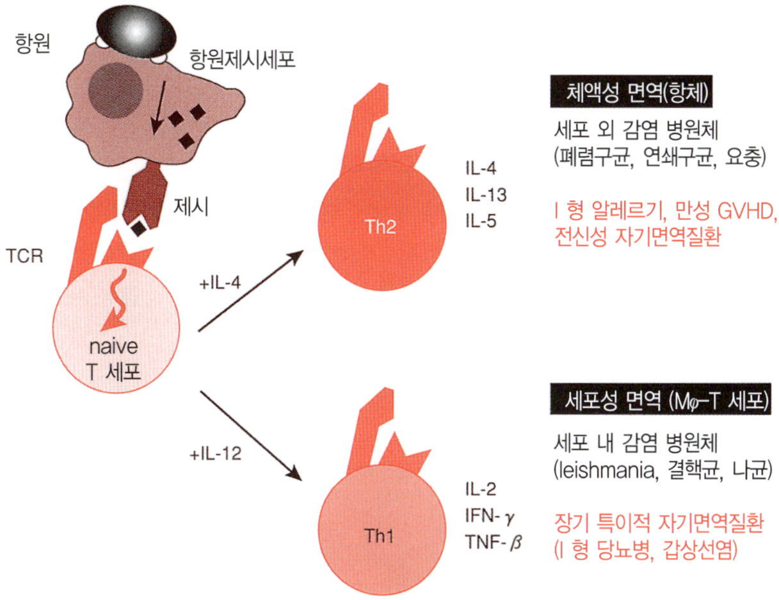

그림 3 Th1/Th2 세포의 분화와 면역반응 · 질병
Mφ : 매크로파지

세포는 세포성 면역에 관여하며, Th2 세포는 체액성 면역을 유도한다. 그림 3에 나타낸 바와 같이, Th1 세포는 바이러스나 세포 내 기생세균에 대한 감염방어반응, 지연형 과민증 등의 세포성 면역에 관여하며, Th2 세포는 B 세포에 항체생산을 촉진하고, 세포 외 기생세균에 대한 감염방어반응 등의 체액성 면역에 관여한다. 그러나 한편으로, Th2 세포가 초래하는 과잉 반응은 I 형 알레르기나 만성 GVHD (graft-versus-host disease), 전신성 자기면역질환 등의 병태와 관계가 있는 것도 알려져 있다. 최근 생체 내에서 Th1/Th2 세포의 불균형이 여러 종류의 면역질환 발병에 관여하고 있는 것이 밝혀지고, Th1/Th2 세포의 분화를 제어하는 분자기구의 연구가 활발하게 이루어져, 많은 새로운 지견이 얻어지

memo 2 Th1/Th2 세포 분화를 담당하는 사이토카인

Th1 세포로의 분화에는 IL-12가 필수이다. 이것은 knock-out 마우스를 이용한 연구에서도 입증되었다. 한편 Th2 세포로의 분화에는 IL-4가 필수이다. IL-4 수용체 (IL-4R)와 그 하류의 신호전달분자 STAT6 등이 필요하다. 또한 Th2 세포가 생산한 IL-4는 naive T 세포의 IL-4R을 활성화시켜 Th2 세포로의 분화를 촉진하는 한편, IL-12R 발현을 억제하여 Th1 세포로의 분화를 억제한다. 또한 Th1 세포가 생산하는 IFNγ는 Th2 세포의 증식을 직접적으로 저해한다. 즉 생체 내에서 Th1, Th2 세포는 각각 생산하는 사이토카인에 의해 서로의 활성을 억제하여, Th1/Th2 균형을 조절할 수 있다.

---

*4 **염색질 리모델링 (chromatin remodeling)** : 염색질 구조의 국부적인 변화를 의미하며, 히스톤의 아세틸화, 게놈 DNA의 메칠화 수준 등이 변화한다. 활성화된 염색질 (open)에서는 DNA의 탈메칠화와 히스톤의 아세틸화가 일어나며, DNase I 고감수성 영역이 유도된다. Th1 세포에서는 IFNγ 유전자 좌가, Th2 세포에서는 IL-4, IL-13, IL-5의 Th2 사이토카인 유전자 좌에서 DNA의 탈메칠화와 히스톤의 아세틸화가 일어나고 있다.

고 있다. 전모에 대한 해명은 그림 3에 나타내고 있는 것과 같은 면역질환의 치료에 대한 발판이 될 것으로 생각된다.

memo 3 Th1/Th2 세포 분화를 담당하는 전사인자

사이토카인의 연구가 진행되는 한편으로, 최근 수년 사이에 눈부신 진보를 이룬 것이 Th1, Th2 세포로의 분화에 필요한 전사인자에 관한 연구이다. Th1 세포로의 분화에 중요한 인자로서 T-bet이 있지만, T-bet은 그 자신을 도입함으로써 Th2 세포 억제와 Th1 세포 유도의 양쪽이 일어난다고 알려져 있다. 한편 Th2 세포로의 분화에 관해서는 GATA3이 마스터 전사인자이다. Th1 세포로의 분화에 필수인 T-bet과 Th2 세포로의 분화에 필수인 GATA3의 발현은 서로 길항하며, 또한 작용도 역관계에 있다는 점이 흥미롭다.

키포인트

- T 세포는 흉선 내에서 분화 성숙하며, 그 도중에 $\alpha\beta$ T 세포 항원수용체 (TCR)를 발현한다. 발현하고 있는 $\alpha\beta$ TCR에 의존한 positive selection, negative selection이 일어난다.
- 자기의 단백질 펩티드 · MHC 복합체와 강한 친화성을 가진 것에는 negative selection이 일어나며, 적당한 친화성을 가진 것에는 positive selection이 일어난다.
- Negative selection에 의해 대략 자기반응성의 T 세포가 apoptosis라고 하는 생리적 세포 사에 의해 제거 (클론 배제)된다.
- 다종다양한 외래 항원과 반응하는 말초 T 세포의 레퍼토리는 positive selection에 의해 형성된다.
- 흉선에서 성숙한 T 세포는 CD4 T 세포나 CD8 T 세포가 되어 말초로 가서, 말초 림프조직에 naive T 세포로서 분포하지만, 거기서 외래 항원 펩티드 · MHC 복합체와 반응하여 기능형의 Th1/Th2 세포로 기능 분화한다.
- T 세포는 생체 방어의 최전선에 서기까지 흉선에서의 selection 시점과 말초 림프조직에서의 Th1/Th2 세포 분화 시점의 2회, TCR과 펩티드 · MHC의 인식 반응이 일어난다. 이 때 세포 내 신호전달이 유도되어 T 세포의 운명이 결정된다.

참고문헌

1) Rothenberg, E. V. et al. : Fundamental Immunology, 5th Edition (William, E. P. ed.) pp259-302, Lippincott Williams & Wilkins, Philadelphia, 2003
→ 대학원생 수준의 우수한 교과서이다. 읽으면 대단히 유익하다. 연구실에서 대학원생의 세미나 등에 최적이다. 흉선 내 T 세포 분화에 관해 정리되어 있다.

2) Berg, L. J. & Kang, J. : Curr. Opinion Immunol., 13: 232-241, 2001
→ 흉선 내 T 세포 분화 기구에 관한 리뷰로 우수하다.

3) Mosmann, T. R. & Coffman R. L. : Annu. Rev. Immunol., 7 : 145-173, 1989
→ Th1/Th2를 명명한 사람들의 리뷰이다.

4) Murphy, K. M. & Reiner, S. L. : Nature Rev. Immunol., 2 : 933-944, 2002
→ Th1/Th2 세포 분화의 분자 메커니즘에 관한 리뷰이다.

5) Abbas, A. K. et al. : Nature, 383 : 787-793, 1996
→ Th1/Th2의 기능에 관한 리뷰로서 우수하다.

6) 中山俊憲 : 醫學のあゆみ, 2007 : 223-254, 2003
→ Th1/Th2 세포 분화의 최근 연구를 편집 소개한 것이다.

7) Murphy, K. M. & Reiner, S. L. : Nature Rev. Immunol., 2 : 933-944, 2002
→ Th2 세포에서의 염색질 리모델링에 관한 리뷰이다.

2 B세포의 분화 성숙

본 항의 Keyword **1** Ig 유전자 VDJ 재구성 **2** B 세포의 분화 단계 **3** Pre-B 세포 수용체 **4** T 세포 의존성의 항체생산 **5** T 세포 비의존성의 항체생산

개 론 B 세포 분화

B 세포 분화란, 골수 중의 다능성 조혈간세포가 항원 특이적인 B 세포 수용체 (BCR)를 발현하고, 항원에 대한 반응성을 획득하여, 항체생산세포로 분화하는 과정이다. B 세포의 초기 분화가 항원 비의존적으로 골수 중에서 일어나는데 비하여, 후기 분화는 항원 의존적이며 림프절, 비장 등의 말초 림프조직에서 일어난다. B세포의 초기 분화 중에서 가장 중요한 사건은 B 세포의 항원수용체인 면역글로불린 (Ig)의 유전자 재구성이다 [Ig 유전자 VDJ 재구성 (→ 키워드 1 p.95)]. 이것은 모든 병원체에 대한 다양한 항원 특이적 수용체를 게놈 DNA의 재구성이라는 획득면역계에 독자적인 프로세스에 의해 준비하는 것이다. 그러나 이 재구성은 random 한 유전자 단편 (V, D, J)의 결합에 의해 이루어지기 때문에, 자주 유전자를 읽는 범위를 벗어나 단백질을 code 할 수 없는 Ig 유전자가 만들어진다. 이와 같이 기능적인 재구성에 실패한 세포가 다수 출현되고, apoptosis에 의해 사멸되어 가기 때문에 이대로는 대단히 효율이 나쁘다. 이것을 보상하기 위해 B 세포는 pre-B 세포 수용체 (→ 키워드 3 p.97)를 이용하여, 기능적 재구성에 성공한 B 전구세포를 선택적으로 증식 분화시키고 있다.

후기 분화에서는, 성숙한 B 세포가 말초에서 T 세포 의존성 항원 (주로 단백질 항원) 또는 T 세포 비의존성 항원 (주로 다당체 항원)과 만나 인식한 경우, 각각 다른 양식으로 활성화한다 [T 세포 의존성의 항체생산 (→ 키워드 4 p.98), T 세포 비의존성의 항체생산 (→ 키워드 5 p.100)]. T 세포 의존성 항원에 자극된 경우, B 세포는 B 세포 수용체를 통하여 특이 항원을 삽입하고, 프로세스 한 항원 펩티드를 MHC class II와 함께 세포표면에 발현하여, 항원을 T 세포에 제시함으로써 T 세포를 활성화한다. 활성화된 T 세포는 CD40 리간드나 사이토카인을 발현하여 B 세포를 활성화한다 (그림 4 참조). 활성화된 B 세포는 증식 분화하여 배중심을 형성하고, 거기서 isotype switch, 항체의 친화성 성숙, 형질세포로의 분화, memory B 세포로의 분화가 이루어진다 [B 세포의 분화 단계 (→ 키워드 2 p.96)]. B 세포 분화에서 중요한 것은 자기 항원에 대해 반응하는 B 세포 집단 (클론)을 배제하는 것이다. 골수 중에서 자기 항원과 만난 미숙 B 세포는 recombinase를 활성화하고, 면역글로불린 경쇄 (IgL) 유전자의 재구성을 다시 함으로써 자기반응성으로부터 벗어나려고 한다. 이것은 수용체 편집 (receptor editing)[*1]이라 불리는 수용체 선택의 과정으로, 수용체의 항원 특이성을 변경함으로써 자기반응성 B 세포를 세포 사로부터 구제하는 방법이다. 수용체 편집에 실패한 B 세포는 apoptosis에 의해 배제된다. 이들 과정은 자기면역질환의 발병을 방지하는데 있어서 대단히 중요하다.

일러스트 맵 B 세포의 분화 성숙

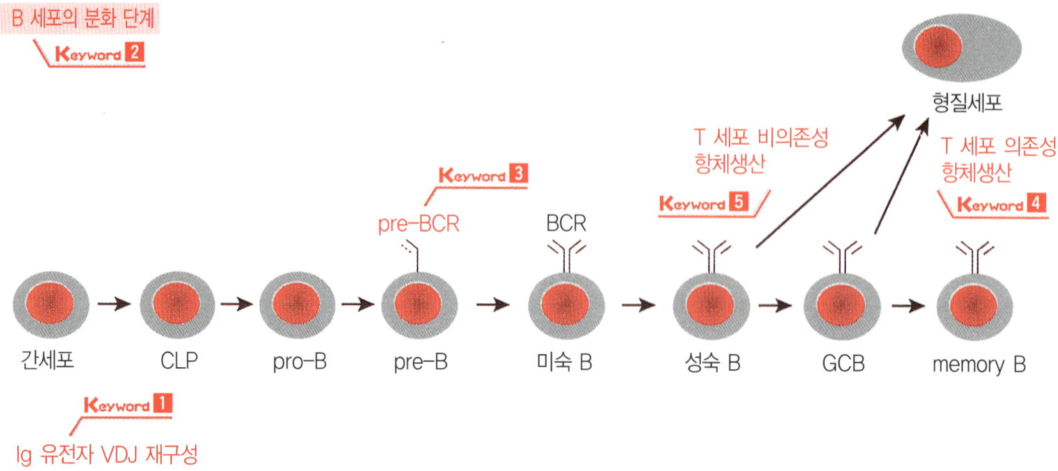

germline	IgH:DJ	IgH:VDJ	IgH:VDJ, IgL:VJ

Ig 단백질 발현

없음	세포질 내 μ	표면 μ	표면 μ & δ	표면 μ, δ, γ, α, ε

표면 지표

CD43 CD117	CD43 CD117 CD45R CD19	CD43 CD25 CD45R CD19	IgM CD45R CD19	IgM IgD CD45R CD19	CD77 CD38 PNA	CD27 CD138

장소

골수	말초 림프조직

BCR : B 세포 수용체, CLP : 림프구계 공통 간세포, GC : 배중심

*1 **수용체 편집 (receptor editing)** : 자기 항원과 만난 미숙 B 세포는 recombinase를 활성화하고, 새로운 Ig 경쇄 유전자의 재구성을 실시한다. 이것에 의해 수용체의 항원 특이성을 변경하고, 자기반응성을 해제한다.

키워드 해설

Keyword

1 Ig 유전자 VDJ 재구성

일러스트 맵은 p.94

Ig 유전자의 재구성은, 게놈의 크기 제한에 유래되는 항원수용체 유전자의 다양성 제한을 극복하기 위해 만들어진 림프구 (B 세포와 T 세포) 특유의 기구로, 다종다양한 항원수용체를 만들어 낼 수 있다 (그림 1). VDJ 재구성에는 게놈 DNA의 절단, 중간 부분의 제거, 그 후의 재결합이 필요하며, 이 과정은 많은 인자에 의해 교묘하게 제어되고 있다. Ig 유전자 재구성은 대단히 다양한 항원 특이적인 수용체를 획득하는데 있어서 대단히 유용한 시스템이지만, 한편으로 유전자를 읽는 범위가 random 하게 되기 때문에, 자주 단백질을 code 할 수 없는 항원수용체가 만들어져 대단히 효율이 나쁘다. 게다가 읽는 범위가 바른 것이라도 Ig 경쇄와 결합할 수 없기 때문에 세포표면에 발현할 수 없는 것이나, Ig 경쇄 없이 단독으로 세포표면에 발현해 버리는 것 등, 항원수용체로서 유용하지 않는 것이 대단히 많이 만들어지고 있다. 이 때문에 만들어진 항원수용체에 신호를 생성시키고, 유용한 수용체를 발현하는 세포만을 선택하며, 유용한 수용체를 발현하지 않는 세포를 제거하는 교묘한 장치가 준비되어 있다 (본 항 키워드 3 Pre-B 세포 수용체 참조).

Ig 유전자는 3가지 다른 염색체 상에 code 되고 있다. 각각의 유전자 영역의 크기는 1 Mb에서 2 Mb 이며 게놈 전체의 0.1% 정도이다. Ig 유전자 재구성의 결과 만들어지는 유전자 다양성을 만약 재구성을 사용하지 않고 준비하려고 하면, Ig 유전자의 가변부위 영역만으로 게놈 전체의 8배 정도의 크기가 필요하다. 다양성을 만들어 낸다는 점에서 Ig 유전자 재구성이 얼마나 우수한 전략인지를 알 수 있다 (게놈 크기를 3,000 Mb, 가변부위 영역의 길이를 0.5 kb로 하여, 가변부위 영역의 수를 VH 1,000,

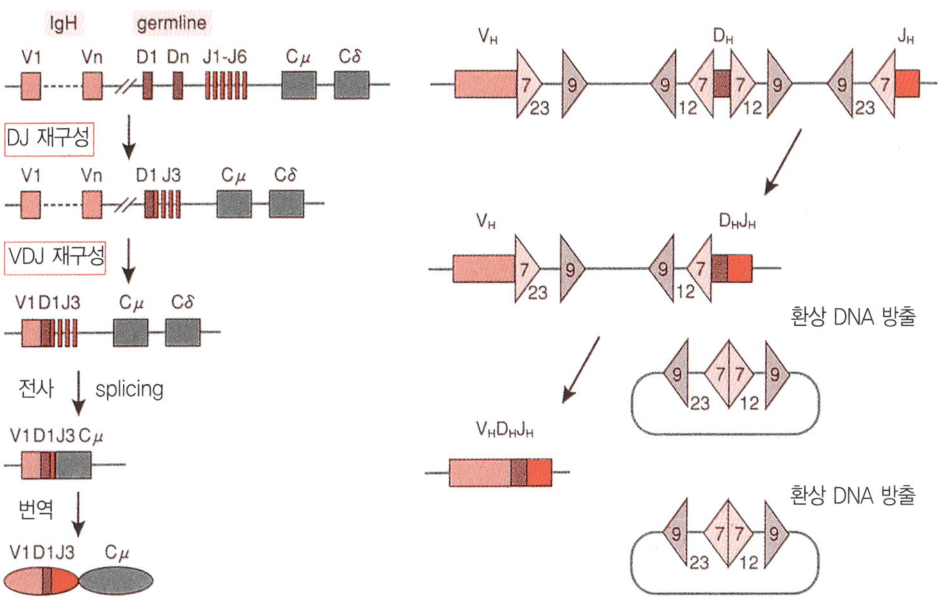

그림 1 Ig 유전자 재구성

3장 면역세포의 분화 · 성숙

DH 10, JH 4 ; VL 300, JL 4로 가정, 조합에 의한 다양성만을 생각한 경우).

기능적인 Ig 유전자 재구성은 분화 성숙 중의 B 세포에만 일어나며, 또한 재구성에는 DNA 절단 효소인 recombinase와 recombinase가 재조합하는 영역을 인식하기 위한 표시가 필요하다. 이 표시가 재구성 신호배열 (RSS)로서, 가변부위 유전자 segment (V, D, J)에 인접하여 존재하고, 재구성의 부위를 지정, 제어하는 기능을 가지고 있다. RSS는 heptamer (7mer)/spacer/nonamer(9mer)로 구성되어 있으며, spacer의 길이는 12개 또는 23개 뉴클레오티드이다 (그림 1 오른쪽). 다른 길이의 spacer를 가진 것 사이에서만 재구성할 수 있도록 12/23 규칙이 존재한다. 이 때문에, 예를 들면 Ig 중쇄 (IgH)의 V-J나 V-D-D-J 등의 재조합은 불가능하다. Recombinase에는 RAG1과 RAG2의 2종류가 있으며, 재구성에는 이 양쪽이 필요하다. 동일한 recombinase가 T 세포 수용체의 재구성도 실시한다. 이 밖에 재구성에 관여하는 인자로서 DNA-PK, Artemis, TdT 등이 있으며, RAG1/RAG2에 의해 DNA가 절단된 후에, DNA-PK와 Artemis에 의해 DNA 절단 부위에 만들어진 헤어핀 구조가 열리고, TdT에 의해 재조합 부위에 N 뉴클레오티드가 삽입되어, 재조합 부위의 다양성 (junctional diversity)이 만들어진다. 이 이후의 DNA 절단 수복은 일반적인 non-homologous end jointing pathway (NHEJ)의 DNA 절단수복효소에 의해 이루어진다.

Keyword

2 B 세포의 분화 단계

일러스트 맵은 p.94

B 세포의 분화에는 Ig 유전자의 재구성과 그것에 의해 만들어진 Ig 단백질의 발현이 결정적으로 중요한 역할을 하고 있다. B 세포의 각 분화 단계에 있어서 Ig 유전자의 재구성 진행과 Ig 단백질 발현의 기능적 의미를 이해하는 것이 B 세포 분화를 이해하는데 있어서 중요하다 (일러스트 맵). B 세포 최초의 분화 단계는 pro-B 세포로서 간세포와 비교하여 CD19 · CD45R 등의 B 세포에 특이적 지표를 발현하고 있는 것이 특징이다. Pro-B 세포기는 recombinase를 발현하여 IgH의 재구성을 실시하는 분화 단계이며, Ig 단백질은 아직 발현하지 않는다. IgH의 VDJ 재구성에 성공하면, 즉 pre-B 세포기로 진행하면 B 세포 지표와 더불어 CD25를 발현하며, 세포질 내에 IgH 단백질을 발현하고 있다. IgL 단백질은 아직 발현하고 있지 않지만, 대신에 구조상 IgL과 유사한 대체경쇄 (SLC : surrogate light chain)를 발현하고 있다. μ와 대체경쇄의 복합체가 pre-B 세포 수용체 (본 항 키워드 3 참조)로서 세포표면에 발현하여, B 세포의 증식 분화에 필수적인 역할을 함과 동시에, IgH의 재구성을 억제하여 (대립유전자 배제[*2]) IgL의 재구성을 증가시키는 작용도 가지고 있다. Pre-B 세포에서는 IgL의 재구성이 활발하게 이루어지고 있어, 우선 κ 유전자가 먼저 재구성되고, 다음에 λ 유전자가 재구성된다.

다음의 분화 단계는 미숙 B 세포로서, 이 단계에서는 IgL의 기능적 재구성에 의해 생산된 IgL 사슬이 IgH 사슬과 회합하여 Ig (처음으로 만들어지는 Ig는 IgM)를 세포표면에 발현한다. 이 때 IgM의 항

---

*2 **대립유전자 배제** (allelic exclusion) : 1개의 림프구 상에 발현하는 항원수용체의 종류를 1종류로 한정하기 위한 메커니즘으로, 재구성한 항원수용체가 세포막상에 발현됨으로써, 다른 한편의 염색체상의 유전자 좌의 재구성이 억제된다.

원 특이성이 평가되고, 자기반응성의 IgM을 발현하는 미숙 B 세포는 배제되어, 자기반응성을 가지지 않는 미숙 B 세포만이 골수로부터 말초의 림프조직으로 이동한다. 다음의 분화 단계가 성숙 B 세포로서, 세포표면에 IgM과 IgD의 양쪽을 발현하고 있는 것이 특징이다. 이 현상은 1개의 VDJ 재구성한 가변부위로부터 μ, δ로 연결되는 긴 전사 산물이 생산되며, 이것으로부터 VDJ-μ, VDJ-δ로 2가지 다른 splicing 산물이 생산됨으로써 (alternative splicing) 일어나고 있다. IgD의 발현과 B 세포의 반응성에는 관련이 나타나지만, 즉 IgD를 발현하기 이전의 미숙 B 세포에서는 항원과 접촉하면 apoptosis가 유도되며, IgD를 발현하면 항원에 대하여 증식 분화가 유도되도록 되지만, 그 현상의 상세한 메커니즘은 확실하지 않다. δ가 결손 된 마우스에서도, 이 미숙 B 세포는 apoptosis를 일으키며, 성숙 B 세포가 증식 분화하는 것은 변함이 없기 때문에, δ의 발현이 이 현상을 제어하고 있는 것이 아닐까 생각되고 있다. 게다가 T 세포와는 다르게 B 세포에서는 positive selection이 존재하는지 어떤지는 확실하지 않지만, B 세포 수용체의 발현 자체가 positive selection을 유도하고 있을 가능성이 있다. B 세포 분화 후에 μ를 결손 시킨 마우스에서의 검토에서, B 세포의 세포 사가 유도됨으로써 B 세포 수용체의 발현 자체가 B 세포의 생존을 유도하는 신호를 생성하고 있을 가능성이 있다고 알려져 있다.

Keyword

3 Pre-B 세포 수용체 (pre-BCR)

일러스트 맵은 p.94

Pre-B 세포 수용체 (pre-BCR)는 분화 단계 초기의 pre-B 세포표면에 발현되는 수용체로서, Ig의 μ 중쇄, 대체경쇄(VpreB와 λ5)와 Igα, Igβ의 5종류 분자로 구성된다 (그림 2). 대체경쇄는, 전체 구조가 Ig 경쇄와 유사하지만, V(D)J 재구성 비의존적으로 발현할 수 있는 점, 다양성이 없는 점, 2가지 유전자에 의해 code 되는 점이 다르다. 구조상으로 VpreB는 IgL의 가변부위와 유사하며, λ5는 IgL의 정상

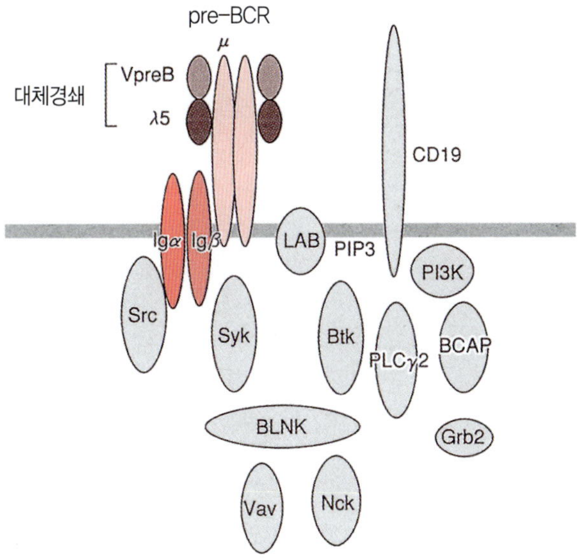

그림 2 Pre-B 세포 수용체와 그 하류의 신호전달분자

부위와 유사하다. Igα와 Igβ란, BCR, pre-BCR 공통의 신호전달 subunit이며, 더욱이 이들은 BCR, pre-BCR의 막 표면으로의 발현에 필수이기도 하다. Igα/Igβ의 신호는 세포 내 영역에 존재하는 ITAM motif (immunoreceptor tyrosine-based activation motif)에 존재하는 tyrosine 잔기의 인산화를 계기로 세포 내로 전달된다. Pre-BCR 하류의 신호전달은 BCR에 의한 것과 거의 동일하다고 생각되고 있으며, Lyn, Syk, Btk, BLNK/SLP-65/BASH, BCAP, PI3K, PLCγ2 등의 분자 군이 활성화된다. 그러나 신호 생성에 pre-BCR의 리간드가 필요한지 어떤지에 대해서는 리간드 없이 활성화된다는 의견이 강하지만, 아직 결정적인 증거는 얻어져 있지 않다.

Keyword

4 T 세포 의존성의 항체생산

일러스트 맵은 p.94

골수 내에서 항원 비의존적으로 분화 성숙한 B 세포는 말초에서 여러 가지 항원 자극을 받아 활성화되고, 항체생산세포로 분화한다. 항체생산반응에는 일차 응답과 이차 응답이 있으며, 일차 응답에서는 아직 항원과 접촉하지 않은 naive B 세포가 반응하고, 이차 응답에서는 이미 항원과 접촉한 경험이 있는 memory B 세포가 반응한다. Memory B 세포는 naive B 세포와 비교하여 대단히 신속하게 대량의 항체를 생산할 수 있다. 단백질 항원에 대한 항체생산에는 CD4 양성의 helper T 세포가 필요하며, 그 때문에 T 세포 의존성 항원이라 불린다 (그림 3, 그림 4). 한편, 다당체나 지질에 대한 항체생산에는 항원 특이적인 T 세포가 불필요하기 때문에, 이들은 T 세포 비의존성 항원이라 불린다 (본 항 키워드 5 참조). B세포는 BCR을 통하여 항원 특이적으로 삽입한 단백질 항원을 MHC class II 상에 제시함으

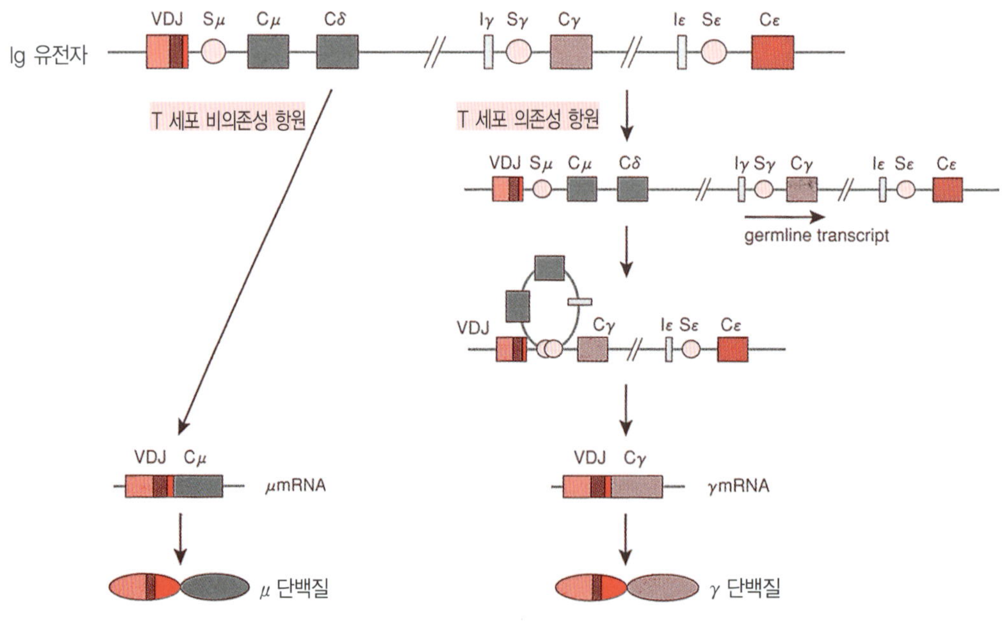

그림 3 T 세포 의존성 항원과 T 세포 비의존성 항원 자극에 의한 다른 isotype 생산

로써 항원제시세포로서 작용하며, T 세포를 활성화한다. 이 때 B 세포상의 MHC class II/항원 펩티드와 B7 (CD80, CD86) 분자가 각각 T 세포상의 T 세포 수용체와 CD28에 인식된다. 항원과 B7의 부자극에 의해 활성화된 helper T 세포는 CD40L (리간드)을 세포표면에 발현하고, 이것이 B 세포상의 CD40을 통하여 B 세포의 증식 분화를 유도한다. 이 때 T 세포가 생산하는 사이토카인도 B 세포를 자극하여, 그의 증식 분화와 항체생산을 유도한다.

활성화된 1개 또는 극소수의 항원 특이적 B 세포가 급속하게 증식하여, 약 5,000개의 세포로 구성된 배중심 (germinal center)을 형성한다. 여기서 isotype switch*3, 항체의 친화성 성숙*4, memory B 세포의 분화가 일어난다. 배중심의 형성은 배중심에 존재하며 보체수용체와 Fc 수용체를 발현하고 있는 여포수상세포 (FDC : follicular dendritic cell)에 의존하고 있다. 배중심의 B 세포에서는 Ig 유전자에 대단히 고빈도로 돌연변이가 도입되며, 항원에 고친화성으로 결합하지 않게 된 Ig를 가진 B 세포는 apoptosis를 일으킬 운명에 있다. FDC가 항원을 B 세포에 제시하고, 그것에 대하여 고친화성의 B 세포만이 살아남는다. 배중심에서는 memory B 세포도 생성되며, 이것은 돌연변이에 의해 고친화성으로 isotype switch 된 Ig 분자를 세포표면 상에 발현하고 있다. 배중심에서 naive B 세포가 형질세포로 분화하는 경로와, memory B 세포로 분화하는 경로가 어떻게 제어되고 있는지는 아직 확실하지 않다.

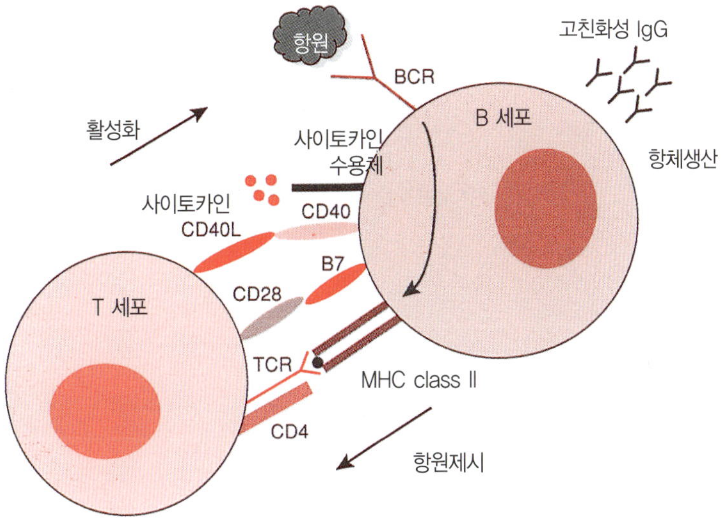

그림 4 T 세포 의존성의 항체생산

---

*3 **Isotype switch** : Helper T 세포로부터의 CD40L과 사이토카인의 자극에 의해 IgM과 IgD를 생산하고 있는 성숙 B 세포는 다른 isotype, 즉 IgG, IgA, IgE를 생산하게 된다. 이 때 동시에 존재하는 사이토카인의 종류가 어느 isotype이 만들어지는지를 결정하는데 있어서 중요하며, IL-4 존재 하에서는 IgE의 생산이 유도되고, IFNγ의 존재 하에서는 마우스에서 IgG2a의 생산이 유도된다.

*4 **친화성 성숙 (affinity maturation)** : T 세포 의존성 항원에 대한 항체의 친화성 (결합력)이 면역응답 개시 후, 시간 경과에 따라 상승하는 것을 말한다. Ig 유전자의 가변부위 영역에 점 돌연변이가 도입되는 것과 배중심에서 고친화성 B 세포 수용체를 발현하는 B 세포만이 선택적으로 생존하는 것에 의해 일어난다.

Keyword
5 T 세포 비의존성의 항체생산

일러스트 맵은 p.94

다당체나 지질 등의 비단백질 항원에 대한 항체생산은 helper T 세포의 비존재 하에서 일어나기 때문에, 이들 항원을 T 세포 비의존성 항원이라 부른다 (그림 3, 그림 5). 이 때 생산된 항체는 대부분이 저친화성의 IgM이다. 예외적으로 다당체인 폐렴구균의 협막에 대한 항체는 IgG2가 우위이지만, 이 때의 isotype switch 기전은 확실하지 않다. T 세포 비의존성 항원의 대부분은 다당체, 당지질, 핵산으로, 이들은 다가이며 동일한 항원 epitope를 다수 반복하여 가지고 있다. 이것이 Ig를 강하게 가교하기 때문에 helper T 세포가 필요하지 않은 것으로 생각되고 있다. 게다가 대부분의 다당체 항원은 보체를 활성화하며, 이것이 B 세포로의 제 2 신호가 되고 있다. T 세포 비의존성 항원에 대한 항체생산은 림프조직의 특별한 장소에서 일어나고 있다. 림프여포의 변연대 (marginal zone)에 있는 매크로파지는 혈중의 다당체 항원을 효율적으로 사로잡아 장시간 유지하여 변연대의 B 세포에 제시하며, 이것이 다당체에 대한 IgM 생산을 유도한다. 변연대에 존재하는 B 세포는 복강 내의 B-1 세포*5와 유사한 형질을 가지고 있다. 사람의 체액성 면역부전증에서는, 이 T 세포 비의존성 항원에 대한 항체생산이 이상하기 때문에, 다당체 항원인 폐렴구균이나 인플루엔자 간균의 협막에 대하여 항체생산이 만들어지지 않아 중증 감염증에 반복이환, 중증화 한다. 이것은 T 세포 비의존성 항원에 대한 항체생산이 생체에 있어 필수적인 역할을 하고 있다는 것을 증명하고 있다.

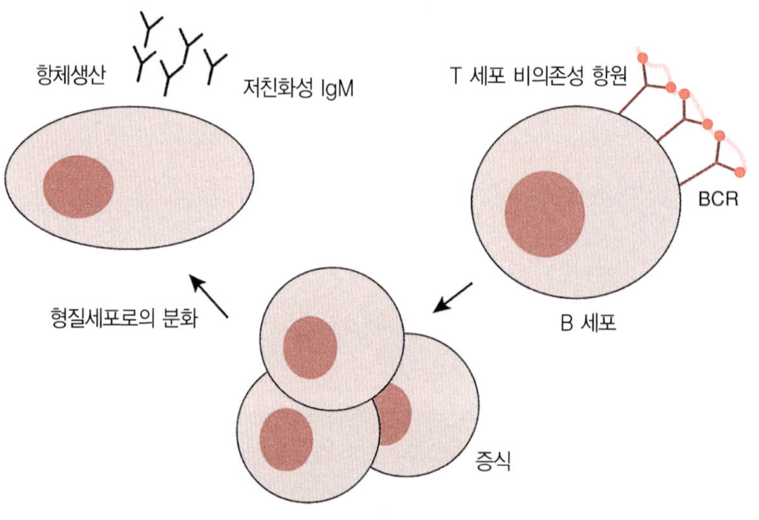

그림 5 T 세포 비의존성의 항체생산

*5 **B-1 세포** : CD5를 발현하는 B 세포 아집단이며 태아 간에 유래하고, 그 후는 복강 내에서 자기 재생 (self-renewal)을 실시한다. Ig 가변부위 영역의 레파토어 (repertoire)가 한정되어 있으며, VDJ 결합부위의 다양성도 적다. B-1 세포가 생산하는 Ig는 다당체 항원에 반응하며 자연항체라 불린다. 이러한 점에서 B-1 세포는 기능적으로 $\gamma\delta$ T 세포와 유사하다.

키포인트

- B 세포는 골수 내에서 다능성 간세포로부터 분화 성숙된다. 그 과정에서 항원수용체를 형성, 발현하는 것이 B 전구세포의 생존과 분화 성숙에 필수적이다. 간세포로부터 B 세포계열로 분화함에 따라 IgH 유전자가 재구성되고 pre-B 세포 수용체가 형성되면, IgL의 VJ 재구성이 유도된다. 이것에 의해 IgL 단백질이 생산되며 최종적으로 항원수용체가 세포표면에 발현된다.
- 면역글로불린의 재구성은 게놈 DNA 상의 떨어진 위치에 있는 Ig 가변부위 유전자의 각 분절 (V, D, J)이 recombinase 및 DNA 수복효소의 작용에 의해 IgH의 경우는 우선 D–J, 다음에 V–DJ로 재구성되며, IgL의 경우는 V–J로 재구성된다. 이 때 유전자 분절 조합에 의한 다양성과 결합부위의 다양성이 획득된다.
- 골수에서 B 세포 분화과정에서 출현하는 자기반응성 B 세포는 우선 그의 수용체를 RAG의 재활성화에 의해 정정하려고 하며 (receptor editing), 그것이 잘 안 되는 경우 apoptosis가 유도되어 자기반응성의 B 세포는 배제된다.
- B 세포는 표면의 BCR이 항원 결합에 의해 가교됨으로써 활성화된다. 항원 결합에 의한 신호는 BCR과 회합하고 있는 Igα와 Igβ를 통하여 세포 내로 전달되며, tyrosine kinase 등 일련의 분자가 인산화 활성화된다. 이것에 의해 전사인자가 활성화되며 많은 유전자의 발현이 유도된다.
- 단백질 항원의 항체생산에는 활성화된 helper T 세포가 필요하며 (T 세포 의존성), 그것이 발현하는 CD40L과 사이토카인이 B 세포를 활성화하여 B 세포의 증식, 항체생산세포로의 분화, isotype switch, 항체 친화성의 성숙, memory B 세포의 생성을 유도한다. 이들 반응은 배중심에서 일어난다.
- 다당체, 당 지질, 핵산 등의 비단백질은 다가로 인해 B 세포상의 면역글로불린을 강하게 가교하며, 저친화성의 항체생산을 T 세포 비의존성 항원으로 유도하지만, 이 때 isotype switch, 친화성 성숙, memory 세포 생성은 나타나지 않는다.

참고문헌

1) Berland, R. & Wortis, H. H. : Annu. Rev. Immunol., 20 : 253-300, 2002

→ B-1 세포의 기원과 기능에 관한 총설이다.

2) Carroll, M. C. : Adv. Immunol., 74 : 61-88, 2000

→ 보체의 B 세포에 대한 기능과 면역관용에 관한 총설이다.

3) Fagarasan, S. & Honjo, T. : Science, 290 : 89-92, 2000

→ T 세포 비의존성 면역응답에 관한 총설이다.

4) Foy, T. M. et. al. : Annu. Rev. Immunol., 14 : 591-617, 1996

→ CD40-CD40L의 기능에 관한 총설이다.

5) Fugmann, S. D. et. al. : Annu. Rev. Immunol., 18 : 495-527, 2000

→ VDJ 재구성과 RAG 단백질의 기능에 관한 총설이다.

6) Heyman, B. : Annu. Rev. Immunol., 18 : 709-737, 2000

→ 항체 응답의 항체, 보체, Fc 수용체에 의한 조절에 관한 총설이다.

7) Honjo, T. et. al : Annu. Rev. Immunol., 20 : 165-196, 2002

→ Isotype switch와 항체 가변부위 영역의 체세포 돌연변이에 관한 총설이다.

8) Jung, D. & Alt, F. W. : Cell, 116 : 299-311, 2004

→ VDJ 재구성의 제어에 관한 총설이다.

9) Karasuyama, H. et. al. : Adv. Immunol., 63 : 1-41, 1996

→ 대체경쇄의 구조, 기능에 관한 총설이다.

10) Kurosaki, T. : Nature Rev. Immunol., 2 : 354-363, 2002

→ Adaptor 분자를 중심으로 한 B 세포 신호전달에 관한 총설이다.

11) Meffre, E. et. al. : Nature Immunol., 1 : 379-385, 2000

→ 항체생산에 의한 B 세포 분화조절에 관한 총설이다.

12) Nemazee, D. : Annu. Rev. Immunol., 18: 19-51, 2000

→ Receptor editing에 관한 총설이다.

13) Pierce, S. K. : Nature Rev. Immunol., 2 : 96-105, 2002

→ B 세포 신호전달과 rafts에 관한 총설이다.

14) Rajewsky, K. : Nature, 381 : 781-758, 1996

→ B 세포 분화와 클론 선택에 관한 총설이다.

15) Rolink, A. G. et. al. : Curr. Opin. Immunol., 13 : 202-207, 2001

→ B 세포 분화 단계에서 선택에 관한 총설이다.

4장
면역계에 있어서 신호전달

1 항원수용체로부터의 신호전달

1) B세포 수용체로부터의 신호전달과 그의 조절

본 항의 Keyword 1 Tyrosine kinase 2 이노시톨 인산대사 3 Adaptor 분자 4 MAP kinase 경로 5 NF-κB 경로 6 공 수용체

개 론 B 세포 수용체로부터의 신호전달

막형 IgH/L 사슬 및 Igα/β로 구성되는 B 세포 수용체 (BCR)는 항원을 인식하면 세포 내에 신호를 보내어, B 세포의 활성화, 증식을 유도함과 동시에, T 세포로 제시하기 위해 항원을 세포 내로 걷어 들인다. BCR 신호는 미숙 B 세포에서 receptor editing (수용체 재편)[*1]이나 apoptosis (세포 사)를 유도하는 경우도 있다. 또한 항원 비의존적인 BCR로부터의 신호가 B 세포의 성숙과 생존에 필요하다. IgM 형 BCR과 동일한 μH 사슬과 대체 L 사슬로 구성되는 pre-BCR은 pro-B 세포로부터 pre-B 세포로의 분화, pre-B 세포의 클론 증대, H 사슬 대립유전자 배제에 필요하다. 이와 같이 다양한 세포반응은 세포의 분화단계, 항원의 성질, 관여하는 공 수용체 (→ 키워드 6 p.111)의 종류 등에 의해 규정된다. BCR로부터의 신호를 세포 내로 발신하는 것은 IgH 사슬과 회합한 Igα/β이다. 우선 Igα/β 상의 ITAM (immunoreceptor tyrosine-based activation motif)의 tyrosine이 인산화 되고, 거기에 결합하여 활성화된 Syk나 Btk 등의 tyrosine kinase (→ 키워드 1 p.105)에 의해 여러 종류의 adaptor 분자 (→ 키워드 3 p.108)나 효소 등이 인산화 · 활성화되어 다수의 신호 경로가 일제히 움직이기 시작한다 (일러스트 맵). 그 중에서도 이노시톨 인산대사 (→ 키워드 2 p.107)의 활성화는 많은 신호경로의 기점이 된다. 예를 들면, PLCγ2에 의해 생성된 IP3은 세포 내 Ca^{2+}의 상승을, DAG (diacylglycerol)는 PKC나 rasGRP의 활성화를 유도한다. Ca^{2+}는 calcineurin을 비롯한 여러 효소를 활성화하고, calcineurin은 전사인자인 NF-AT를 활성화한다. 또한 PKC의 하류에서 NF-κB 경로 (→ 키워드 5 p.110)가 활성화된다. PI3K의 활성화는 PH domain의 결합부위를 세포막에 만들어 내고, PH domain을 가진 많은 단백질의 활성화를 일으킨다. 더욱이, Vav, rasGRP라고 하는 소위 GDP-GTP 교환인자 (GEF)에 의해 Rac, Ras라고 하는 G 단백질이 GTP 형으로 변환되고, 이들을 기점으로 MAP kinase (ERK, JUN/SAPK, p38) 경로 (→ 키워드 4 p.109)가 움직이기 시작한다. 이렇게 하여 활성화된 여러 가지 인자는 유전자 발현을 유도하거나, 세포골격을 변화시켜 세포의 접착 · 운동이나 세포막 상의 분자동태를 제어하거나 세포의 생사를 결정한다.

*1 Receptor editing : 면역계의 자기관용 (self-tolerance)을 유지하는 중추성 기구의 하나로, B 세포에서는 주요한 기구이다. 골수 중에서 생산된 미숙 B 세포 중, 자기 항원에 반응하는 BCR을 발현하는 B 세포가 Ig 사슬 유전자 (주로 L 사슬)의 재구성을 반복하여, 새로운 BCR을 발현하는 것을 말한다. 이것에 의해 BCR의 특이성을 바꾸어 자기반응성을 회피한다. 자기반응성 B 세포의 제거 (클론 선택)에 대하여 항원수용체의 선택으로 불린다.

일러스트 맵 B 세포 수용체로부터의 신호전달

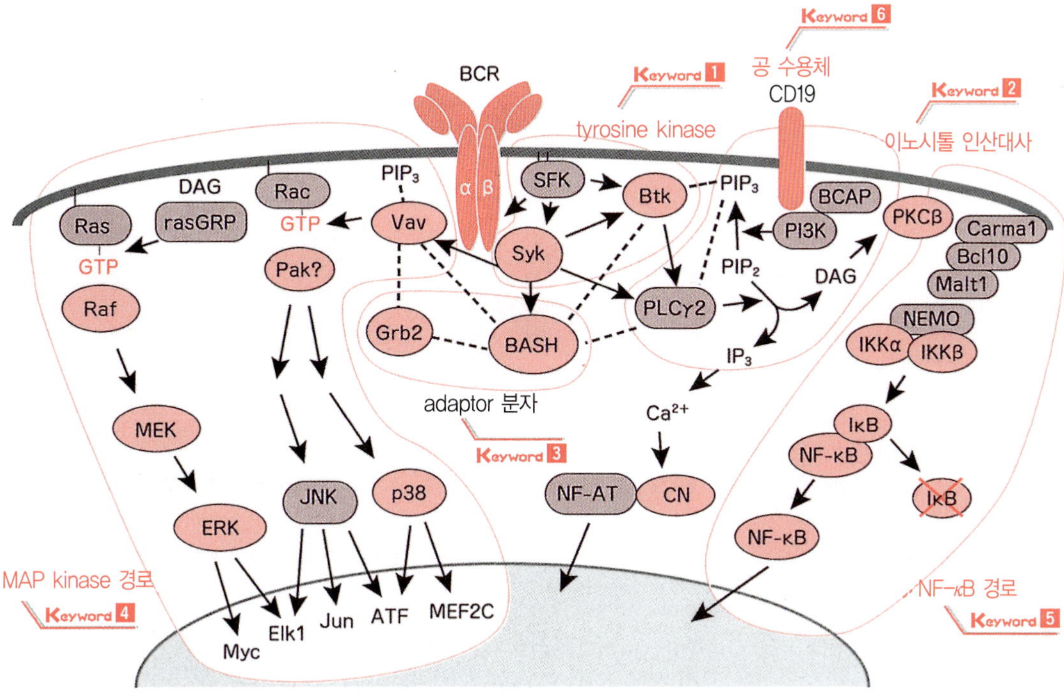

화살표는 활성화의 방향, 점선은 분자 간 결합을 나타낸다. CN : calcineurin

키워드 해설

Keyword

1 Tyrosine kinase

일러스트 맵은 p.105

BCR 신호전달에 관여하는 tyrosine kinase에는 Src family kinase에 속하는 Lyn, Fyn, Blk, Syk/ZAP-70 family의 Syk, Tec family의 Btk가 있다. 이 중에서 B 세포 특이적으로 발현하는 것은 Blk 뿐이며, 그 이외는 여러 종류의 혈구계 세포에 발현하고 있다.

1) Src family kinase

N 말단부가 myristic acid 화 및 palmitic acid 화 되어 세포막 아래에 존재한다. 보통은 C 말단부의 tyrosine이 Csk에 의해 인산화 되고, 자신의 SH2 domain과 결합하여 불활성형으로 되어 있지만, BCR이 항원에 의해 가교되면 CD45 (B220)에 의해 탈인산화 되고, 더욱이 활성중심부위의 자기 인

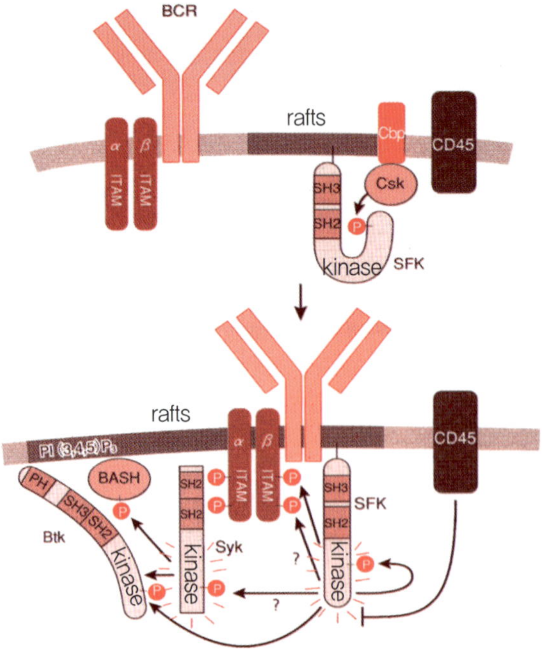

그림 1 Tyrosine kinase의 활성화

산화에 의해 활성화된다 (그림 1). BCR 신호전달의 기점이 되는 Igα/β 내 ITAM의 tyrosine 인산화를 담당하는 것으로 생각되고 있다. 그러나 SFK의 어느 한쪽 결손으로는 BCR 신호전달이나 B 세포 분화에 중대한 장해는 없다. 한편 Lyn, Fyn, Blk가 모두 결손 된 마우스에서는 pre-B 세포 분화가 현저하게 장해되지만, 그래도 Igα/β나 신호분자의 tyrosine 인산화는 정상으로 나타났다. 따라서 Igα/β의 ITAM의 인산화는 이들 이외의 SFK 혹은 Syk으로도 보상될 가능성이 있다. SFK 중에서 Lyn은 Fcγ RIIB, CD22, CD72 등의 ITIM (immunoreceptor tyrosine-based inhibition motif)의 tyrosine을 인산화 함으로써, BCR 신호전달의 억제에 작용한다 (아래 참조).

2) Syk

세포질 단백질이지만, BCR 자극 후 인산화 된 ITAM에 2개의 SH2 domain을 통해 결합하고, SFK 혹은 자기 자신에 의해 인산화 되어 활성화한다 (그림 1). Syk는 BASH (BLNK/SLP-65), BCAP, Vav, PLCγ2, PI3K 등, BCR 신호전달분자의 조기 tyrosine 인산화의 대부분을 담당하며, 그들의 활성화에 중요하다. Syk는 pre-B 세포 이후의 분화 및 H 사슬 대립유전자 배제에 필요하다. 또한 이와 같은 Syk의 기능은 ZAP-70에 의해 부분적으로 보상될 수 있다. 역으로 T 세포 초기분화에서는 Syk가 ZAP-70의 기능을 부분적으로 보상한다.

3) Btk

세포질 단백질이지만, BCR 자극 후 세포막에 만들어진 PI(3,4,5)P3에 PH domain을 통해 결합하고, 또한 SH2 domain을 통해 BASH와 결합하며, SFK 혹은 Syk에 의해 활성중심의 tyrosine (Y551)이 인산화 되어 활성화된다 (그림 1). 더욱이 SH3 domain (Y223)의 자기 인산화에 의해 그의 기능이 제어되고 있다. PLCγ2를 인산화 하여 활성화한다. Bruton 형 면역부전증 (XLA) 및 *xid* 마우스의 원인유전자이며, 사람에서는 pre-BCR에 의한 초기분화유도에 필수이지만, 마우스에서는 말초에서의 B 세포 성숙 및 BCR 자극에 의한 증식 · 분화에 필요하다.

Keyword

2 이노시톨 인산대사

일러스트 맵은 p.105

세포막의 일부에는 당스핑고지질 (glycosphingolipids)이나 콜레스테롤이 풍부한 microdomain이 있어, lipid rafts 혹은 GEM (glycolipid-enriched microdomains)이라 불린다. Rafts에는 GPI anchor 형 단백질, Ras 이외 G 단백질, SFK 등이 항상적으로 존재하며, BCR 자극에 의해 BCR 복합체 및 BCR 신호와 관련된 대부분의 단백질이 rafts에 모여 signalosome을 형성한다. CD45는 예외적으로 rafts 밖에 있으며, Pre-BCR은 항상적으로 rafts에 있다. Signalosome에서 활성화된 효소에 의한 세포막 rafts의 이노시톨 인지질의 인산대사는 신호전달에 중요한 의미를 가진다.

1) PI3K

이노시톨 환의 3 위치 수산기를 특이적으로 인산화 하는 효소로서, BCR 신호전달에서는 PI(4)P,

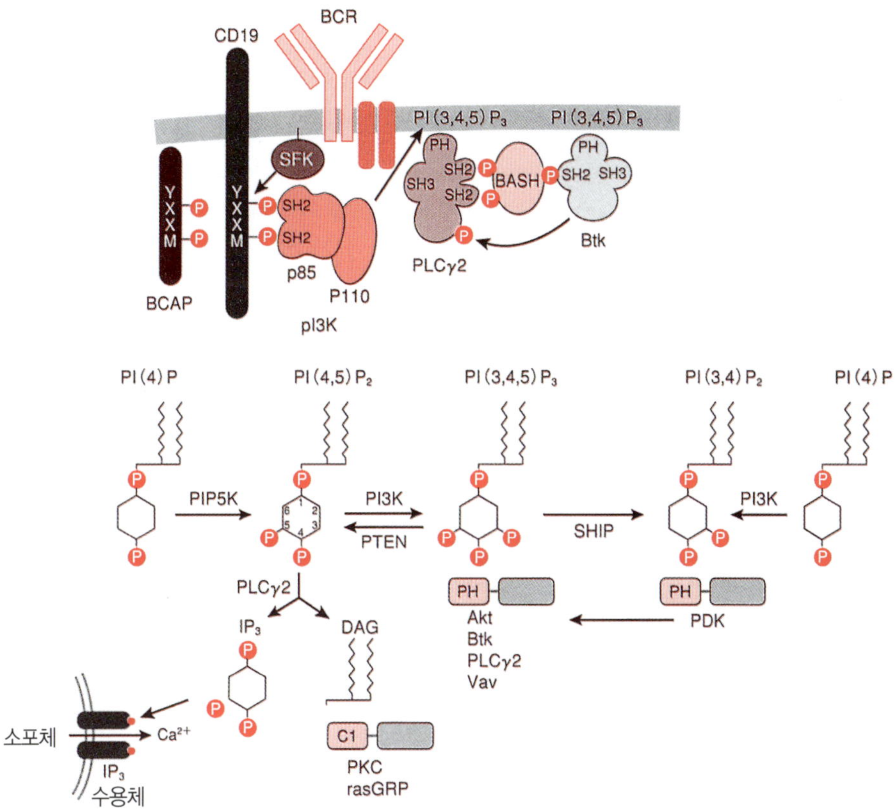

그림 2 이노시톨 인산대사

PI(4,5)P2를 기질로서 생성되는 PI(3,4)P2, PI(3,4,5)P3이 중요하다. Vav, Akt, Btk, PLCγ2 등은 PH domain을 통해 이들과 결합하여, 세포막에 리크루트 되고 활성화된다 (그림 2). PI(3,4,5)P3은 특이적 phosphatase인 PTEN, SHIP에 의해 금방 탈인산화 되기 때문에, 이 활성화는 일과성이 된다. PI3K는 많은 분자 종으로 구성되며 IA, IB, II, III의 4개 class로 분류되지만, 그 중 IA는 조절 subunit인 p85와 활성 subunit인 p110과의 이량체이다. p85는 SH2 domain을 통하여 CD19나 BCAP의 pYxxM motif에 결합한다. BCR 신호전달에 있어서 p85α와 p110δ는 Akt, PLCγ2, NF-κB의 활성화와, 그들에 의한 항 apoptosis 활성이나 세포증식반응에 중요한 것으로 보고되어 있다.

2) PLCγ2

위에서 기술한 바와 같이, PH domain을 통하여 세포막에 결합하고, 더욱이 SH2 domain을 통하여 BASH와 결합하며, 근접한 Btk에 의해 인산화 되어 활성화된다. PLCγ2는 세포막의 PI(4,5,)P2를 분해하여 IP3과 diacylglycerol (DAG)를 생성한다. IP3은 소포체 상의 수용체에 결합하여 그의 Ca^{2+}channel을 열고, 세포 내 Ca^{2+} 농도를 상승시킨다. DAG는 PKC나 rasGRP와 결합하여 그들을 활성화한다 (그림 2).

Keyword

3 Adaptor 분자

일러스트 맵은 p.105

효소활성을 가지지 않으며, 세포 내의 복수의 단백질과 결합함으로써 세포막 상의 수용체로부터의 신호전달을 담당하는 단백질을 adaptor라 부른다. 그의 대부분은 수용체 신호에 반응하여 tyrosine 인산화 되고, rafts 상의 수용체 복합체에 리크루트 된다. 인산화 tyrosine 혹은 proline을 함유한 특정의 motif에 각각 결합하는 SH2 혹은 SH3 domain, 또한 세포막의 PI(3,4)P2나 PI(3,4,5)P3에 결합하는 PH domain 등을 가진 것이 많다. BCR 신호전달에 관련된 것을 아래에 나타내었다 (그림 3).

1) BASH

SLP-76이나 Clnk/MIST와 공통 구조를 가지지만, B 세포 특이적으로 발현하며 PLCγ2, Vav, Btk, Grb2, HPK1 등과 결합한다. BCR 신호전달에 있어서 Btk에 의한 PLCγ2의 인산화 및 Vav의 rafts 이행에 의한 활성화를 중개하고 있으며, ERK, JNK, p38이나 NF-κB의 활성화, 세포 내 Ca^{2+} 동원에 필요하다.

2) Grb2와 Grap

SH2, SH3 domain만으로 구성되며, 그의 SH3 domain을 통하여 Ras-GEF인 Sos와 결합하지만, 이 기능이 BCR 신호전달에 기여하고 있는지 어떤지는 분명하지 않다. Grb2는 Vav와도 결합하며 BASH와 coupling 하여 Vav의 rafts로의 이행과 활성화, 그것과 동반된 Rac1의 활성화에 기여한다. Grap는 림프계 세포에만 발현하지만, B 세포에 있어서 역할은 분명하지 않다.

3) BCAP

B 세포와 매크로파지에 발현하는 p85 결합 단백질로서 rafts로의 PI3K 리크루트와 활성화를

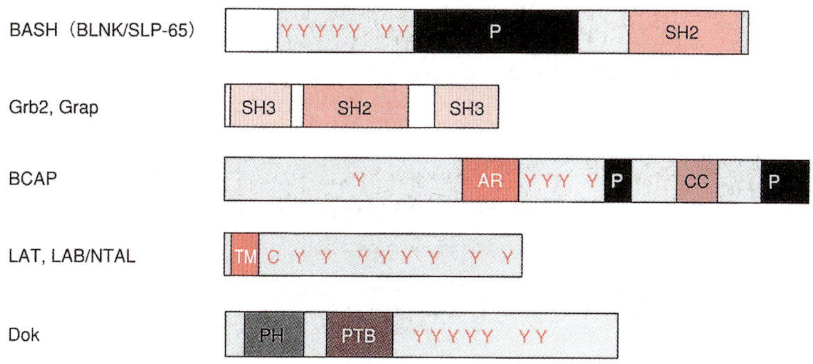

그림 3 Adaptor 분자의 구조
Y : 인산화 되는 tyrosine, P : proline–rich 영역, AR : ankyrin repeat, CC : coiled coil 영역, TM : 막 관통 영역, C : palmitic acid 화 되는 cystine, PTB : PTB domain (인산화 tyrosine 결합 domain)

positive regulation 한다. BANK는 BACP와 유연의 단백질로서 B 세포에만 발현하지만, 그의 기능은 분명하지 않다.

4) LAB/NTAL

세포 내 영역에 tyrosine을 많이 가진 막 관통 단백질이며, T 세포에서 LAT와 동일하게 rafts에 존재한다. BCR 자극에 의해 인산화 되어 Grb2와 결합하며, Ca^{2+} 동원과 Erk 활성화를 positive regulation 한다. T 세포 이외의 혈구계 세포에 발현하며, BCR 신호전달에서 LAT와 동일한 역할을 하는 것으로 추정된다.

5) Dok

Lyn에 의해 인산화 되며 rasGAP와 결합한다. BCR 자극에 의한 Erk의 활성화를 제어한다. 또한 Fc γRIIB에 의한 세포증식제어 (2장-1-4 참조)에 필요하다.

Keyword

4 MAP kinase 경로

일러스트 맵은 p.105

50종류 이상 있는 저분자량 G 단백질 (GTPase) 중에서 Ras와 Rac은 BCR 신호에 의한 B 세포 분화나 증식에 필요한 것으로 알려져 있다. 이들 단백질은 C 말단에 CAAX box라는 배열을 가지며, 여기에 farnesyl 기 혹은 geranylgeranyl 기가 부가되고, 이 지질 수식에 의해 세포막 rafts 부위에 존재하게 된다. 보통은 GDP와 결합하고 있지만, 수용체 자극 후 GEF의 작용에 의해 GTP 결합형으로 되며, 표적분자와 결합하게 된다. GTP 결합형은 GAP (GTPase-activating protein)의 존재 하에서 GTP를 GDP로 가수분해하여 원래의 GDP 결합형으로 되돌아간다. Ras는 여러 가지 암의 암유전자로서 유명하고, 또한 대부분의 수용체 신호전달에 관여하며, 여러 가지 표적분자와 결합하지만, 그 중에서도 Raf가 유명하다. Rac은 actin 중합에 의한 세포골격의 재구축에 중요하며, 또한 JNK, p38 활성화 경로의 기점이 된다.

1) Ras-ERK 경로

Ras의 GEF는 EGF 수용체 계에서는 Sos이지만, BCR 신호 계에서는 RasGRP1/3이 중심이다. PLCγ2에 의해 생성된 DAG가 RasGRP의 C1 domain에 결합하여 이것을 활성화한다. GTP 형 Ras에 결합한 Raf-1 혹은 B-Raf는 활성화되어 MEK1/2를 인산화 한다. 활성화된 MEK1/2는 ERK1/2의 TEY motif의 threonine (T)과 tyrosine (Y) 양쪽을 인산화 하여 이것을 활성화한다. ERK1/2는 핵으로 이행하고, Elk-1이나 c-Myc 전사인자를 인산화 하여 활성화한다 (그림 4). 그 결과 c-Fos, Egr-1 등의 유전자 발현이 유도된다. Pre-B 세포 분화를 유도하는 pre-BCR 신호에는 Ras를 통한 경로가 필요한 것으로 생각되고 있다.

2) Rac-JNK/p38 경로

B 세포의 성숙, 생존, 증식을 유도하는 BCR 신호에는 Rac 및 Vav가 필요하지만, Rac1과 Rac2, Vav1, Vav2와 Vav3은 각각 기능이 부분적으로 중복되어 있다. Vav는 BASH와 Grb2, 혹은 CD19와 결합하여 BCR 근방에 리크루트 되며, Rac의 GEF로서 작용한다. GTP 형 Rac은 PAK나 그 이외의 kinase를 통하여 MKK4/7 혹은 MKK3/6을 활성화하고, 그들은 각각 JNK1/2 혹은 p38을 인산화, 활성화한다. JNK1/2는 c-Jun, Elk-1, ATF-2를, p38은 MEF2C나 ATF-2 등을 인산화 하고 활성화한다 (그림 4). 단 BCR 신호전달에서 이들 MARK의 활성화에 이르는 경로 및 그의 역할은 아직 분명하지 않다. 또한 Vav가 Rac1을 통하여 PI3K의 활성화를 증강시키는 것도 보고되어 있다. Rac은 rafts의 집합을 제어하고, BCR 신호 전체에 관여할 가능성도 있다.

Keyword

5 NF-κB 경로

일러스트 맵은 p.105

NF-κB는 Rel family에 속하는 c-Rel, RelA (p65), RelB, NF-κB1 (p50), NF-κB2 (p52) 중, 어느 한 쪽의 호모 혹은 헤테로 이량체로 구성되는 전사인자이다. 보통은 억제인자 IκB와 복합체를 형성하

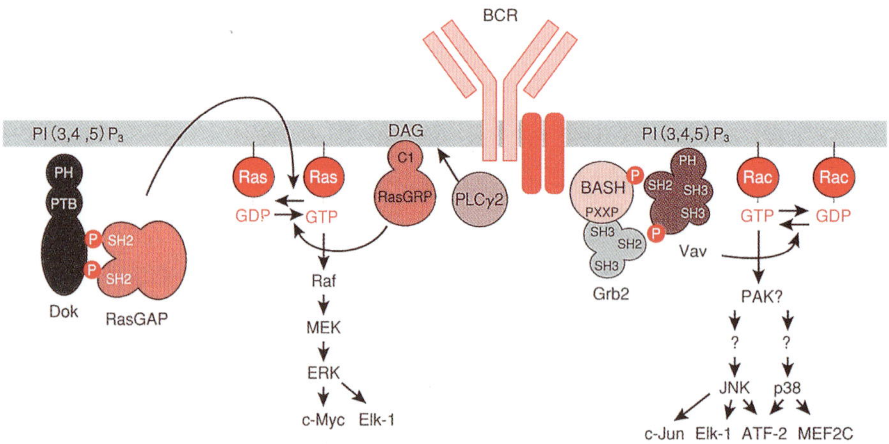

그림 4 MAP kinase 경로
PXXP : proline-rich 영역

고 세포질에 있지만, 자극이 들어오면 IκB-kinase (IKK)-α/β · NEMO (IKKγ) 복합체에 의해 IκB가 인산화 되어 ubiquitin · proteasome 의존적으로 분해되고, 자유롭게 된 NF-κB는 핵으로 이행하여 전사인자로 작용한다 (그림 5). BCR 자극에 의한 c-myc, bcl-2, bcl-x, A1, cyclin D2 등의 유전자 발현에 필요하며, B 세포의 성숙, 생존, BCR 자극에 의한 활성화 · 증식에 필요하다. BCR 신호계에서는 Syk, Btk, BASH, PLCγ2, PI3K, PKCβ를 통하여 IKK가 활성화된다. PKCβ는 IKK의 rafts로의 이행에 필요하다. Caspase-recruitment domain (CARD)을 가진 rafts에 결합하는 MAGUK family kinase CARMA1 (CARD11), CARD를 가진 CARMA1에 리크루트 되는 Bcl10, Ig-like/death domain을 통하여 Bcl10에 결합하는 MALT1 (paracaspase)이 항원수용체 신호 특이적으로 PKC의 하류에서 IKK · NF-κB의 활성화에 필요하며, 또한 Bcl10이 MALT1 (의 caspase-like domain)을 통하여 NEMO를 유비키틴화 하는 것이 NF-κB의 활성화에 필요하다는 것이 최근 밝혀졌다.

4장

면역계에 있어서 신호전달

Keyword

6 공 수용체

일러스트 맵은 p.105

공 수용체 (co-receptor)란 항원수용체와 항상적으로, 혹은 리간드의 결합에 의해 근접하여 항원수용체로부터의 신호를 증강하거나 억제하는 세포막 단백질이다. BCR의 촉진성 공 수용체로서 CD19, 억제성 공 수용체로서 CD22, CD72, FcγRIIB가 알려져 있다.

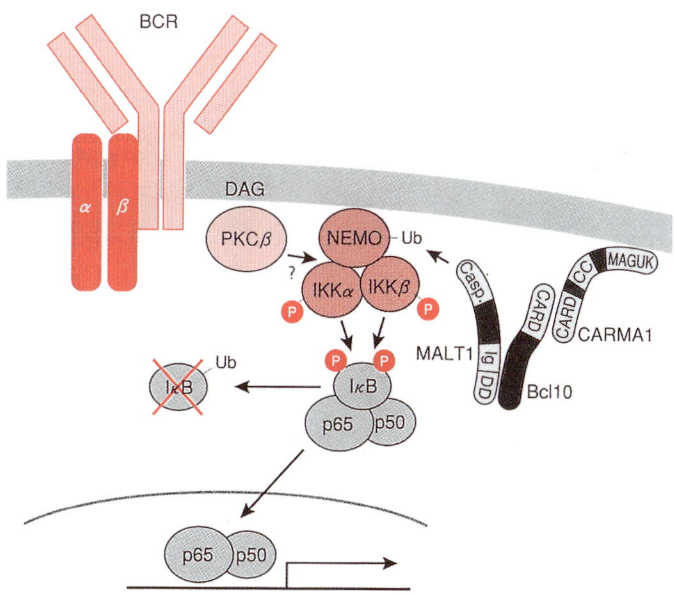

그림 5 NF-κB 경로
MAGUK : membrane-associated guanylate kinase domain, CC : coiled-coil, CARD : caspase recruitment domain, DD : death domain, Ig : Ig-like domain, casp. : caspase-like domain, Ub : 유비키틴

1) 촉진성 공 수용체

CD19는 플라스마 세포를 제외한 B 세포 계열에 발현하며, pre-BCR이나 BCR로부터의 신호를 증강하는 작용을 가진다. B 세포 상에서는 2형 보체수용체인 CD21 및 4회 막 관통 단백질인 CD81 (TAPA-1)과 복합체를 형성하며, 보체와 결합한 항원을 통하여 BCR과 가교하여 BCR 신호를 현저하게 항진시킨다. CD19는 tyrosine 인산화 되어 PI3K나 Vav와 결합하여, 이들의 활성화를 촉진시킨다 (그림 6). CD19 결손 마우스에서는 B 세포 기억을 포함한 T 세포 의존성 면역응답이 현저하게 약해지며 B-1 세포가 감소한다.

2) 억제성 공 수용체

B 세포 특이적 막 단백질인 CD22나 CD72는 Lyn에 의해 인산화 된 ITIM을 통하여 SH2 domain을 가진 tyrosine phosphatase SHP-1을 리크루트 하며, Igα/β, Syk, BASH 등 신호인자의 탈인산화를 촉진함으로써 BCR 신호를 제어하고 있다 (그림 6). CD72의 리간드는 semaphorin family의 CD100이며, CD100은 CD72의 탈인산화를 촉진하고, 그의 억제작용을 해제한다. FcγRIIB1은 IgG/항원을 통하여 BCR과 가교되어, 인산화 ITIM을 통하여 SHIP을 리크루트 하고, BCR 신호를 억제한다. SHIP는 PI(3,4,5)P3을 탈인산화 하여 PI(3,4)P2로 변환하는 inositol 5-phosphatase이며, PI(3,4,5)P3을 통하여 활성화하는 신호계를 억제한다.

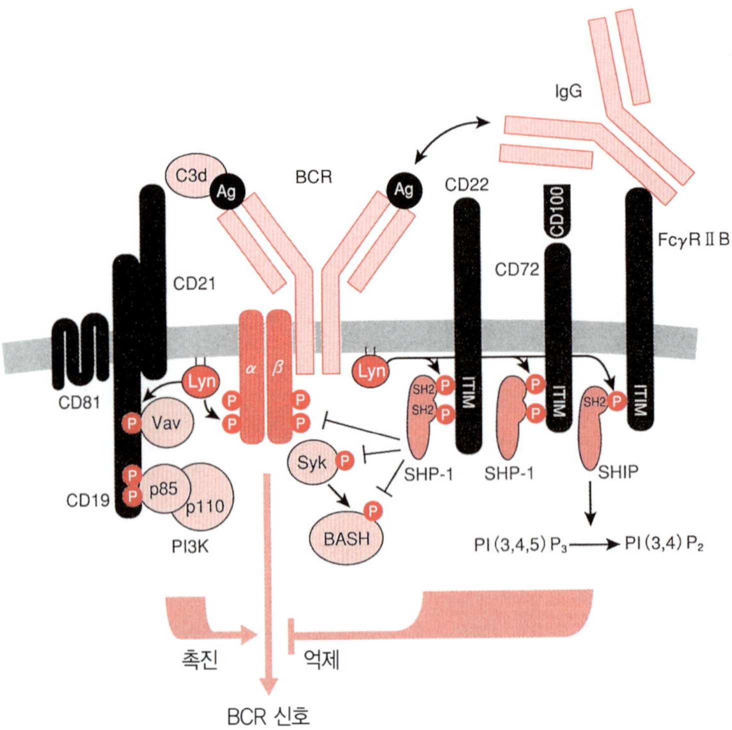

그림 6 공 수용체를 통한 BCR 신호제어
C3d : 보체 제3 성분, Ag : 항원

memo 1 Knock-out 마우스의 표현형질

BCR 신호전달인자가 knock-out 된 마우스의 표현형질은 공통적이며, 인자 간의 기능 중복 (redundancy) 정도에 따라 pre-BCR 신호에 기인하는 것과 BCR 신호에 기인하는 것이 여러 정도로 나타난다.

pre-BCR 신호에 기인하는 것 : 표현형질의 강도는 Igα/β 〉 Syk 〉 BASH 〉 PLCγ2, PI3K p85, Btk의 순으로 나타난다. B 세포의 결손, pro-B세포 (혹은 pre-BCR$^+$ 정지대형 pre-B 세포)단계에서의 분화 정지, κ 사슬 유전자 재구성의 빈도 저하가 일어난다. BASH와 Btk, CD19 혹은 LAT와의 이중결손에서는 심각한 분화 억제가 일어난다. Syk와 ZAP-70 이중결손에서는 완전한 분화 정지와 더불어 H 사슬 대립유전자의 파탄이 일어난다.

BCR 신호에 기인하는 것 : 촉진성으로 작용하는 인자의 결손에서는 성숙 B 세포 및 복강 B-1 세포의 소실, 혈청 항체가의 저하, T 세포 비의존성 면역응답의 결여, B 세포 생존능력의 저하, BCR 자극에 의한 B 세포의 증식, 활성화의 결여 등이 나타난다. T 세포 의존성 면역응답은 정상인 것이 많지만, PKCβ, Btk를 결손 한 마우스에서는 일차 항체생산이 저하되어 있다. 이차 면역응답은 대부분의 경우 정상이지만, Vav1/2/3이 모두 결손 된 마우스에서는 일차 · 이차 면역응답 모두 항체생산이 전무하다. 한편 억제성으로 작용하는 인자의 결손에서는 역으로 B-1 세포의 증가, 항체생산의 증가, BCR 자극에 의한 B 세포의 활성화의 증강이 나타나지만, negative 선택이 항진되기 때문인지 성숙 B 세포가 감소하는 경우도 있다. Lyn, SHP-1, CD22 등의 결손 경우와 같이 자기항체의 생산, 자기면역질환에 걸리는 것도 있다.

키포인트

- Pre-BCR 및 BCR 신호전달은 SFK, Syk, Btk의 3종류 tyrosine kinase 활성화에 의한 여러 단백질 분자의 tyrosine 인산화와 BCR 근방의 rafts로의 집적 (signalosome 형성)에 의해 개시된다.
- 세포 내 Ca^{2+} 동원에 이르는 경로 : Syk → BASH → Btk → PLCγ2 → P3 → Ca^{2+}
- NF-κB 경로 : Syk, SFK → BASH → Btk → PLCγ2 → DAG → PKCβ → ? → CARMA1/Bcl10/MALT1 → IKK → NF-κB
- Ras-MARK 경로 : Syk → BASH → Btk → PLCγ2 → DAG → rasGRP → Ras-GTP → Raf → MEK → ERK
- Rac-JNK/p38 경로 : Syk → BASH, Grb2, CD19 → Vav → Rac-GTP → ? → JNK, p38

참고문헌

1) Rajewsky, K. : Nature, 381 : 751-758, 1996
→ B 세포의 분화 · 선택에 있어서 면역글로불린 단백질의 역할에 대한 총설이다.

2) Kurosaki, T. : Nature Rev. Immunol., 2 : 354-363, 2002
→ 억제계를 포함한 BCR 신호전달의 포괄적 총설이다.

3) Kurosaki, T. : Curr. Opin. Immunol., 14 : 341-347, 2002

4) Niiro, J. & Clark, E. A. : Nature Rev. Immunol., 2 : 945-956, 2002
→ B 세포 분화로부터 본 BCR 신호전달인자의 역할에 대한 총설이다.

5) Pierce, S. : Nature Rev. Immunol., 2 : 96-105, 2002
→ Rafts로부터 본 BCR 신호전달인자의 역할에 대한 총설이다.

6) Okkenhaug, K. & Vanhaesebroeck, B. : Nature Rev. Immunol., 3 : 317-330, 2003
→ PI3K knock-out 마우스로부터 얻어진 PI3K의 림프구에 있어서 기능에 대한 최신의 지견을 기술하였다.

7) Gugasyan, R. et al. : Immunol. Rev., 176 : 134-140, 2000
→ Rel/NF-κB family 전사인자가 knock-out 된 마우스의 B 세포 이상에 대한 총설이다.

8) Genot, E. & Cantrell, D. A. : Curr. Opin. Immunol., 12 : 289-294, 2000
→ 림프구에 있어서 Ras의 활성화기구 및 Ras의 기능에 대한 총설이다.

9) Tsubata, T. : Curr. Opin. Immunol., 11 : 249-255, 1999
→ BCR의 공 수용체 작용기전과 역할에 대한 총설이다.

1 항원수용체로부터의 신호전달

2) T 세포 수용체로부터의 신호전달과 그의 조절

본 항의 Keyword 1 ITAM 2 Tyrosine kinase 3 Adaptor 분자 4 Effector 분자 5 공 자극분자

개론 T 세포 항원수용체를 통한 신호전달

T 세포 항원수용체 (TCR)는 항원인식에 관여하는 α, β 사슬과 신호전달에 관여하는 CD3γ, δ, ε, ζ 사슬로 구성되는 복합체이다 (2장-1-1 참조). 외래 항원을 인식한 T 세포 클론은 일반적으로 신속하게 활성화되고, 적절한 면역응답을 야기하며 얼마 안 있어 사라진다. 활성화는 우선 CD3 분자의 ITAM (→ 키워드 1 p.115)이 인산화 됨으로써 시작되고, tyrosine kinase (→ 키워드 2 p.116) 활성화, adaptor 분자 (→ 키워드 3 p.118) 인산화와 localization 변화, effector 분자 (→ 키워드 4 p.119) 활성화, 전사인자 활성화를 거쳐 여러 가지 응답으로 이어진다 (일러스트 맵 참조). TCR 하류의 신호전달분자 발현이나 기여율은 세포 환경 (미숙 T 세포, 성숙 T 세포, Th1/Th2 세포, helper/killer T 세포, naive/effector/memory T 세포, 제어성 T 세포 등)에 따라 다르기 때문에, 동일한 수용체를 통한 자극이라도 그의 산출물로서의 T 세포 응답은 실제로 다양하다. 공 자극분자 (→ 키워드 5 p.121)는 상황에 따라 TCR 신호를 positive/negative 하게 수식하고, 보다 엄밀한 T 세포 응답의 조절을 가능하게 하고 있다. TCR 신호는 말초 T 세포의 항원 응답뿐만 아니라 T 세포 분화에도 필수이다 (3장-1 참조). 흉선에서 β selection, positive selection에도 TCR 신호분자가 필요한 것은 TCR β 사슬을 발현할 수 있었는지 어떤지, 자기 MHC에 적합한 친화성을 가진 TCRα, β 사슬 pair 인지 어떤지를 감시함과 동시에, 외래 항원을 인식하였을 때에 적절한 신호전달이 가능한 클론인지 어떤지를 반복하여 확인하는 작업의 중요성을 나타내고 있는 것으로 생각된다.

일러스트 맵 T 세포 항원수용체를 통한 활성화 신호전달기구

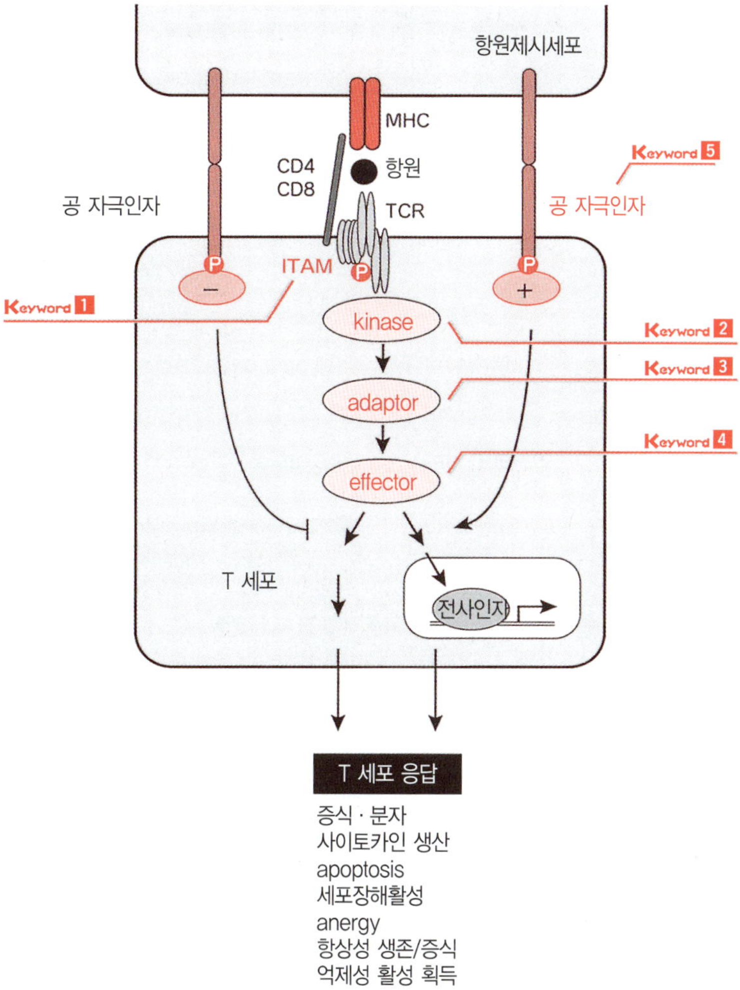

키워드 해설

Keyword 1 ITAM

일러스트 맵은 p.115

TCRγ, δ, ε, ζ의 세포 내 영역에 존재하는 신호전달에 필수 domain이며, E/DxxYxxI/LxxxxxxxYxxI/L의 consensus 배열을 가진다 (그림 1). B 세포 항원수용체 (BCR), Fc 수용체 (FcR, 2장-4 참조), NK 수용체 (NKR, 2장-3 참조)의 각 subunit에 널리 공통적으로 나타난다. 이 ITAM의 2개 tyrosine 잔기가 인산화 되면, 나중에 기술하는 Syk family tyrosine kinase가 리크루트 되어 하류의 신호를 전달한다. 어떤 종

TCR	CD3γ	EQLYQPLKD-REYDQYSHL
	CD3δ	EQLYQPLRD-REDTQYSRL
	CD3ε	NPDYEPIRK-GQRDLYSGL
	CD3ζa	NQLYNELNL-GRREEYDVL
	CD3ζb	EGVYNALQKDKMAEAYSEI
	CD3ζc	DGLYQGLST-ATKDTYDAL
BCR	Igα	ENLYEGLNL-DDCSMYEDI
	Igβ	DHTYEGLNI-DQTATYEDI
FcR	FcRγ	DAVYTGLNT-RSQETYETL
	FcεRIβ	DRLYEELNH-VYSPIYSEL
NKR	DAP12	ESPYQELQG-QRPEVYSDL
바이러스	BLV gp30	DSDYQALLP-SAPEIYSHL
	EBV LMP2A	HSDYQPLGT-QDQSLYLGL
	consensus	DxxYxxLxx-xxxxxYxxL E I I

그림 1 항원수용체 subunit에 공통적인 ITAM 배열
항원수용체 subunit (마우스)에 공통적으로 나타나는 ITAM의 아미노산 배열, x : 임의의 아미노산

의 바이러스도 ITAM 유사 배열을 함유한 분자를 가지고 있으며, 숙주의 면역계를 교란시키는 도구로서 이용하고 있는 것으로 생각된다.

Keyword

2 Tyrosine kinase

일러스트 맵은 p.115

TCR은 증식인자 수용체 (EGFR 등)와 같은 수용체 형 tyrosine kinase의 구조를 취하지 않기 때문에 세포 내의 kinase를 리크루트 하는 것과 같은 기능을 가진다. TCR이 MHC에 제시된 항원을 인식하면, co-receptor (공 수용체)로 부르는 CD4/CD8이 MHC의 다른 영역에 결합한다. CD4/CD8의 세포 내에는 Lck로 부르는 tyrosine kinase가 항상적으로 결합하고 있기 때문에 항원인식에 동반되어 Lck는 TCR과 근접할 수 있으며, TCR의 ITAM을 인산화 한다. 인산화 된 ITAM에는 ZAP-70 (Syk family tyrosine kinase)이 2개의 SH2 domain[*1]을 통하여 결합한다. ZAP-70은 더욱이 Lck에 의해 인산화 됨으로써 활성화되고, 다음 항에서 기술하는 하류의 기질을 인산화 한다. Fyn은 Lck의 기능을, Syk는

---

*1 SH2 domain : Src homology domain 2. 인산화 tyrosine을 함유한 아미노산 잔기를 인식하여 결합하는 domain. SH2 domain 배열과 인산화 tyrosine 주변의 배열에 따라 표적 특이성이 결정되고 있다.

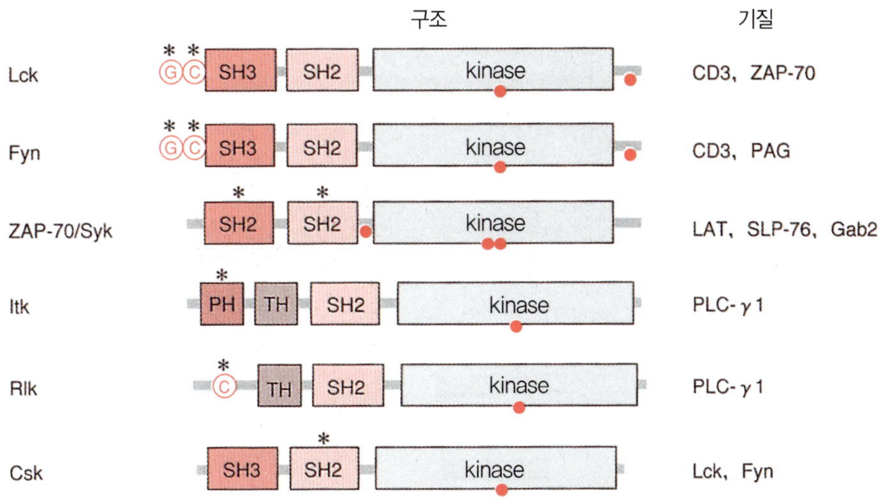

그림 2 TCR 신호에 관여하는 tyrosine kinase

SH2 : Src homology 2, SH3 : Src homology 3, PH : pleckstrin homology, TH : Tec homology, ● : tyrosine 잔기, Ⓖ : myristic acid 화 신호, Ⓒ : palmitic acid 화 신호, * : 직접, 간접적으로 막 국지화에 관여하는 motif

표 1 T 세포 활성화에 관여하는 phosphatase

PTPase	기능	기질
CD45	positive	Lck, Fyn
CD148	negative	PLCγ1, LAT
PEP	negative	LCk, Fyn
PTP-PEST	negative	Cas, Shc, Pyk2, Fak, WASP
SHP1	negative	ZAP-70, Syk
SHP2	positive/negative	?/CD3ζ
LMPTP	positive	ZAP-70
PTPH1	negative	CD3ζ
HePTP	negative	Erk, p38
PAC-1	negative	Erk
VHR	negative	Erk, JNK
PTEN	negative	PIP_3

문헌 2로부터 일부 변형

ZAP-70의 기능을 일부 대체하는 것으로 생각되고 있다. Tec family tyrosine kinase인 Itk, R1k는 PLC-γ1을 인산화 하여 활성화한다. Negative tyrosine kinase로서 Csk가 알려져 있다. Csk는 Lck, Fyn의 C 말단에 존재하는 억제성 tyrosine 잔기를 인산화 함으로써, 이들 kinase를 negative regulation 한다. 그림 2에 나타낸 바와 같이, 이들 tyrosine kinase가 모두 막에 리크루트 되는 motif를 가지고 있는 것은, 초기의 일련의 활성화 반응이 막 근방에서 일어난다고 하는 지견을 뒷받침하고 있다. Kinase와 역으로 탈인산화 반응을 촉매 하는 것이 phosphatase이다. Kinase에 비하여 해석은 그다지 진행되고 있지 않지만, TCR 하류에서 기능을 나타내는 것으로 알려져 있는 것을 표 1에 나타내었다.

Keyword

3 Adaptor 분자

일러스트 맵은 p.115

Adaptor 분자는 그 자신은 효소활성을 가지지 않지만, 특이적인 분자 간 상호작용 domain (SH2 domain, SH3 domain*2, PH domain*3, proline-rich domain, 인산화 tyrosine 잔기 등)이 풍부하며, 여러 신호전달분자의 시공간적인 존재성 (localization)을 규정함으로써 적절한 TCR 신호전달에 공헌하고 있다. LAT는 palmitic acid 화 수식을 받아 항상적으로 rafts*4에 존재하고 있다. Tyrosine 잔기가

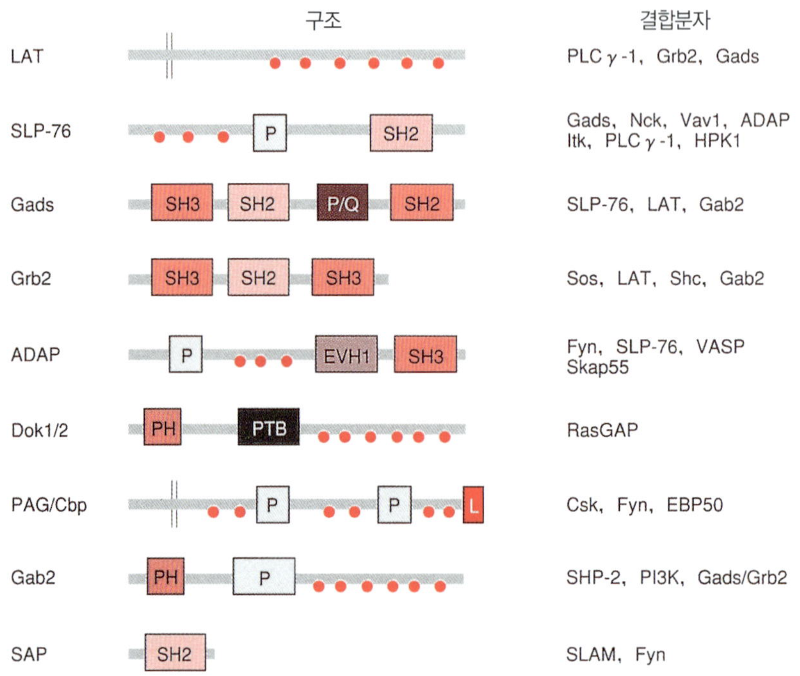

그림 3 TCR 하류에서 기능을 나타내는 adaptor 분자
SH2 : Src homology 2, SH3 : Src homology 3, PH : pleckstrin homology, P : proline rich, PTB : protein tyrosine binding, EVH : ENA/VASP homology, P/Q : proline/glutamine rich, ● : tyrosine 잔기, L : PDZ binding

*2 **SH3 domain** : Src homology domain 3. Proline 잔기가 풍부한 약 7개 아미노산을 중심으로 한 배열에 소수결합을 주된 원동력으로 하여 특이적으로 결합한다. 최근 새로운 결합 motif (atypical SH3 binding motif : PxxxR)가 SLP-76, Gab2에 존재하는 것이 보고되어 있다. 결합양식의 특성 상, 이 motif를 통한 회합은 대부분의 경우 항상적이다.

*3 **PH domain** : Pleckstrin homology. 세포막 구성성분인 PIP_2를 PI3K가 인산화 한 산물인 PIP_3에 특이적으로 결합한다. 결과로서 T 세포 활성화에 따라 분자를 막으로 리크루트 시키는 기능을 담당한다.

*4 **Rafts** : 스핑고지질 (sphingolipid)과 콜레스테롤이 풍부한 막 domain. GEM (glycolipid-enriched membrane microdomain)이라고도 부른다. LAT, Lck, PAG 등 palmitic acid 화 수식을 받은 신호전달분자가 존재하고 있는 것으로 알려져 있다. TCR 자극에 수반되어 rafts의 응집이 일어나며, 초기 활성화 반응의 주된 장소인 것으로 생각되고 있다.

풍부하며, ZAP-70에 의한 인산화를 받으면 그림 3에 나타낸 여러 분자의 SH2 domain과 결합하여, Ras-MARK 경로, Ca^{2+} 경로의 활성화를 촉진한다. SLP-76은 Gads의 SH domain과 항상적으로 결합하고 있는 분자이며, 앞에서 기술한 Gads와 LAT의 결합에 수반되어 rafts에 리크루트 되고, ZAP-70에 의해 인산화 되어 Itk, Vav, Nck, ADAP와 결합한다. ADAP는 integrin의 활성화에 관여하고 있는 것으로 시사되어 있다. SLP-76은 VASP의 활성화도 촉진하여 actin 재구성을 일으킨다. Grb2는 보편적으로 발현하는 SH3-SH2-SH3 domain을 가진 adaptor 분자이다. SH3 domain에는 Ras 활성화 인자인 Sos가 회합하고 있기 때문에, 인산화 LAT와 Grb2 SH2와의 결합에 의해 Sos-Ras의 상호작용이 가능하게 되어 Ras 경로가 ON이 된다.

최근 negative 신호를 전달하는 adaptor 분자도 발견되어 있다. PAG는 Csk를, Gab2는 SHP-2, PI3K를 리크루트 하여 TCR 신호를 negative regulation 하고 있다. SLAM도 인산화에 의해 인지질 phosphatase인 SHIP를 리크루트 하여 negative 신호를 전달한다. XLP (X-linked lymphoproliferative disease)의 원인유전자로서도 알려져 있는 SAP는 SLAM과 결합하고, 이 인산화를 담당하는 Fyn을 리크루트 함으로써 negative 신호전달에 공헌하고 있다. 그 이외 Cbl, Dok1/2, Gab2, Grap는 TCR 신호를 negative regulation 하는 억제성 adaptor로서 보고되어 있다.

Keyword

4 Effector 분자

일러스트 맵은 p.115

앞에서 기술한 바와 같이, TCR 신호 결과 야기되는 T 세포 응답은 다양하기 때문에, 그들을 담당하는 effector 분자는 무수히 존재한다. 여기서는 대표적인 사이토카인인 IL-2 생산에 이르는 전달경로를 그림 4에 나타내었다. PLC-γ1은 Ca^{2+} 농도의 상승에 중요한 분자이다. 세포막에 존재하는 phosphatidyl inositol diphosphate (PIP_2)를 절단하여 diacylglycerol (DAG)과 IP3을 생성한다. IP3은 소포체 상에 존재하는 IP3 수용체와 회합하고, 소포로부터의 Ca^{2+} 방출을 촉진한다. 이 세포 내 Ca^{2+} 상승은 세포막 상의 Ca^{2+} 채널 열림을 촉진하고, 세포 외로부터의 Ca^{2+} 유입이 일어나 일과성의 세포 내 Ca^{2+} 상승이 일어난다. Ca^{2+} 농도 상승은 Ca^{2+} 결합성 phosphatase인 calcineurin에 의해 감지되어, NF-AT (nuclear factor of activated T cell)의 탈인산화와 핵 이행을 촉진한다.

Cbl은 ZAP-70에 의해 인산화 되는 negative 제어인자이며, Cbl-b 결손 마우스는 자기면역 유사 증상을 나타낸다.

림프구 특이적인 membrane associated guanylate kinase (MAGUK) family인 CARMA-1/CARD11은 PKCθ의 하류에서 활성화되고, CARD domain을 통하여 Bcl-10을 리크루트 하여 IKK → NFκB 활성화에 이르는 것으로 생각되고 있지만, IKK 활성화로 연결되는 분자기구는 현시점에서 분명하지 않다.

저분자 G 단백질 Ras는 주로 Erk를 활성화하여 증식을 제어한다. Rho family (Rho, Rac, Cdc42)는 세포골격, 극성, 세포접착의 제어에 중요하다.

이와 같이 이들 effector를 통한 신호의 대부분은 핵으로 전달되고, 특이적인 전사인자를 활성화하여

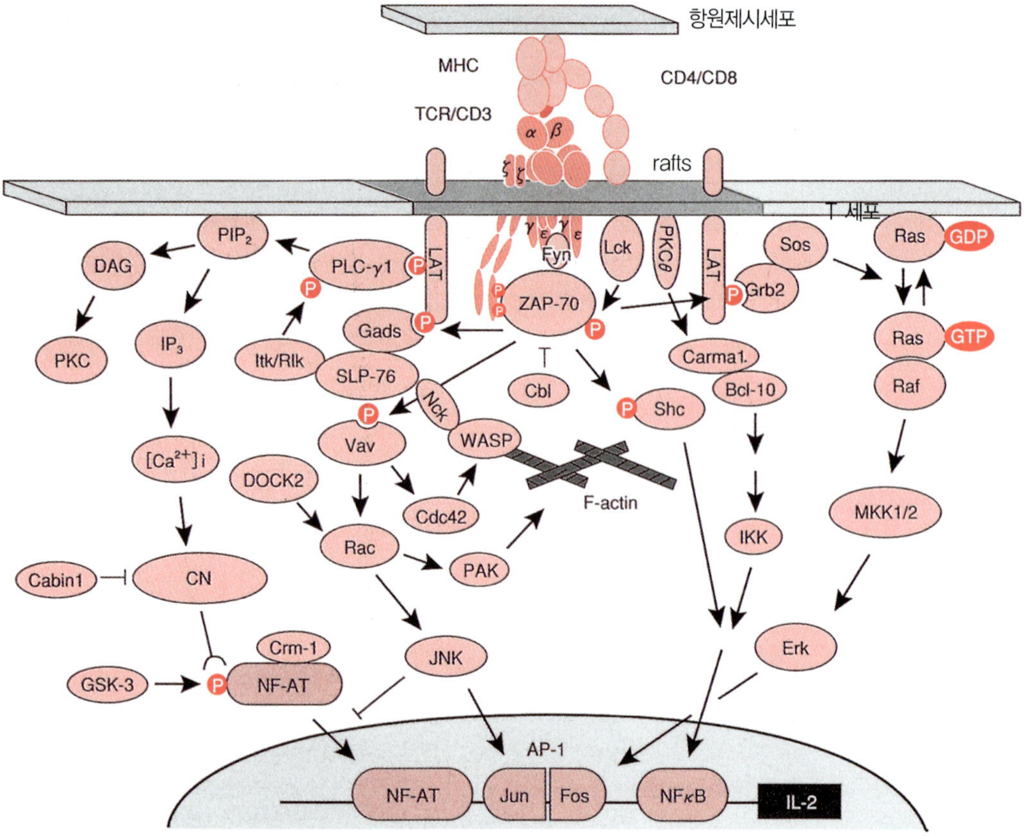

그림 4 TCR로부터 IL-2 생산에 이르는 신호전달기구
CN : calcineurin

memo 1 면역 시냅스 (Immunological synapse)

T 세포와 항원제시세포 (APC)와의 접착 면에 형성되는 안정한 구조이다. 신경계의 시냅스와 유사한 구조를 보이기 때문에 면역 시냅스라 불린다. 우선 ICAM-1과 LFA-1의 상호작용에 의해 접착이 시작되고, TCR/MHC, CD28/B7은 그 주위를 둘러싼다. 그 후 TCR/MHC가 중앙부에, ICAM-1/LFA-1이 주변부에 존재하는 성숙 시냅스를 형성한다. 이 안정한 구조의 지속이 완전한 T 세포 활성화에 필수인 것으로 생각되고 있다. 그런데 최근에 성숙 시냅스는 지나친 T 세포 활성화를 오히려 제어하는 방향으로도 작용할 수 있다는 설도 보고되어, 그 기능에 관해서는 뜨거운 논쟁이 진행 중이다. 한편 이 상황 (항원, APC, 조직)에 의존한 시냅스의 다양성이야말로 T 세포 응답의 다양성을 규정하는 요인이라고 생각하는 설도 있다.

표적유전자 발현을 촉진한다. IL-12 생산에 관해서는 그림 4에 나타낸 NF-AT, AP-1, NFκB 등이 협조하여 작용하는 것이 알려져 있다. TCR 하류에서 기능을 나타내는 전사인자에 관해서는 주로 T 세포 분화를 지표로 한 연구가 선행되고 있으며, 문헌 8에 자세히 나와 있다.

Keyword

5 공 자극분자

일러스트 맵은 p.115

충분한 T 세포 활성화에는 TCR로부터의 신호와 더불어 특정 항원제시세포와의 접촉에 의해 주어지는 공 자극이 필요하다 (그림 5). CD28, ICOS는 주로 PI3K를 통하여 positive 신호를, CTLA-4, PD-1은 주로 SHP-2를 통하여 negative 신호를 전달하고 있는 것으로 생각되고 있다.

CD28은 T 세포에 항상적으로 발현하고, CD80, CD86과 상호작용함으로써 T 세포 활성화의 보조 자극을 도입한다. 그의 분자기구는 PI3K, Grb2를 통한다는 설이 유력하다. CD28 비존재 하에서 TCR

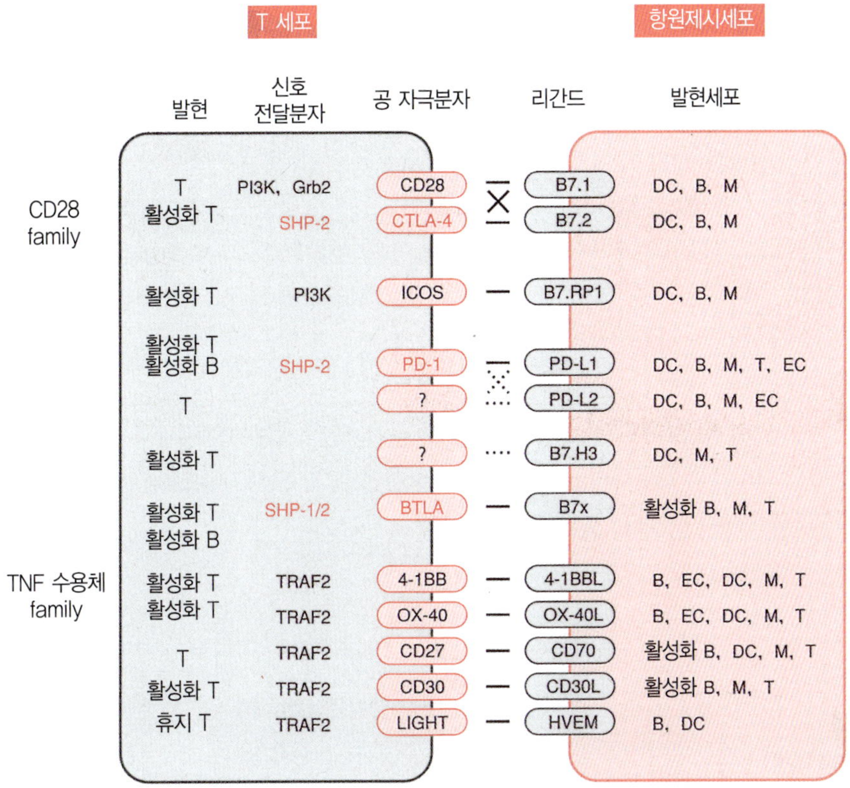

그림 5 세포에 발현하는 공 자극분자와 그의 리간드
흑색 글자 : 활성화 분자, 적색 글자 : 억제성 분자, B7.1 : CD80, B7.2 : CD86, B7.RP1 : B7h/ICOS-L/B7H-2/GL-50, PD-L1 : B7.H1, PD-L2 : B7.DC, B7x : B7S1/B7-H4, M : 단구, 매크로파지, DC : 수상세포, EC : 상피세포

---

*5 **Anergy** : TCR 자극에 대한 불응답성을 획득한 상태이다. 흉선에서 자기반응성 T 세포 제거 (negative selection)를 벗어난 자기반응성 클론의 말초에서의 자기관용상태 유지에 기여하는 한 기구로 생각된다. CD^{4+} CD^{25+}의 제어성 T 세포 (regulatory T cell)도 자신은 보통 anergy 상태에 있다. Anergy 유도기구에 관해서는 보조 자극인자 비존재 하에 있어서 TCR 자극, 항상적인 자극 등 여러 가지 설이 제창되었으며, 그것을 결정하는 분자기구에 관해서도 다수 보고되어 있지만, 통일된 견해는 나와 있지 않다. 자기면역질환에 직결되는 이들 자기반응성 T 세포의 이상 활성화를 피하기 위해서는, 실제 단독이 아닌 복수의 분자기구가 필요할지도 모른다.

을 자극하면 anergy*5에 빠지는 것으로 보고되어 있다. 활성화에 수반되어 T 세포 상에는 CTLA-4가 유도된다. CTLA-4도 동일한 B7.1, B7.2를 인식하지만 역으로 T 세포 활성화를 억제하는 신호를 전달한다. CTLA-4의 B7.1, B7.2에 대한 친화성이 CD28에 비해 훨씬 높은 것은, 신속한 T 세포 활성화의 종결이라는 점에서 목적에 부합한다. 실제 CTLA-4 결손 마우스는 림프증식성질환 (lymphoproliferative disease)에 수반된 비장, 림프절의 종창이 나타나며 조기에 사망한다.

ICOS는 휴지 T 세포에는 나타나지 않지만, 활성화에 수반되어 세포표면에 발현한다. 보조 활성화 신호분자로서 작용하며, 일부 CD28과 중복되는 기능을 가진다고 생각되고 있다. B7.RP1의 발현은 염증성 사이토카인의 존재 하에서 항원제시세포뿐만 아니라 보통의 말초조직에도 나타나, 조직에서 T 세포 활성화를 담당하는 분자인 것으로 추찰된다. ICOS는 IL-2보다 오히려 IL-10, IFN-γ의 생산을 촉진하는 것도 보고되어 있다.

PD-1도 활성화에 수반되어 유도된다. 그의 리간드 PD-L1은 주로 말초조직에 발현한다. PD-1 결손 마우스가 마우스 계통에 의존하여 여러 가지 자기면역질환을 나타내는 것으로부터도, 말초조직에서 PD-1-PD-L1 상호작용에 의한 T 세포 활성화의 피드백 제어기능이 자기응답성 제어나 생체의 항상성 유지에 극히 중요한 것을 알 수 있다.

극히 최근에 분리된 BTLA는 활성화 T 세포 상에 유도되며, Th2보다도 Th1에서 높은 발현이 나타난다. 세포 내에는 억제 분자를 리크루트 하는 ITIM (immunoreceptor tyrosine-based inhibitory motif)배열 (2장-3 참조)을 가지며, 리간드 B7x는 주로 말초조직에 발현이 나타나, 말초조직에서의 T 세포의 지나친 활성화를 억제하는 메커니즘을 담당하는 것으로 생각되고 있다.

TNF 수용체 family에 속하는 공 자극분자도 알려져 있다. 그림 5에 나타낸 이들 분자는 각각 TRAF2를 통하여 NFκB를 활성화하는 점에서는 유사하지만, 발현 시기나 세포, 리간드의 발현 양식에 따라 조금씩 다른 역할을 담당하는 것으로 생각된다.

키포인트

- TCRγ, δ, ε, ζ 사슬에 존재하는 ITAM의 tyrosine 잔기는 Lck, Fyn에 의해 인산화 된다.
- 인산화 된 ITAM에는 ZAP-70이 SH2 domain을 통하여 결합한다.
- ZAP-70의 주요한 기질은 LAT, SLP-76이며, 모두 T 세포 활성화에 필수 adaptor 분자이다.
- CD28 family 공 자극분자는 PI3K, Grb2를 통하여 positive 신호를 전달하며, CTLA-4, PD-1은 주로 SHP-2를 통하여 negative 신호를 전달한다.
- TNF 수용체 family 공 자극분자는 주로 TRAF2를 통하여 NFκB를 활성화함으로써 positive 신호를 전달한다.

참고문헌

1) Zamoyska, R. et al.: Immunol. Rev., 191 : 107-118, 2003

→ 여러 가지 T 세포 응답에 있어서 Lck, Fyn의 특이성과 용장한 면에 관한 총설이다.

2) Mustelin, T. : Immunol. Rev., 191 : 139-147, 2003

→ T 세포 활성화에 관여하는 phosphatase의 총설이다.

3) Koretzy, G. : Nature Rev. Immunol., 1 : 95-107, 2001

→ Adaptor 분자에 의한 T 세포 활성화의 negative와 positive 조절기구에 관한 자세한 총설이다.

4) Veillete, A. & Latour, S. : Curr. Opin. Immunol., 15 : 277-285, 2003

→ SLAM-SAP를 통한 신호전달기구의 해설이다.

5) Saito, T. & Yamasaki, S. : Immunol. Rev., 192 : 143-160, 2003

→ 림프구에 있어서 negative 제어인자의 총설이다.

6) Thome, M. & Tschopp, J. : Tends Immunol., 24 : 419-424, 2003

→ TCR을 통한 NFκB 활성화에 관한 최근의 지견을 모은 총설이다.

7) 松田達志, 小安重夫 : 蛋白質核酸酵素, 47 : 1368-1378, 2002

→ 림프구 분화 · 활성화에 있어서 MAP kinase 역할에 대한 일본어 해설이다.

8) Kuo, C. T. & Leiden, J. M. : Annu. Rev. Immunol., 17 : 149-187, 1999

→ 주로 T 세포 분화에 있어서 TCR 하류에서 기능을 나타내는 전사인자에 관한 총설이다.

9) Okazaki, T. et al. : Curr. Opin. Immunol., 14 : 779-782, 2002

→ PD-1과 그의 리간드 기능에 대한 총설이다.

10) Carreno, B. M. & Collins, M. et al. : Trends Immunol., 24 : 524-427, 2003

→ 공 자극분자에 관한 최신 총설이다.

11) Croft, M. : Nature Rev. Immunol., 3 : 309-620, 2003

→ TNF 수용체 family에 속한 공 자극분자에 관한 자세한 총설이다.

12) Schwarz, R. H. : Annu. Rev. Immunol., 21 : 305-334, 2003

→ Anergy에 관한 총설이다.

13) Bromley, S. K. et al. : Annu. Rev. Immunol., 19 : 375-396, 2001

→ 면역 시냅스에 관한 총설이다.

14) 小杉 厚 : 細胞工學, 22 : 1188-1194, 2003

15) Davis, M. M. : 細胞工學, 22 : 1188-1194, 2003

→ 면역 시냅스, rafts의 최신 지견을 정리한 일본어 총설이다.

② 사이토카인과 Chemokine 및 그들의 수용체

1) 사이토카인과 수용체

본 항의 Keyword **1** 사이토카인 family와 수용체 **2** JAK/STAT 계와 SOCS
3 사이토카인 신호의 세포 특이성 **4** 변이 gp 130 knock-in 마우스

개론 사이토카인 시스템의 특징

사이토카인은 T 세포, B 세포, 매크로파지, 섬유아세포 등 많은 종류의 세포가 생산하며, 혈액계나 신경계의 발생, 염증반응, 면역응답, 종양발생, 초기 배 발생 등 다양한 생물반응을 제어하고 있는 당 단백질이다. 감염증, 염증이나 암이라는 환경 변화에 따라 생산 · 분비되어, 국소에서 수용체를 발현하고 있는 세포에 생존, 죽음, 증식, 분화 등 여러 반응을 일으킨다 (일러스트 맵).

면역응답 제어에서는 특히 T 세포가 생산하는 사이토카인이 중요하다. Helper T 세포는, 그가 생산하는 사이토카인의 스펙트럼에 따라 세포성 면역에 관여하는 사이토카인 (IL-2, IFN-γ 등)을 생산하는 Th1 세포와, 체액성 면역의 제어에 관여하는 사이토카인 (IL-4, IL-5, IL-6, IL-13 등)을 생산하는 Th2 세포로 분류된다. 특히 감염세포에서 Th1 및 Th2 세포가 역할을 분담하고 있다. 또한 Th1 및 Th2 세포로의 분화는 각각 IL-12 및 IL-4에 의해 유도되지만, Th1이 생산하는 IFN-γ는 Th2 세포의 IL-4 생산을, Th2가 생산하는 IL-10은 Th1의 IFN-γ를 각각 억제성으로 제어한다. 이와 같이 T 세포가 생산하는 사이토카인이 서로 영향을 주는 네트워크에 의해 면역응답이 제어되고 있으며, 알레르기나 자기면역질환의 병태가 양자의 불균형으로 이해되어지고 있다 (memo 참조).

사이토카인의 특징 중 하나는 다기능성이다. 역사적으로는 다른 생물활성물질로 발견되어 추적되어 온 것이 동일 유전자 산물인 것으로 판명되었고, 다양한 세포 · 생물 반응을 야기하는 다기능 분자인 것으로 인식되게 되었다. 어떤 종의 생리활성이 복수의 사이토카인에서 공통적으로 나타나며, 기능 중복성도 사이토카인의 특징이다. 사이토카인 수용체는 특정 사이토카인과 결합하는 subunit과 신호전달기능을 담당하는 subunit으로 구성된 복합체를 형성하고 있으며, 복수의 사이토카인이 신호전달 subunit를 공용한다는 사실에 의해 사이토카인 작용의 중복성이 설명된다. 최근 사이토카인 family와 수용체 (→ 키워드 1 p.126)의 유전자 targeting에 의해 생체에서 개개 사이토카인의 가장 중요한 기능이 밝혀지게 되었다.

Class I/II 사이토카인으로부터의 신호전달에는 JAK/STAT 계와 SOCS (→ 키워드 2 p.129)가 중요하다. 사이토카인 수용체에 따라 회합하고 있는 JAK kinase와 활성화되는 전사인자 STAT의 종류는 달라진다. 사이토카인 신호는 JAK/STAT 계를 포함한 복수의 다른 신호전달경로를 이용하여 세포 내로 전달된다. 더욱이 사이토카인 자극 의존적으로 유전자 발현이 유도되는 SOCS family 등에 의해 사이토카인 신호는 negative 하게 피드백 제어된다. 이와 같은 복수의 경로가 동시에 전달하는 협조적 혹은 길항적 신호가, 다단계로 구성된 신호전달과정에서 서로 간섭하거나 통합됨으로써, 공통의 신호전달 수용체를 이용하고 있어도 계보가 다른 세포에서는 고유의 다른 반응을 일으킨다. 사이토카인 신호의 세포 특이성 (→ 키워드 3 p.132)이 형성된다.

일러스트 맵 사이토카인 신호에 의한 면역응답 제어와 질환

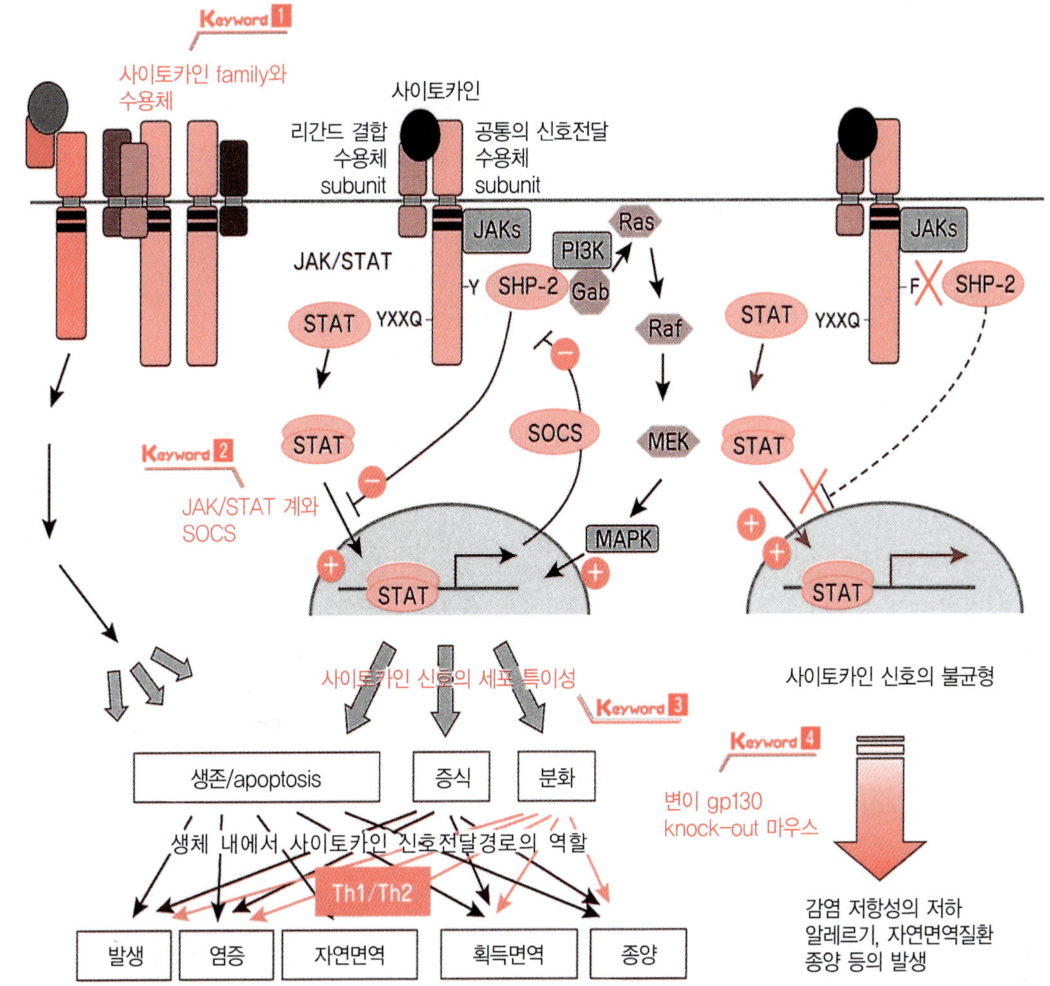

생체에서 사이토카인 신호전달경로의 기능은 사이토카인 신호전달분자를 knock-out 한 마우스나 변이를 가진 사이토카인 수용체를 knock-in 한 마우스에 의해 밝혀지게 되었다. 그 중에서도 변이 gp130 knock-in 마우스 (→ 키워드 4 p.133)는 IL-6 family 사이토카인과 공통된 수용체 gp130에 일어난 단 1개의 아미노산 변이가 류마티스 관절염 모양의 자기면역질환 발병의 원인이 되는 것을 증명하였고, 사이토카인의 신호제어가 중요하다는 것과 사이토카인의 신호전달경로가 치료 표적으로 유용하다는 것을 나타내고 있다.

memo Th1/Th2와 질환

세포 내로 감염하는 세균, 진균, 원충 등의 감염증에 대한 저항성은 Th1 응답에 의존하고 있다. 한편 기생충과 같은 세포 외 병원체에 대한 저항성에는 항체생산을 통한 Th2 반응이 유효하다. Th1 반응은 관절염, 장염, 기타 염증 등의 병적 변화와 관련되어 있다. 사람 질환에서 Th1 형으로 분류된 것은 교체갑상선염, 바제도 병(Basedow's Disease), 다발성경화증, 1 형 당뇨병, 크론 병 (Crohn's disease), 류마티스 관절염, 라임관절염 (Lyme disease), 급성이식편 거부반응, 반복성유산, *Helicobacter pylori* 균에 의한 소화성궤양, 유육종증 (Sarcoidosis) 등이다. Th2 형으로 분류된 것은 오멘 증후군 (Omenn syndrome), 춘기 결막염, 아토피성질환, 진행성전신성경화증, 만성치조주위염, HIV 감염에 있어서 AIDS, 종양의 진행이 있다. Th1로의 분화를 제어하는 전사인자는 T-bet과 ERM이며, Th2는 c-Maf와 GATA-3이 관여한다.

키워드 해설

Keyword

1 사이토카인 family와 수용체

일러스트 맵은 p.125

광의의 사이토카인은 생산 세포에 기초한 명칭인 모노카인 (단구), 림포카인 (림프구)이나 기능에 기초한 명칭인 증식인자, 조혈인자, 골 형성인자, 신경영양인자, 인터페론 (IFN), 종양괴사인자, chemokine, interleukin (IL)을 포함한다. IL은 백혈구가 생산하고, 백혈구 간에서의 신호전달을 실시하는 면역응답 제어인자로서 동정된 협의의 사이토카인이며, 현재 29종에 이른다. 시험관 내에서의 해석에 의해 여러 가지 사이토카인의 생리활성이 검출되었지만, 사이토카인 및 그의 수용체 knock-out 마우스 해석에 의하여 생체 내에서의 중요한 역할이 밝혀졌다 (표 1). 이들 사이토카인은 수용체의 구조로부터 7개의 그룹으로 분류할 수 있다 (표 2). IL이나 IFN의 대부분은 class I 혹은 II의 사이토카인에 속하며, 아미노산 배열 상의 상동성은 높지 않지만, 고차구조 상 4개의 α-helix (A, B, C, D)와 2개의 β-sheet로 구성되는 공통 구조를 취한다 (그림 1A).

Class I/II 사이토카인 수용체에 공통된 특징은, ① 세포 외 영역에 보존된 4개의 시스테인 잔기와 ② 세포 내의 Box1 영역이다 (그림 1B). 더욱이 class I의 사이토카인 수용체에만 공통된 특징으로서 세포 외 영역의 세포막 근방에 WS box (Trp-Ser-X-Trp-Ser : WSXWS) 영역과 세포 내 영역의 Box2 영역이 있다.

Class I/II 사이토카인 수용체는 일반적으로 2~3종류의 다른 subunit, 사이토카인과 특이적으로 결합하는 리간드 결합 subunit와 신호전달기능을 담당하는 subunit으로 구성된다. 신호전달 subunit은 복수의 사이토카인 수용체에서 공통으로 이용되기 때문에, 수용체를 공용하는 사이토카인을 family로서 분류한다. IL-2 수용체 family에 속하는 IL-2, IL-15, IL-4, IL-7, IL-9, IL-21은 γc를 공통으로 사용하는 사이토카인이다 (그림 1D). IL-4, IL-7, IL-9, IL-21이 각각의 수용체와 γc가 이량체를 형성하는 것에 비해, IL-2, IL-15는 IL-2 수용체 β 사슬이 더욱 부가된 3합체로 구성된다. IL-6 수용체 family는 신호전달 subunit으로 gp130을 공통으로 가진다 (그림 1E). IL-6, IL-11 수용체는 gp130만을 신호전달 subunit으로 이용한다. OSM 수용체에서는 gp130과 OSMR이, LIF, CNTF, CT-1 수용체에서는 gp130과 LIFR의 양쪽이 신호전달에 관여하고 있다. G-CSF 수용체, leptin 수용체 (OBR), IL-12 수

표 1 주된 사이토카인/수용체 knock-out 마우스의 소견

유전자	knock-out 마우스의 이상 소견
IL-2	염증성 장질환, 고 IgG1, IgE 혈증
IL-2Rα	염증성 장질환, 용혈성 빈혈, 고 IgG1, IgE 혈증
IL-2Rβ	용혈성 빈혈, 고 IgG1, IgE 혈증
IL-4	class switching (IgE, IgG1)와 Th2 사이토카인 응답 장해
IL-4Rα	기생충 감염에 대한 저항성 저하
IL-7	T 세포, B 세포 발생 장해
IL-7Rα	T 세포, B 세포 발생 장해
IL-13	Th2 세포 분화 장해, 기생충 구제 장해
IL-15	NK 세포 발생 장해, CD8 memory T 세포 homeostasis 장해
IL15Rα	NK 세포 발생 장해, CD8 memory T 세포 homeostasis 장해
γC	T 세포, B 세포, NK 세포 발생 장해
IL-5	호산구 감소, B1 세포 현저한 감소
GM-CSF	폐포단백질증
βC	호산구 감소, 폐포단백질증
IL-6	골 형성부전, 급성기 단백질 생산 저하, T 세포 수 감소 바이러스 감염에 있어서 중화항체 생산이나 CTL 활성 저하 리스테리아 감염 저항성 저하
gp130	태생치사 conditional : T 세포 수 감소, 혈소판 조혈 저하 급성기 단백질 생산 저하 바이러스 감염에서 중화항체 생산이나 CTL 활성 저하 리스테리아 감염 저항성 저하
IL-12 p40	IFNγ 생산과 Th1 반응 저하, IL-4 생산 항진, CTL 활성 저하
IL-12Rβ1	IL-12 신호의 장애
Epo	태생치사, 태자간에서 적혈구 조혈 장해
G-CSF	호중구, 과립구, 매크로파지 전구세포 감소
M-CSF	대리석병
IFNγ	리스테리아 등의 감염 저항성 저하
IL-10	빈혈, 염증성 장질환
IFNα/βRa	항 바이러스 면역 장해

CTL : cytoxic T lymphocyte (세포 상해성 T 림프구)

용체는 gp130과 상동성이 있어, 광의의 IL-6 수용체 family에 포함된다. IL-3, IL-5, GM-CSF는 βc 사슬을 공통 수용체로 하는 family이다. 이와 같이 수용체 subunit의 공용에 의해 사이토카인 기능의 중복성을 이해할 수 있다 (표 1).

사이토카인 family 내에서 공용되는 신호전달 subunit γc, βc, gp130에 사이토카인은 직접 결합하지 않는다. 그러나 사이토카인 결합 subunit과 리간드의 고친화성 결합에 관여하고 있다. 한편 리간드 결합 subunit의 역할은, 발현 유무에 따라 어떤 세포의 특정 사이토카인에 대한 반응성의 유무를 결정하며, 사이토카인 특이적인 기능 발현에 기여한다 (표 1). 그러나 IL-6의 경우, 리간드 결합 subunit (IL-6 수용체 α 사슬)가 세포막 표면에 발현되지 않아도, 세포 외 부분만의 가용성 수용체가 존재하면 gp130을 통하여 신호가 전달된다. 요컨대 IL-6 수용체 α 사슬을 발현하지 않기 때문에 본래 IL-6에 반응하지 않아야 할 세포가, 가용성 수용체의 존재에 의해 IL-6으로부터의 신호를 받을 수 있도록 변화한다 [수용체 변환 (receptor conversion), 그림 1C]. 가용성의 IL-6 수용체는 mRNA의 splicing 위치를 바꿈으로써 (alternative splicing) 생산된다. 염증성 장질환에서는 국소의 매크로파지가 생산하는 가용성

표 2 사이토카인 family의 분류

사이토카인 family	사이토카인	수용체의 신호계
class I	IL-2, 3, 4, 5, 6, 7, 8, 9, 10, 11, 12, 13, 14, 15, 21, 23, 27 GM-CSF, LIF, OSM, CNTF, CNTF, leptin EPO, TPO, G-CSF, GH, prolactin	JAK kinase 회합, STAT 인자 활성화
class II	IL-10, 19, 20, 22, 24, 28, 29 IFN-α, β, γ 등	JAK kinase 회합, STAT 인자 활성화
TNF/Fas	Fas 리간드, TNF α, β, RANKL, CD30 리간드, CD40 리간드 등	3합체 수용체, NF-κB, caspase 활성화
TGF	TGF-β, BMP, activin 등	Ser/Thr kinase 수용체, SMAD 인자 활성화
증식인자	EGF, PDGF, FGF, NGF VEGF, SCF 등	Tyr kinase 수용체
chemokine	IL-8, MCP, MIP, RANTES, Eotaxin 등	7회 막 관통 형 수용체, 3합체 GTP 결합 단백질
IL-1	IL-1, IL-18	Toll-like 수용체와 상동, NF-κB 활성화
기타	IL-16, 17, 25 등	

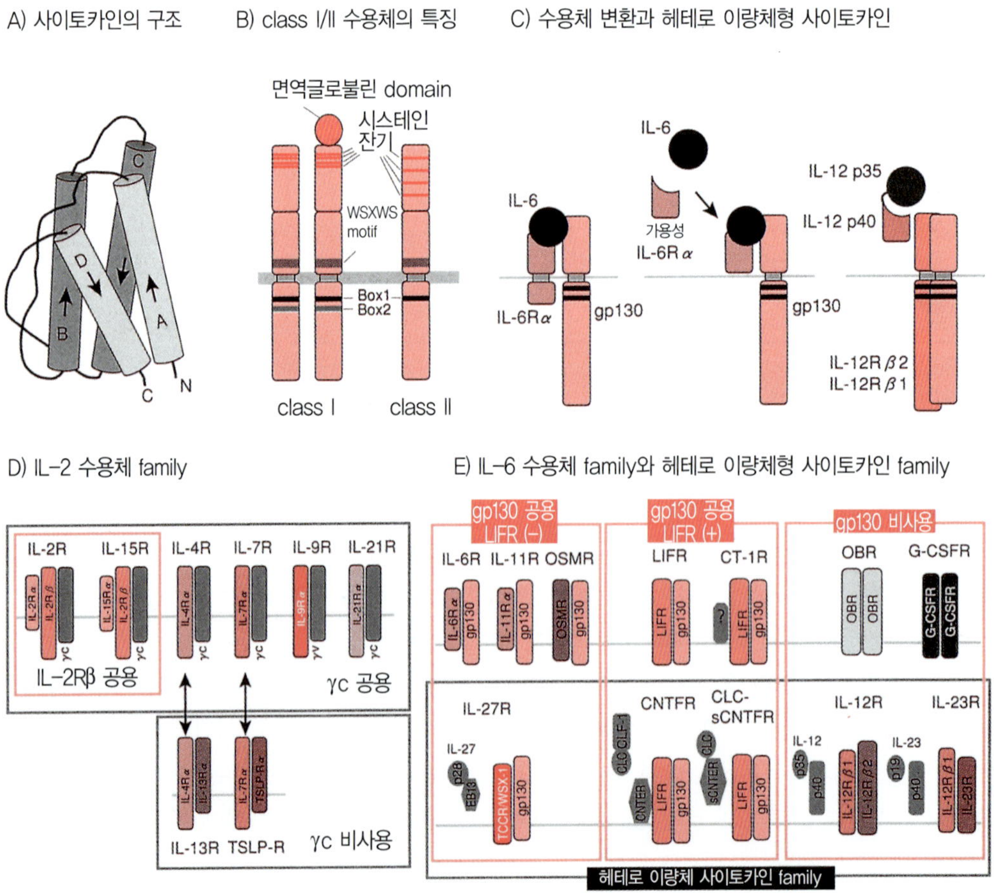

그림 1 사이토카인과 수용체의 구조적 특징
R : 수용체

IL-6 수용체 α 사슬에 의해 근방의 IL-6 수용체 α 사슬을 가지지 않는 T 세포에 IL-6 응답성을 부여해 버리는 기구의 존재가 시사되어 있다.

반응성에 유도되는 것이 아니라, 원래 가용성 수용체 모양의 단백질과 리간드로 구성된 헤테로 이량체 구조를 취하는 사이토카인 [composite cytokine (복합 사이토카인)*1]도 있다 (그림 1C, 1E). 예를 들면, IL-12는 p35와 p40의 헤테로 이량체이지만 p35는 IL-6과, p40은 IL-6 수용체 α 사슬과, IL-12 수용체는 gp130과 각각 유사한 구조를 가진다. p19와 IL-12 p40으로 구성되는 IL-23이나 CNTF 수용체를 이용하는 CLC/CLFR (cardiotrophin-like cytokine/cytokine-like factor receptor)도 composite cytokine이다.

Keyword

2 JAK/STAT 계와 SOCS

일러스트 맵은 p.125

사이토카인의 세포표면 수용체로의 결합은 수용체의 이량체 형성을 유도하고, 수용체에 구성적으로 결합하고 있는 tyrosine kinase JAK (Janus kinase)*2를 활성화한다. 계속하여 활성화된 JAK에 의해 수용체의 특정 tyrosine 잔기가 인산화 되고, 세포질에 존재하는 전사인자 STAT (signal transducer and activator of transcription)*2의 결합부위를 제공한다. 수용체와 회합한 STAT는 JAK에 의해 tyrosine 인산화를 받아 활성화되며, 이량체를 형성하여 수용체로부터 떨어져 핵으로 이행하고, 유전자의 전사를 활성화한다 (일러스트 맵).

개개의 사이토카인이 이용하고 있는 JAK/STAT 조합을 표 3에 정리하였다. Knock-out 마우스 해석에 의해 각각의 JAK, STAT는 여러 종류의 면역응답을 특이적으로 제어하고 있는 것으로 밝혀졌다 (표 4).

IL-6 수용체는 IL-6이 결합하는 IL-6 수용체 α 사슬과, IL-6 family에서 공통으로 이용되는 신호전달 subunit gp130으로 구성된다. IL-6 수용체 α 사슬에 리간드 IL-6이 결합하면 gp130 이량체가 형성되며, 구성적으로 수용체의 Box1에 결합하고 있는 JAK (JAK1, JAK2, Tyk2)가 활성화된다 (일러스트 맵 참조). 활성화된 JAK kinase는 수용체의 세포질 부분 tyrosine 잔기를 인산화 한다. 인산화 된 세포질 부분에는 부위 의존적으로 전사인자 STAT3과 tyrosine 탈인산화 효소 SHP-2 (SH2 domain containing phosphatase)가 회합하여 활성화된다. 즉 YXXQ motif를 형성하는 tyrosine Y767, 814, 905, 915에는 전사인자 STAT3이 SH2 domain을 통하여 회합한다. STAT3은 이량체를 형성하여 핵으로 이행하고, 여러 종류의 유전자 전사를 제어한다. 한편 YSTV motif를 형성하는 759번째 tyrosine

*1 **Composite cytokine** : 가용성 사이토카인 수용체 모양 분자와 사이토카인 모양 분자가 헤테로 이량체를 형성한 사이토카인이다.

*2 **JAK/STAT** : 포유류의 JAK family는 JAK1, JAK2, JAK3, Tyk (tyrosine kinase)2의 4종류로 구성된다. C 말단에 보존된 kinase domain과 효소활성을 가지지 않는 가짜 kinase domain을 가진다. 포유류의 STAT는 7종류 (STAT1, STAT2, STAT3, STAT4, STAT5A, STAT5B, STAT6) 존재하며, 고도의 상동성을 나타내는 영역을 수 종류 가진다. SH (Src homology)-2 domain은 STAT의 활성화와 이량체 형성에 관여한다. C 말단에는 DNA 결합 domain, 전사활성화 domain을 가진다.

표 3 사이토카인 family의 분류

사이토카인	JAK	STAT
IFN-α/β	Jak1, Tyk2	Stat1, Stat2
IFN-γ	Jak1, Tyk2	Stat1
성장호르몬	Jak2	Stat5a, Stat5b
prolactin	Jak2	Stat5a, Stat5b
erythropoietin	Jak2	Stat5a, Stat5b
thrombopoietin	Jak2	Stat5a, Stat5b
IL-10	Jak1, Tyk2	Stat3
IL-12	Jak2, Tyk2	Stat4, Stat3
G-CSF	Jak1, Tyk2	Stat3
γc family		
IL-2, Il-7, IL-9, Il-15	Jak1, Tyk3	Stat5a,Stat5b, Stat3
Il-4	Jak1, Tyk3	Stat6
βc family		
IL-3, Il-5, GM-CSF	Jak2, Jak1	Stat5a, Stat5b
gp130 family		
IL-6, IL-11, CNTF, LIF, OSM, CT-1	Jak1, Jak2, Tyk2	Stat3

표 4 JAK, STAT 및 SOCS knock-out 마우스의 소견

유전자	knock-out 마우스의 표현 형질
Jak	
Jak1	주산기 치사, 림프구 발생 장해
Jak2	태생 치사, 적혈구 조혈 장해
Jak3	IL-2 family 사이토카인 수용체 common γ 사슬의 신호결핍에 의한 중증복합면역부전증
Tyk2	IFN과 IL-12 신호 장해에 의한 병원체 감수성 항진
STAT	
Stat1	IFN (α/β, γ) 신호 장해, 바이러스 감염 감수성 항진
Stat2	IFN (α/β) 신호 장해
Stat3	태생 치사, 병원체에 대한 응답 장해, 세포 생존 장해
Stat4	Th1 세포로의 분화 장해, IL-12 신호 장해
Stat5a	유선 발생 장해, prolactin 신호 장해
Stat5b	성장호르몬 신호 장해, NK 세포에 의한 증식 및 세포장해활성 결핍
Stat5a/5b	NK 세포 결손, IL-2에 의한 T 세포증식 장해
Stat6	Th2 세포로의 분화 장해, IL-4/IL-13 신호 장해
Socs	
Cis	정상
Socsl	주산기 치사, IFN-γ 과잉 생산, 림프구 감소, 림프조직에서 apoptosis 항진, LPS (리포다당)에 대한 반응성 항진
Socs2	거인증, 성장호르몬과 인슐린 모양 증식인자 신호 이상
Socs3	태반부전에 의한 태생 치사, 적혈구 조혈 결핍

문헌 5로부터 변형

표 5 **SOCS를 통한 제어에 관련된 사이토카인**

SOC	SSOCS를 유도하는 사이토카인	SOCS에 의해 억제되는 사이토카인 신호
CIS	IL-2, IL-3, IL-6, IL-9, IL-10 GM-CSF, GH, PRL, TSLP EGF, CNTF, leptin, EPO, TPO	IL-2, IL-3, GH, IGF1, leptin, EPO
SOCS1	L-2, IL-3, IL-6, IL-9, IL-10, G-CSF GH, PRL, TSH, SCF, 인슐린, LIF, CT1, CNTF, EPO, IFN-α/β, IFN-γ	IL-2, IL-3, IL-4, IL-6, IL-7, M-CSF, GH IGF1, PRL, TSLP, SCF, FIK리간드, 인슐린 LIF, OSM, CT1, EPO, TPO, IFN-α/β, IFN-γ, TNF
SOCS2	IL-2, IL-6, GH, PRL, 인슐린, CNTF	GH, IGF1, LIF
SOCS3	IL-1, IL-2, IL-3, IL-6, IL-9, IL-10, IL-11 IL-22, GH, PRL, TSH, EGF, 인슐린, PDGF, BFGF, LIF, OSM, CT1, CNTF, leptin, EPO, TPO, TNF	IL-1, IL-2, IL-3, IL-4, IL-6, IL-9, IL-11, GH, IGF1, GH, IGF1, PRL, 인슐린, LIF, OSM, CT1, CNTF, leptin, EPO, IFN-α/β, IFN-γ

문헌 7로부터 변형

잔기에는 tyrosine 탈인산화 효소 SHP-2가 회합하며, tyrosine 인산화 되어 adaptor 분자 Gab1 혹은 Gab2 (Gab2 associated binder 1, 2)와 PI3 kinase와 복합체를 형성하고, Ras 활성화를 통하여 MAP kinase ERK의 활성화에 이른다.

JAK/STAT 계의 신호전달경로는 SOCS[*3] (suppressor of cytokine signaling), PIAS[*4] (protein inhibitor of activated STAT) family, 단백질 tyrosine 탈인산화 효소 등의 다른 기구에 의해 여러 단계로 제어되고 있다. 보통 자극하지 않은 세포에 있어서 SOCS 단백질은 미량이지만, 사이토카인 자극에 의해 급속하게 유도되어 JAK/STAT 계를 negative 하게 피드백 제어한다. SOCS1에 의한 IFN-γ 계, SOCS3에 의한 IL-6/gp130 계의 억제성 제어가 중요하지만, 표 5에 나타낸 바와 같이 SOCS는 다양한 사이토카인 계를 제어하고 있는 것으로 생각된다. SOCS에 따라 그의 제어기구는 다르며, SOCS1의 SH2 domain은 tyrosine 인산화 된 JAK에 직접 결합하여 JAK의 kinase 활성을 제어한다. SOCS3은 수용체의 인산화 된 tyrosine 잔기에 결합하여 JAK를 저해한다. CIS는 수용체의 결합영역에서 STAT 결합과 길항함으로써 STAT 활성화를 저해한다. Knock-out 마우스에 의해 밝혀진 SOCS family의 생체 내에서 기능을 표 4에 정리하였다.

*3 **SOCS** : SOCS family는 CIS (cytokine-inducible SH2 domain protein), SOCS1~SOCS7의 8종류로 구성된다. SOCS 단백질은 N 말단 영역에 SH2 domain이 계속되며, C 말단에 SOCS box가 위치한다. SOCS box에 E3 ubiquitin ligase 복합체를 구성하는 elonginB와 C가 결합하는 것으로 보아, SOCS가 신호전달분자의 유비키틴화, proteasome에 의한 분해에 관여할 가능성이 시사되고 있다.

*4 **PIAS** : 포유류의 PIAS family는 PIAS1, PIAS3, PIASX, PIASY의 4종류로 구성된다. Family에 공통된 구조로서 중앙부에 RING finger 모양 아연결합 domain (RLD), N 말단에는 SAP (scaffold attachment factor A/B, acinus and PIAS) domain이 존재한다. 사이토카인 자극 후 PIAS1, PIAS3, PIASX, PIASY는 각각 STAT1, STAT3, STAT4, STAT1에 결합한다. PIAS1과 PIAS3은 각각 STAT1과 STAT3의 DNA 결합능을 저해한다. PIASX와 PIASY는 각각 STAT4 혹은 STAT1의 DNA 결합능을 저해하지 않고, 그들의 전사활성을 저해한다.

Keyword

3 사이토카인 신호의 세포 특이성

일러스트 맵은 p.125

동일한 사이토카인 수용체를 이용하고 있어도 사이토카인 자극에 의해 유도되는 반응은 세포에 따라 달라진다. gp130으로부터의 신호인 경우, STAT3 혹은 Y759/SHP-2를 통한 신호전달경로가 유도하는 반응과 양쪽 경로의 관계는 세포에 따라 전혀 다르다 (그림 2).

gp130을 발현시킨 pro-B 세포주 BAF-B03에서 STAT3을 통한 신호는 항 세포 사 유전자 Bcl2 발현을 유도하며, 세포주기 G1기로부터 S기로의 이행을 촉진한다. 한편 SHP-2를 통한 신호는 G2기로부터 M기로 이행시킨다. 따라서 BAF-B03에서 양쪽 경로는 협조하여 세포의 분열 증식반응을 진행시킨다.

마우스 백혈병 세포 M1에서 STAT3을 통한 신호는 G1/G0기에서의 증식 정지와 매크로파지로의 분화를 유도하는 데에 비해, SHP-2를 통한 신호는 G1기를 단축하여 증식을 촉진한다. 요컨대 gp130은 STAT3과 SHP-2를 통하여 M1 세포의 증식에 대해 상반되는 신호를 동시에 전달하고 있지만, 통합된 신호로서는 M1 세포의 증식정지와 분화가 유도된다.

또한 갈색세포종 PC12의 신경세포로의 분화는 IL-6 자극에 의해 유도된다. 이 때 신경돌기의 진전은 SHP-2로부터 MAP kinase를 활성화하는 경로에 의해 촉진되는 것에 비해 STAT3 경로에 의해 억제성으로 제어된다.

이들 세포주의 해석 결과로부터, ① 사이토카인의 수용체는 협조적 혹은 길항적인 성질을 가진 복수의 신호를 동시에 전달하지만, ② 이들 신호는 통합되어 세포 고유의 응답을 일으킨다는 것을 이해할 수 있다.

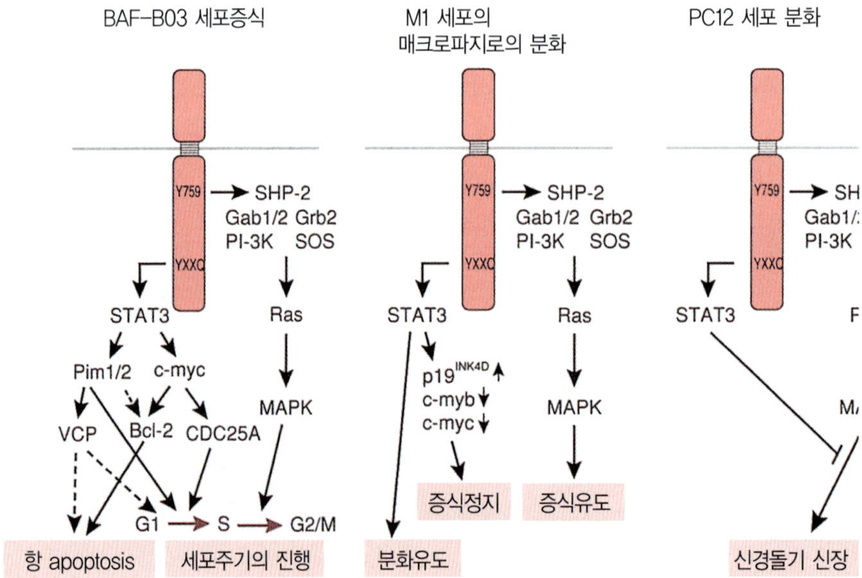

그림 2 gp130 신호의 세포 특이성

Keyword
4 변이 gp 130 knock-in 마우스

일러스트 맵은 p.125

생체 내에서 gp 130 신호전달경로의 기능은 신호전달경로를 선택적으로 차단하는 변이를 가진 사람 gp 130을 발현시킨 일련의 knock-in 마우스 해석에 의해 밝혀졌다 (그림 3A, B). 그들은, ① YXXQ motif의 tyrosine 모두를 페닐알라닌으로 바꿈으로써 gp 130으로부터 STAT를 통한 신호전달경로가 차단된 gp 130FXXQ/FXXQ, ② 759번째 tyrosine 잔기를 페닐알라닌으로 치환함으로써 SHP-2를 통한 신호전달경로가 차단된 gp 130F759/F759, ③ 세포막 관통부위 이하가 결실되어 있기 때문에 gp 130으로부터의 신호가 전혀 전달되지 않는 gp 130D/D, ④ 대조로서 변이가 없는 사람 gp 130을 발현하는 gp 130H/H의 4종이다. 각각의 knock-in 마우스 태자 섬유아세포의 생화학적 해석에 의해 양쪽 경로의 선택적 차단이 확인되었지만, gp 130F759/F759에서는 gp 130 자극 후의 tyrosine 인산화가 지연된 것으로 보아, Y759를 통한 신호전달경로가 STAT3 활성화의 지속시간을 negative regulation 하고 있다는 것이 밝혀졌다 (그림 3A). 따라서 gp 130F759/F759 마우스의 체내에서는 여러 종류의

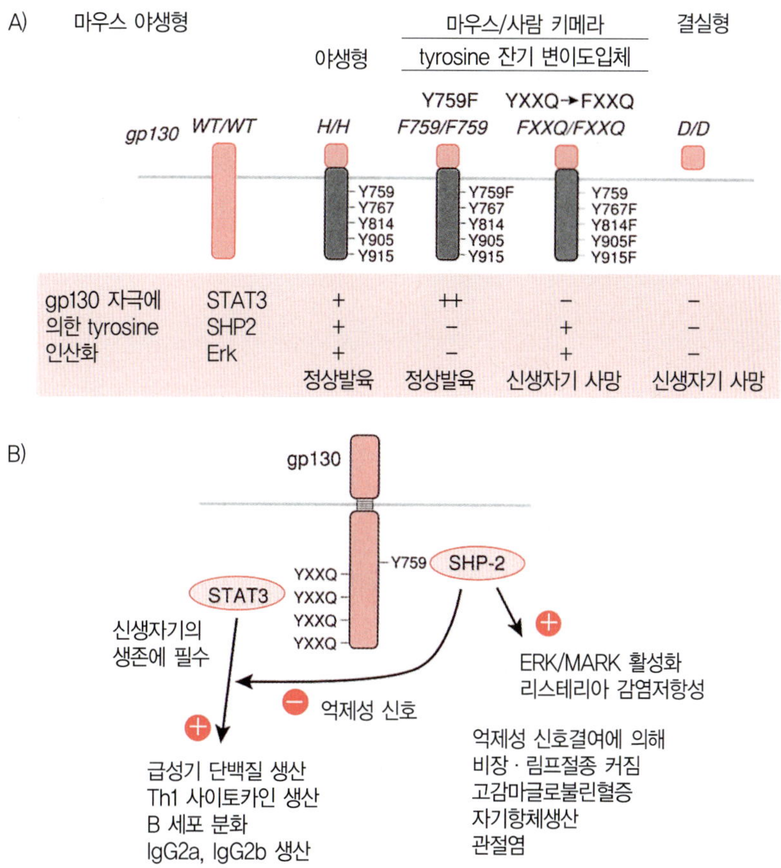

그림 2 변이 gp130 knock-in 마우스와 gp130 신호의 생체에 있어서 역할

세포에 gp 130을 통한 신호가 전달될 때마다 STAT3 활성화의 항진 상태가 발생하고 있는 것으로 생각된다.

면역응답을 중심으로 한 생체반응의 해석에 의해 아래와 같은 사실이 밝혀졌다 (그림 3B). STAT3을 통한 신호전달경로는 신생자기의 생존에 필수이며, 급성기 단백질, 항체, helper T 세포의 Th1 형 사이토카인 등의 생산을 positive regulation 하고 있다. 한편 SHP-2를 통한 신호전달경로는 신생자기의 생존에 필수이지 않지만, 리스테리아 감염 저항성을 positive regulation 하고 있다. 더욱이 STAT3에 의해 positive regulation 되고 있는 생체반응이나 말초 림프조직에서의 세포수를 negative regulation 하고 있다. 이와 같이 1개의 사이토카인 수용체로부터 동시에 작동하는 신호전달경로는 각기 다른 생체반응을 positive regulation 할뿐만 아니라, 1개의 신호전달경로가 다른 방향에 유래되는 반응의 negative regulation에도 관여하고 있다. 이와 같은 생체에서의 사이토카인 통제의 중요성은, 그의 파탄에 의해 자기면역질환이 발병된다는 사실에 의해 이해될 수 있다. Y759로부터의 억제성 신호전달경로가 결여되어 있기 때문에 STAT3의 활성화가 항진되어 있는 $gp130^{F759/F759}$ 마우스는, 생후 1년 전후에서 사람의 류마티스 관절염과 아주 유사한 만성 관절염이 자연적으로 발생한다. 류마티스 인자 등의 자기항체생산은 자기 면역응답의 존재를 시사한다. 게다가 림프구가 결손 되어 있는 $RAG2^{-/-}$ $gp130^{F759/F759}$ 마우스에서는 관절염이 발병되지 않은 것으로 보아, 이 관절염은 림프구에 의존하고 있고 면역이상이 이 병태에 필수라는 것을 알 수 있다. 이 $gp130^{F759/F759}$ 마우스에서 자기면역질환의 자연 발생은, IL-6 family 사이토카인을 생산하는 세포의 근방에 존재하여 사이토카인의 신호를 받은 여러 종류의 면역담당세포나 미소 환경 구성세포에 생긴 STAT3 활성화 항진의 결과, 자기관용이 파탄되어 자기면역응답에 의한 조직 손상에 이른 것이다. 사이토카인 수용체의 점 돌연변이에 유래된 신호의 불균형으로부터 자기면역질환이 일어나는 $gp130^{F759/F759}$ 마우스는 분자기구의 해명 및 치료법의 개발에 유용한 모델이다.

키포인트

- 사이토카인은 많은 종류의 세포가 생산 · 분비하고, 국소에서 수용체를 발현하고 있는 세포에 생존, 세포 사, 증식, 분화 등 여러 종류의 반응을 야기함으로써 생체의 발생, 염증, 감염 저항성, 면역응답, 알레르기, 항 종양반응 등을 제어하고 있다.
- Helper T 세포는 세포성 면역에 관여하는 사이토카인 (IL-2, IFN-γ 등)을 생산하는 Th1 세포와 체액성면역의 제어에 관여하는 사이토카인 (IL-4, IL-5, IL-6, IL-13 등)을 생산하는 Th2 세포로 분류된다. 감염방어기구, 알레르기나 자기면역질환의 병태가 양쪽의 불균형으로 이해되어져 왔다.
- 사이토카인의 특징에는 다기능성, 기능의 중복성, 세포 특이성이 있다
- 사이토카인 수용체로부터의 신호는 tyrosine kinase JAK와 전사인자 STAT의 활성화를 통하여 세포 내로 전달된다. SOCS family는 사이토카인 신호를 negative 하게 피드백 제어한다.
- 사이토카인 수용체로부터 복수의 협조적 혹은 길항적인 신호가 동시에 전달되지만, 그의 불균형은 자기면역질환 등의 발병 원인이 된다.

참고문헌

1) Taniguchi, T. : Science. 286 : 251-255, 1995

→ 사이토카인 수용체의 분류, 사이토카인 수용체와 JAK/STAT 계의 관련이 거의 밝혀진 시기의 총설이다.

2) Ihle, J. N. : Cell, 84 : 331-334, 1996

→ STAT에 대한 총설이다. DNA 결합부위의 consensus 배열 정보가 있다.

3) Darnell, Jr. J. E. : Science, 277 : 1630-1635, 1997

→ STAT에 대한 총설이다. STAT1~6 knock-out 마우스의 결과가 갖추어진 시기의 총설이다.

4) Brivanlou, A. H. & Darnell, Jr. J. E. : Science, 295 : 813-818, 2002

→ 이 원고에서는 기술하지 않았던 광의의 사이토카인 전사제어기구에 중점을 둔 총설이다. 한번 읽어보기를 권한다.

5) Shuai, K. : Nature Rev. Immunol., 3 : 900-911, 2003

→ PIAS 발견자에 의한 면역계에 있어서 JAK/STAT 신호제어에 대한 총설이다. 억제성 제어기구가 자세히 기술되어 있다.

6) Chen, X. P. et al. : Immunity, 13 : 287-290, 2000

→ SOCS에 대한 총설이다.

7) Alexander, W. S. : Nature Rev. Immunol., 2 : 410-416, 2002

→ SOCS에 대한 총설이다. SOCS family에 대한 정보가 상당히 충실하다.

8) Kubo, N. et al. : Nature Immunol., 4 : 1169-1176, 2003

→ SOCS의 면역제어기구에 대한 총설이다. SOCS1, SOCS3에 초점을 두고, T 세포의 선택, 분화, 관용 유도, 항원제시세포 기능, TLR 신호나 질환과의 관련 등을 포함한다. SOCS family의 광범위한 제어기구를 이해할 수 있다.

9) Ishihara, K. & Hirano, T. : Biochim. Biophys. Acta, 1592 : 281-296, 2002

→ IL-6을 중심으로 사이토카인 신호의 세포 특이성이 어떻게 형성되는지를 해설하였다. 여러 가지 신호전달경로가 어떻게 서로 간섭하거나 통합하는지를 알기 쉽게 그림으로 해설하고, 근거가 되는 문헌도 풍부하게 인용하고 있다.

10) Kamimura, D. et al. : Rev. Physiol. Biochem. Pharmacol., 149 : 1-38, 2003

→ IL-6에 관한 기초적인 정보가 모여 있는 총설이다.

11) Hirano, T. et al. : Oncogene, 19 : 2548-2556, 2000

→ gp 130 신호에 있어서 STAT3의 역할에 대한 총설이다.

12) Ohtani, T. et al. : Immunity, 12 : 95-105, 2000

→ gp 130의 YXXQ/STAT3 혹은 Y759/SHP-2, 2가지 신호전달경로가 생체 내에서 어떻게 작용하는지를 knock-in 마우스로 규명한 대작이다.

13) Atsumi, T. et al. : J. Exp. Med., 196 : 979-990, 2002

→ gp 130의 Y759 점 돌연변이를 가진 knock-in 마우스 $gp130^{F759/F759}$에 류마티스 관절염과 아주 유사한 자기면역성의 만성 관절염이 자연 발병한 것을 보고한 것이다.

14) Ishihara, K. & Hirano, T. : Cytokine Growth Factor Rev., 13 : 357-368, 2002

→ 지금까지 보고된 IL-6과 자기면역질환과의 관련에 대한 총설이다.

15) Rebauld, J-C. : Nature Rev. Immunol., 3 : 667-676, 2003

→ 이 원고에서 그다지 기술할 수 없었던 class II 사이토카인에 대한 총설이며, 지식 보충에 최적이다.

16) O' Shea, J. J. et al. : Nature Rev. Immunol., 2 : 37-45, 2002

→ 자기면역질환과 사이토카인의 관련에 대한 총설이다. 지식 보충에 최적이다.

2 사이토카인과 Chemokine 및 그들의 수용체

2) Chemokine과 수용체

본 항의 Keyword **1** Chemokine superfamily **2** Chemokine 수용체 **3** 백혈구 유주의 multistep 모델 **4** 림프구 subset

개론 Chemokine과 chemokine 수용체

Chemokine이란 chemotactic · cytokine의 조어이다. 세포 유주를 주된 작용으로 하며, 공통의 구조적 특징을 나타내는 분자량 10 kD 전후의 염기성 헤파린 결합성 분비 단백질의 일군이다 (단 2종의 막 결합형 분자도 존재함). 사람에서는 45종에 이르는 chemokine [Chemokine superfamily (→ 키워드 1 p.138)]과 18종의 기능적 (신호를 전달함) 수용체가 동정되어 있다 [Chemokine 수용체 (→ 키워드 2 p.140)]. Chemokine에는 잘 보존된 4개의 시스테인 잔기가 존재하며, 그 중 N 말단 측의 2개 잔기가 형성하는 motif에 따라 CXC, CC, C, CX3C (X는 시스테인 이외의 아미노산 잔기)의 4가지 subfamily로 분류된다 (일러스트 맵 A). 또한 수용체는 모두 7회 막 관통 3합체 G 단백질 couple 형 수용체 (GPCR) family에 속하며, 1개의 subfamily를 형성한다 (일러스트 맵 B). Chemokine은 여러 가지 체세포로부터 구성적 혹은 유도성으로 생산되어, 백혈구의 혈관 외로의 침윤 [백혈구 유주의 multistep 모델 (→ 키워드 3 p.142)], 림프구의 골수나 흉선에서의 분화에 수반된 이동, 성숙 naive 림프구의 재순환과 이차 림프조직으로의 귀소 (homing), effector 림프구의 염증반응이나 면역응답에서의 조직침윤 [림프구 subset (→ 키워드 4 p.143)], 등에서 극히 중요한 역할을 수행하고 있다..

일러스트 맵 **Chemokine과 chemokine 수용체**

Keyword 1

Ⓐ chemokine superfamily

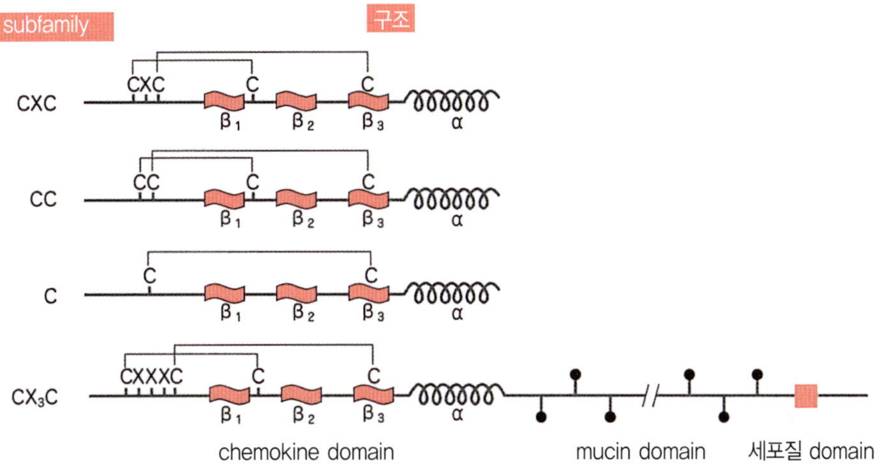

Keyword 2

Ⓑ chemokine domain

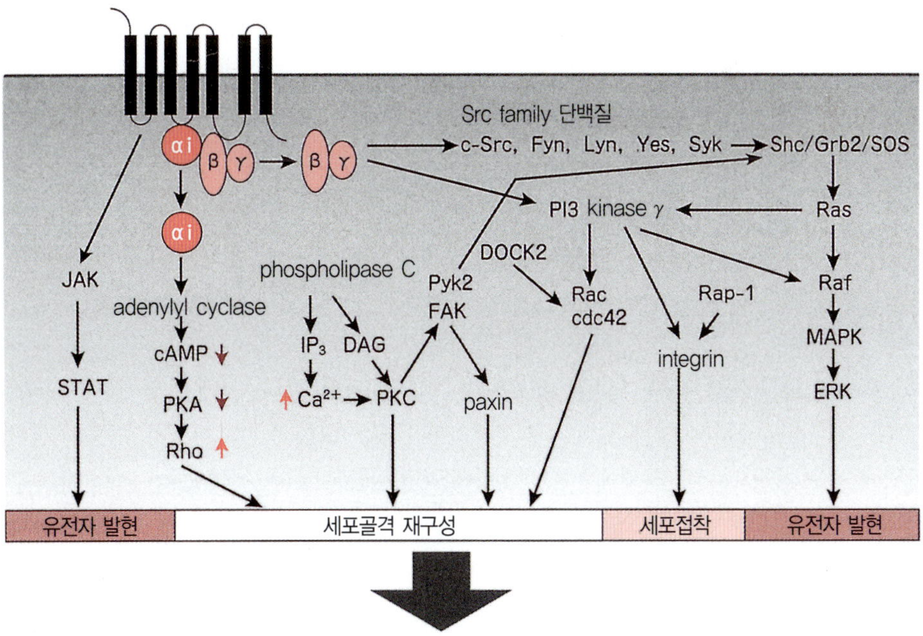

백혈구의 multistep 모델 Keyword 3

림프구 subset Keyword 4

Keyword

1 Chemokine superfamily

일러스트 맵은 p.137

Chemokine의 연구는 우선 interleukin-8 (IL-8)/CXCL8이 1987년에 호중구의 유주인자로서 보고되었으며, 또한 monocyte chemotactic protein-1 (MCP-1)/CCL2가 1989년에 단구의 유주인자로서 보고되었던 것이 시작이다. 그리고 양쪽의 구조 비교로부터, 이들은 기능 불명의 몇 개 분비 단백질과 함께 family를 형성하고 있는 것이 금방 밝혀졌다. 특히 잘 보존된 4개의 시스테인 잔기가 이 family를 인식하는데 있어서 대단히 유용한 지표가 되어 새로운 chemokine이 계속해서 발견되어 왔다. 그리고 N 말단 측 2개의 보존된 시스테인 잔기가 형성하는 motif에 근거하여, chemokine은 CXC (2개의 시스테인 잔기 사이에 다른 아미노산 1개가 끼어 있음)의 2가지 subfamily로 분류되는 것으로 밝혀졌다. 더욱이, ① IL-8/CXCL8과 같은 CXC chemokine은 주로 호중구를 유주하며, 그들 유전자는 4번 염색체에 클러스트를 형성하여 존재하고, ② MCP-1/CCL2와 같은 CC chemokine은 주로 단구를 유주하며, 그들 유전자는 17번 염색체에 클러스트를 형성하여 존재하고, ③ chemokine 계에서는 1개의 리간드가 복수의 수용체에 작용하며, 또한 1개의 수용체는 복수의 리간드에 반응하는 다른 사이토카인 계에는 볼 수 없는 복잡한 리간드 · 수용체 관계가 존재한다는 chemokine 패러다임이 만들어졌다 (표 1).

그러나 이들 chemokine에서는 림프구가 나타내는 생리적 재순환 (혈액 → 이차 림프조직 → 수출림프관 → 혈액), 활성화 수상세포의 말초조직으로부터 소속 림프절로의 homing, 면역응답에서의 각종 림프구 subset의 조직 내 침윤, 등을 충분히 설명할 수 없었다. 그런데 1990년대에 들어 random 한 cDNA의 부분 염기배열을 집적한 EST (expressed sequence tag) 데이터베이스가 충실해지고, 거기에서 생물정보학을 이용하여 쉽게 유전자 family의 신규 멤버를 탐색 · 발견하는 것이 가능해졌다. 특히 chemokine은 비교적 저분자이며 게다가 지표가 되는 4개의 시스테인 잔기가 있기 때문에, 이와 같은 탐색에 대단히 유리하며 1990년대 중반부터 다시 새로운 chemokine이 계속해서 발견되었다. 그리고 놀랍게도, 새롭게 발견된 chemokine의 대부분은, ① 림프구나 수상세포라는 면역담당세포에 특이적으로 작용하며, ② 유전자도 종전의 chemokine 클러스트 이외의 염색체 영역에 mapping 되고, ③ 비교적 특이성이 높은 리간드 · 수용체 관계를 나타내었다. 이와 같이 종전의 chemokine과는 기능적으로도 진화적으로도 다른 chemokine의 그룹이 새롭게 발견되었다 (표 1)

이와 같이 하여, 종전에 주로 호중구에 작용하는 CXC chemokine 군과 주로 단구에 작용하는 CC chemokine 군과 더불어, 더욱이 주로 림프구나 수상세포에 작용하는 CXC 및 CC chemokine 군이나 C 및 CX3C chemokine이라는 새로운 분자종의 chemokine도 발견되었으며, 게다가 사람 게놈의 전체 염기배열도 결정되어져, 현재에 이르러 chemokine superfamily의 전모가 거의 밝혀지고 있다. 종전에 주로 호중구나 단구를 유주하고, 급성이나 만성의 염증반응에서 중요한 역할을 수행한 chemokine 군은 「염증성 chemokine」 (inflammatory chemokines)으로 총칭된다. 한편 주로 호중구나 단구를 유주하며, 림프조직의 형성, 유지 및 면역응답에 중요한 역할을 수행하는 신규 chemokine 군은 각각 특정 면역계 조직에서 구성적으로 발현되며, 그것에 의해 주로 항상적인 림프구 이동에 관여하고 있다는 관점에서 「항상성 chemokine」 (homeostatic chemokines)라 불리고 있다. 게다가 chemokine은 발생에서의 세포이동과 장기 형성, 림프조직의 형성과 유지, 조혈조절, 혈관신생의 제어,

암의 지지조직 형성이나 전이, HIV 등의 바이러스 감염 등의 여러 가지 생명현상에 있어서 극히 중요한 역할을 수행하고 있는 것으로 밝혀지고 있다 (표 1).

memo Chemokine의 계통적 명명법

Chemokine 수용체의 명칭에 대해서는 처음부터 통일적인 명명법이 필요하였다. 그것은 특히 염증성 chemokine계의 경우, 복수의 리간드가 1개의 수용체에 작용하고, 게다가 1개의 리간드가 복수의 수용체에 작용하는 극히 복잡한 리간드·수용체 관계가 존재하며, 그 때문에 리간드에 기초하여 명명하는 것이 처음부터 곤란하였기 때문이다. 그래서 대응하는 리간드가 소속된 subfamily CXC 혹은 CC의 뒤에 수용체를 표시하는 R과 발표순의 일련번호로 나타내는 방식이 1996년의 Gordon 회의에서 채택되어, 현재 18종의 기능적 수용체가 동정되기에 이르렀다. 한편 리간드에 대해서도 동일한 분자가 복수의 이름으로 불리고 있어 대단히 혼란스러웠다. 그래서 1999년의 Keystone 회의에서 우리들이 제안한 명명법이 채택되었다. 그것은 수용체와 동일하게 subfamily에 리간드를 표시하는 L을 붙이고, 일련번호를 더욱 붙이는 단순한 것이다. 단 일련번호에 대해서는 이미 유전자가 염색체에 맵ping 되어 유전자 번호 [small cytokine 즉 chemokine을 나타내는 SCY와 subfamily를 나타내는 A (=CC), B (=CXC), C (=XC), D (CX_3C), 및 일련번호로 구성됨]가 부여되어 있는 chemokine에 대해서는 혼란을 피하기 위해 그 번호를 그대로 답습하고, 이후에 보고된 chemokine에 대해서는 발표순으로 일련번호를 붙이며 유전자 기호도 그것에 맞춘다는 것이다.

표 1 Chemokine 계의 성상과 주된 생물학적 작용

• 사람에서는 45종류의 chemokine이 존재함 CXC, CC, C, CX_3C의 subfamily로 나누어짐
• 세포 유주를 유도 염증, 면역응답, 생리적 homing, 발생이나 분화에서의 세포이동 등에 관여함
• 염증성 chemokine 호중구, 단구, 호산구 등을 유주시키며, 주로 급성염증이나 만성염증에 관여함
• 항상성 chemokine 림프구, 수상세포 등을 유주시키며, 주로 면역계의 유지와 면역응답에 관여함
• heparin이나 heparin sulfate와 결합함 세포 외 기질에 결합하여 농도 구배를 형성함
• 7회 막 관통 G 단백질 coupling 형 수용체를 통하여 작용함 18종류의 기능적 수용체가 동정되어 있음
• 수용체는 3합체 G 단백질 중, 주로 $G\alpha i$ class와 conjugate 함 백일해 독소로 저해됨
• 탈감작 현상이 있음 수용체 C 말단 영역의 인산화에 의한 endocytosis
• 복잡한 리간드·수용체 관계를 나타냄 특히 염증성 chemokine에서 리간드의 중복성과 수용체의 교잡성이 강함
• 혈관신생작용 ELR motif 형의 CXC chemokine
• 혈관신생억제작용 비 ELR motif 형의 CXC chemokine
• 종양에서의 역할 혈관신생, 매크로파지나 림프구의 집적, 전이, 항 apoptosis 작용
• DARC 적혈구가 발현하는 chemokine scavenger receptor, 말라리아 원충 *Plasmodium vivax* 수용체
• R5 형 HIV 감염 CCR5가 공 수용체
• X4 형 HIV 감염 CXCR4가 공 수용체

또한 결번은 마우스의 유전자가 먼저 등록되어, 대응하는 사람의 유전자가 발견되지 않았든지 존재하지 않기 때문이다. 단 실제적으로는 chemokine의 수가 너무나 많기 때문에, 일련번호로는 도리어 알기 힘들어질 우려가 있다. 또한 충분히 확립한 명칭에 대해서 무리하게 계통 명을 바꾸는 것도 불필요할 것이다. 그래서 앞으로 논문 등에서는 기존의 명칭과 함께 계통 명을 병기하고, 그것으로 인해 특히 명칭이 혼란스러운 최근의 멤버에 대해서는 가능한 한 계통 명으로 이행하는 것이 좋다고 생각된다.

Keyword

2 Chemokine 수용체

일러스트 맵은 p.137

Chemokine 수용체는 모두 세포막을 7회 관통하는 3합체 G 단백질 couple 형 수용체 (G-protein-coupled receptor : GPCR[*1])이다. 현재 18종의 기능적 (리간드 결합에 의해 세포 내 신호를 전달함) 수용체가 동정되어 있다 (표 2). Chemokine 수용체는 GPCR 계 중에서 1개의 subgroup을 형성하고 있으며 CXC chemokine 수용체의 유전자는 주로 2번 염색체, CC chemokine 수용체의 유전자는 주로 3번 염색체에 클러스트를 형성하여 존재한다.

Chemokine을 포함하여 일반적으로 리간드가 GPCR에 결합하면, 수용체에 coupling 하는 3합체 G 단백질 (α, β, γ의 3개 subunit으로 구성) α subunit에 결합하는 GDP가 GTP로 변환되며 (GDP-GTP

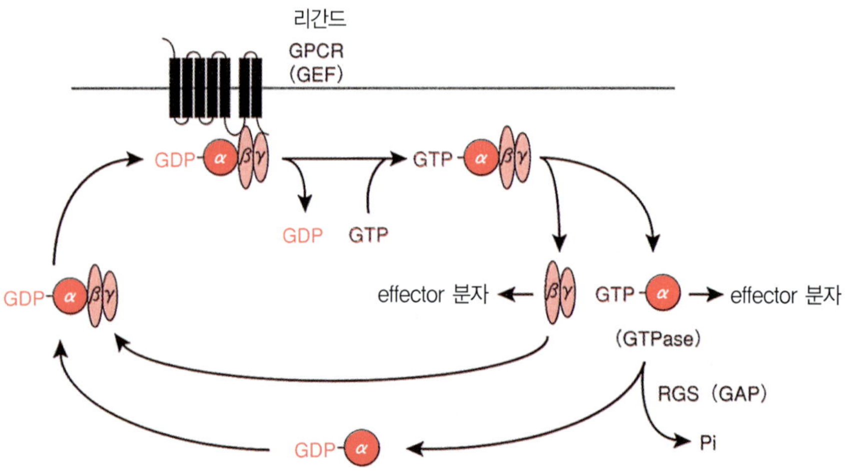

그림 1 7회 막 관통 G 단백질 coupling 형 수용체 (GPCR)의 신호전달기구

*1 GPRC : GPCR 계는 고등생물의 게놈 중에서 최대의 유전자 superfamily를 형성하고 있으며 (> 3,000), 빛, 미각이나 후각과 같은 화학물질, 신경전달물질, 펩티드 호르몬, 아민류, 지질 mediator 등의 여러 가지 물질 · 자극에 반응하여 세포 내로 신호를 전달하는 수용체 계이다. 이들 물리적 혹은 화학적 자극은, 소위 세포를 둘러 싼 환경으로부터의 메시지이며, GPCR 계는 그와 같은 메시지에 대하여 세포, 조직, 기관, 개체와 같은 여러 수준에서 신속하게 반응하기 위한 극히 보편적인 수용체 계이다. Chemokine 수용체가 GPCR 계에 속하는 것도 확실히 생체에 있어서 chemokine 계의 그 자체의 역할을 반영하고 있다고 볼 수 있다.

표 2 Chemokine 수용체의 리간드 특성과 주된 발현세포

수용체	리간드 (일반명/계통명)	주된 림프구 subset
CXC chemokine		
CXCR1	GCP-2/CXCL6, IL-8/CXCL8	호중구, CD8 양성 T 세포, NK 세포
CXCR2	GROα, β, γ/CXCL1, 2, 3, ENA-78/CXCL5 GCP-2/CXCL6, IL-8/CXCL8	호중구, CD8 양성 T 세포, NK 세포
CXCR3	MIG/CXCL9, IP-10/CXCL10, I-TAC/CXCL11	활성화 T 세포, Th1 세포
CXCR4	SDF-1/CXC12	B 세포, naive T 세포, memory T 세포
CXCR5	BLC/CXCL13	B 세포, 여포 helper T 세포
CXCR6	CXCL16	Th1 세포, NK 세포, NKT 세포, 형질세포
CC chemokine		
CCR1	MIP-1α/CCL3, RANTES/CCL5, MCP-3/CCL7 HCC-1/CCL14, LEC/CCL16	단구, memory T 세포
CCR2	MCP-1/CCL2, MCP-2/CCL8(?), MCP-3/CCL7, LEC.CCL16	단구, memory T 세포
CCR3	RANTES/CCL5, MCP-2/CCL8, MCP-3/CCL7 MCP-4/CCL13, eotaxin-1, 2, 3/CCL11, 24, 26 MEC/CCL28	호산구, 호염기구, 일부의 Th2 세포
CCR4	TARC/CCL17, MDC/CCL22	Th2 세포, CLA 양성 피부지향성 T 세포, 제어성 T 세포
CCR5	MIP-1α/CCL3, MIP-1β/CCL4, RANTES/CCL5	활성화 T 세포, Th1 세포
CCR6	LARC/MIP-3α/CCL20	B 세포, α4β7 양성 장관지향성 T 세포
CCR7	ELC/CCL19, SLC/CCL21	naive T 세포, central memory T 세포, B 세포
CCR8	I-309/CCL1	단구, Th2 세포, 제어성 T 세포
CCR9	TECK/CCL25	α4β7 양성 장관지향성 T 세포, 상피 내 T 세포
CCR10	ILC/CTACK/CCL27, MEC/CCL28	CLA 양성 피부지향성 T 세포, 형질세포
C chemokine		
XCR1	Lymphotactin/SCM-1/XCL1, 2	CD8 양성 T 세포, NK 세포
CX_3C chemokine		
CXC3CR1	Fractalkine/CX3CL1	단구, CD8 양성 T 세포, NK 세포, 상피 내 T 세포

exchange reaction), 그 결과 α subunit와 βγ subunit가 해리한다 [그런 의미에서 리간드에 의해 활성화한 수용체는 GDP-GTP exchange factor (GEF : GDP-GTP 변환인자)로 간주됨). 그리고 해리한 subunit은 각각 표적분자에 작용하여 신호를 전달한다. 그러나 α subunit은 GTP 분해효소 (GTPase) 활성을 가지기 때문에 결합한 GTP는 GDP로 신속하게 분해되며, 그것에 따라 다시 α subunit와 β subunit가 회합하여 수용체에 재결합하고 신호전달은 정지한다. α subunit의 GTPase 활성은 regulator of G protein signaling (RGS)으로 불리는 단백질 군에 의해 조절되고 있다 [이들은 GTPase activating protein (GAP : GTPase 활성화 단백질)으로 간주됨]. 또한 리간드와 결합한 GPCR은 C 말단 영역이 G protein-coupled receptor kinase (GPK : GPCR kinase)에 의해 인산화됨으로써 β-arrestin이 결합하며, endocytosis에 의해 세포 내로 삽입되어 불활성화 된다. 이들 기구에 의해 GPCR 계는 리간드에 반응하여 신속하게 세포 내 신호의 on-off를 실시하는 분자 스위치로서 기능을 나타낸다 (그림1).

Keyword

3 백혈구 유주의 multistep 모델

일러스트 맵은 p.137

조직에 미생물의 침입이나 손상이 일어나면 생체는 염증반응을 일으킨다. 염증이란, 요약하면 체액과 백혈구를 조직 국소에 모으는 반응이다. 그 때문에 염증에는 반드시 혈관투과성의 항진과 함께 백혈구의 국소 침윤이 나타난다. 급성염증에서는 주로 호중구가 침윤하며, 만성염증에서는 주로 단구/매크로파지나 림프구가 침윤한다. 백혈구의 조직 침윤에는 여러 가지 세포접착분자와 세포유주인자[*2]가 협조하여 작용한다. 백혈구의 혈관 외로의 유주는 몇 개의 단계를 거쳐 이루어진다. 즉, ① 백혈구는 혈관계에서도 특히 후모세관소정맥 영역에서 백혈구와 혈관내피세포와의 사이에 주로 selectin 및 selectin 수용체의 조합을 통한 약한 상호작용에 의해 표면을 천천히 구르는 rolling이라 부르는 현상을 나타낸다. ② 조직세포나 혈관내피세포로부터 chemokine 등의 세포유주인자가 생산 · 제시되어 있으면, 그들에 대한 수용체를 발현하는 백혈구는 반응하여 그들이 발현하는 integrin이 활성화되고, rolling 하고

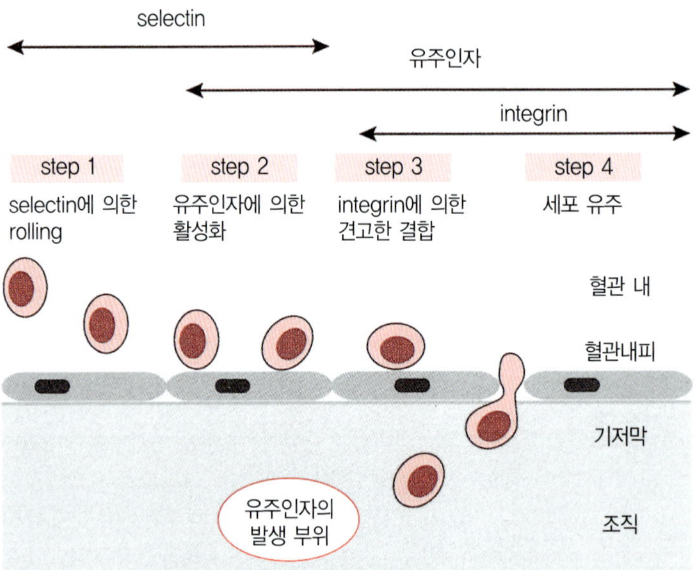

그림 2 백혈구 유주의 multistep 모델

*2 **세포유주인자** : 세포유주인자에는 여러 가지 분자종이 알려져 있다. 그 중에 주로 저분자물질로 구성된 그룹을 「고전적 세포유주인자」라고 총칭한다. 이것에는 formyl Met-Leu-Phe (fMLP)로 대표되는 세균 단백질 유래의 formyl 화 펩티드, C3a나 C5a 등의 보체 활성화에 수반된 분해산물, 아라키돈산 대사산물인 prostaglandin 류나 leukotriene 류, 혈소판활성화인자 등의 인지질, 히스타민 등의 생리활성아민 등이 포함되어 있다. 이들은 이미 존재하는 물질의 분해나 합성효소의 활성화 등에서 생산되는 이차 대사산물이며, 미생물의 침입이나 조직손상에 수반되어 국소에서 급속하게 생산 · 방출되고, 주로 호중구나 단구를 유주한다. 이들 고전적 세포유주인자와 더불어 생체는 chemokine을 더욱 다수 생산한다. Chemokine은 유전자 발현에 의해 생산되고, 보다 고차의 세포이동 제어에 관여하고 있는 것으로 생각된다.

있던 백혈구는 integrin 리간드를 통하여 혈관내피세포에 강하게 결합한다. ③ 혈관내피에 결합한 백혈구는 세포유주인자의 농도구배에 따라 혈관내피세포의 사이를 빠져나가며, 더욱이 기저막을 통과하여 조직 내로 침윤한다. 이 모델은 백혈구의 침윤이 세포접착분자와 세포유주인자의 여러 가지 조합으로 구성되는 단계를 단계적으로 거쳐 이루어진다는 의미에서 「multistep model」, 혹은 관여하는 세포접착분자와 세포유주인자의 조합이 마치 우편번호 검색과 같이 백혈구가 침윤해야 할 장소와 그의 종류를 지정하기 때문에 「area code model」이라고도 불린다 (그림 2).

Keyword

4 림프구 subset

일러스트 맵은 p.137

최근 사람의 chemokine 수용체에 대한 monoclonal 항체 제작이 정력적으로 진행되었으며, 그들을 이용하여 림프구나 수상세포의 여러 가지 class나 subset에서의 수용체의 발현 프로파일이 상세하게 밝혀지고, 그것에 의해 개개 subset의 체내에서의 이동과 존재의 제어기구가 밝혀짐과 동시에, 더욱이 chemokine 수용체의 발현 패턴으로부터 새로운 림프구나 수상세포의 기능적 subset 존재도 발견되기에 이르고 있다. 즉 chemokine 수용체의 발현 패턴은 림프구 subset의 체내에서의 이동이나 존재의 메커니즘을 잘 설명하는 것뿐만 아니라, 더욱이 각각의 subset을 검출하기 위한 유용한 표면 지표로서도 인식되어지고 있다 (표 3).

CCR7은 림프구의 이차 림프조직으로의 homing에 필수 수용체이다. Naive T 세포는 CD62L (L-selectin)과 함께 CCR7을 발현하고, 그것에 의해 이차 림프조직으로 선택적으로 homing 한다. 또한 memory T 세포는 $CD62L^{high}CCR7^{+}$의 분획과 $CD62L^{low}CCR7^{-}$의 분획으로 나누어지며, 전자는 이

표 3 T 세포 subset에서의 chemokine 수용체의 발현

subset	chemokine 수용체	주된 성상
naive T 세포	CXCR4, CCR7	혈액과 이차 림프조직 사이를 재순환
Th1 세포	CXCR3, CCR5	IL-2, IFN-γ 등을 생산하여 세포성 면역을 촉진
Th2 세포	CCR4, CCR8, CCR3	IL-4, IL-5 등을 생산하여 체액성 면역을 촉진
$CD4^{+}CD25^{+}$ 억제성 T 세포	CCR4, CCR8	항원 특이적인 면역 억제성 T 세포
central memory T 세포	CCR7 양성	이차 림프조직에 선택적으로 귀소하여 수상세포를 활성화
effector memory T 세포	CCR7 음성	말초조직에 선택적으로 귀소하여 effector 기능을 발휘
여포 helper T 세포	CXCR5 양성 CCR7 음성	T 세포 영역에서 B세포 여포로 이동하여 항체생산을 촉진
CLA 양성 T 세포	CCR4, CCR10, CCR6	피부지향성 memory/effector T 세포
$\alpha4\beta7$ 양성 T 세포	CCR6, CCR9	장관지향성 memory/effector T 세포
점막 고유층 T 세포	CCR9	점막 고유층의 effector T 세포
상피 내 T 세포	CCR9, CX3CR1	상피세포 간에 존재하는 effector T 세포
세포 상해성 effector T 세포	CX3CR1, CXCR1, CXCR2	perforin을 보유하는 effector killer 세포
NKT 세포	CXCR6	IL-4, IFN-γ 등의 사이토카인을 생산하여 면역을 조절

차 림프조직으로 선택적으로 homing 하고 수상세포를 효율 좋게 활성화하지만 사이토카인 생산 등의 effector 기능은 즉시는 발휘할 수 없는 central memory T 세포 (T_{CM}), 후자는 말초조직으로 homing 하여 즉시 effector 기능을 발휘하는 effector memory T 세포 (T_{EM})라 각각 불린다. 게다가 effector/memory T 세포는 활성화되었을 때 생산하는 사이토카인의 종류로부터 Th1 형 (IL-2, IFN-γ, TNF-α 등을 생산하여 세포성 면역이나 장기 손상에 관여)과 Th2 형 (IL-4, IL-5, IL-6, IL-10 등을 생산하여 체액성 면역이나 알레르기 반응에 관여)으로 크게 나누어지며, 전자는 CXCR3과 CCR5를 선택적으로 발현하고, 후자는 CCR4를 선택적으로 발현한다. 게다가 Th2의 일부는 CCR8이나 CCR3을 발현한다. CLA (cutaneous lymphocyte antigen) 양성의 피부 지향성 memory T 세포는 CCR4나 CCR10을 선택적으로 발현한다. 또한 면역반응을 억제성으로 제어하는 $CD4^+CD25^+$ 억제성 T 세포 (TREG)는 CCR4와 CCR8을 발현한다. $\alpha 4\beta 7^+$ 장관 지향성 memory T 세포는 CCR6이나 CCR9를 선택적으로 발현한다. 이차 림프조직에 존재하는 $CD4^+$ T 세포는 고빈도로 CXCR5를 발현하고, 그것에 의해 B 세포 영역에 homing 하여 항체생산을 촉진한다. 그 때문에 $CXCR5^+CD4^+$ T 세포를 TFH (follicular B helper T cells : 여포 helper T 세포), 더욱이 CD57을 발현하는 subset은 배중심에 존재하며, B 세포에 대한 help 능력이 가장 높기 때문에 GC-Th (germinal center T helper : 배중심 helper T 세포)로 부르는 것이 제창되어 있다. CX3CR1은 $CD16^+$NK 세포와 함께 perforin이나 granzyme B를 충분히 보유하며 가장 세포상해활성이 높은 $CD8^+$ T 세포 및 일부의 $CD4^+$ T 세포, 즉 cytotoxic effector T 세포 (TCE)에 선택적으로 발현하고 있다.

키포인트

- Chemokine은 급성 및 만성염증에서의 백혈구 침윤, 림프계 조직형성과 유지, 면역응답이라는 여러 가지 생체방어현상에 있어서 필수 역할을 수행하는 사이토카인의 일군이다.
- 사람에서는 45종에 이르는 chemokine과 18종의 chemokine 수용체가 동정되어 있다.
- Chemokine에는 보존된 4개의 시스테인 잔기가 존재하며, 그 중 N 말단 측 2개의 시스테인 잔기가 형성하는 motif에 따라 CXC, CC, C, CX_3C의 4가지 subfamily로 분류된다.
- Chemokine은 주된 생리기능으로부터 염증성 chemokine과 항상성 chemokine으로 크게 나누어진다.
- 염증성 chemokine은 주로 호중구, 단구, 호산구 등에 작용하며, 고도의 리간드 중복성과 수용체 교잡성을 나타낸다.
- 항상성 chemokine은 주로 림프구나 수상세포에 작용하며, 여러 가지 subset의 체내 이동과 특정 조직 미소환경으로의 homing을 제어하고 있다.
- Chemokine 수용체는 림프구나 수상세포의 여러 가지 기능적 subset의 유용한 표면 지표를 제공한다.

참고문헌

1) Butcher, E. C. : Cell, 67 : 1033-1036, 1991

→ 세포접착분자와 세포유주인자의 다양한 조합에 기초하여 백혈구와 혈관내피세포와의 상호작용을 해설하고, 백혈구의 조직 침윤에 관한 multistep model을 제창한 총설이다.

2) Springer, T. A. : Cell, 76 : 301-314, 1994

→ 백혈구 조직 침윤의 multistep model에 대하여 해설하고 있다. 특히 세포접착분자에 관한 내용이 자세히 기술되어 있다.

3) Baggiolini, M. et al. : Adv. Immunol., 55 : 97-197, 1994

→ 항상성 chemokine이 발견되기 이전의 chemokine 연구에 대한 포괄적인 총설이며, 염증성 chemokine의 구조와 기능에 대해 자세히 기술되어 있다.

4) Murphy, P. M. : Annu. Rev. Immunol., 12 : 593-633, 1994

→ 고전적 세포유주인자나 chemokine 수용체의 구조와 기능에 관한 총설로서, GPCR 계를 통한 세포유주 현상의 전체를 파악하는데 좋은 총설이다.

5) Butcher, E. C. & Picker, L. J. : Science, 272 : 60-66, 1996

→ 림프구의 생리적 재순환과 그의 분자기구에 관한 고전이라 할 수 있는 총설이다.

6) Kehrl, J. H. : Immunity, 8 : 1-10, 1998

→ Chemokine 수용체를 중심으로 GPCR로부터의 신호전달분자 기구와 면역계에 있어서 역할을 상세하게 해설하고 있다. 특히 G 단백질 α subunit의 GTPase 활성을 조절하는 새로운 class의 단백질 군, regulators of G protein signaling (RGS)에 대한 해설이 자세하다.

7) Morris, A. J. & Malbon, C. C. : Physiol. Rev., 79 : 1373-1430, 1999

→ 3합체 G 단백질 coupling 형 수용체 일반에 대한 발현이나 신호전달에 관한 망라적인 총설이다.

8) Sallusto, F. et al. : Annu. Rev. Immunol., 18 : 593-620, 2000

→ 특정 chemokine 수용체의 선택적 발현에 의해 여러 가지 림프구 subset이나 수상세포의 체내동태가 제어되는 것을 신속하게 밝힌 선구자적 업적을 중심으로, 면역계에서 chemokine 계의 역할을 자세하게 해설하고 있다.

9) Zlotnik, A. & Yoshie, O. : Immunity, 12 : 121-127, 2000

→ Chemokine에 관한 새로운 계통적 명명법을 제창함과 동시에 최근의 EST 데이터베이스로부터 발견된 신규의 항상성 chemokine을 중심으로 면역계에서 chemokine 계의 역할을 이해하기 쉽게 해설하고 있다.

10) 細胞工學別冊 "ケモカイソハソドブック" (義江 修, 他監修), 秀潤社. 2000

→ Chemokine 계의 구성과 기능에 대한 종합적인 해설 및 사람의 모든 chemokine과 chemokine 수용체에 대해 개개의 해설이 있으며, chemokine 계를 연구하기 위한 서적으로 대단히 편리하다.

11) Yoshie, O. et al. : Adv. Immunol., 78 : 57-110, 2001

→ Chemokine 유전자의 상세한 염색체 맵ping으로부터 밝혀진 chemokine 계의 형성과정과 진화, 그리고 그와 같은 진화의 관점에 기초한 염증성 chemokine과 항상성 (면역계) chemokine의 제창, 각각의 유전학적 및 생리적인 특징, 더욱이 생리적 상태 및 여러 가지 병태에서 chemokine 계의 역할에 대해 해설하고 있다.

5장

면역응답의 제어

1 면역관용(Tolerance)

본 항의 Keyword **1** T 세포의 중추성 관용 **2** B 세포의 중추성 관용 **3** T 세포의 말초성 관용 **4** B 세포의 말초성 관용

개론 ??면역관용??

면역관용을 한마디로 기술하면, 면역계에 항원에 대한 면역반응을 ~ 수동적으로 하든지 능동적으로 하든지 ~ 일어나지 않도록 하는 것이지만, 실제는 면역반응의 자기 (self)와 비자기 (non-self)의 구별 (discrimination)이 기반으로 되어 있다. 면역반응에 관여하는 세포 (1장 참조)는 보통 몸 안에서 어떤 외적 (비자기)이 침입하고 있지 않은지 순찰하고 있지만, 자신 몸 안의 조직 · 기관에 대해서는 얼핏 무시하고 있는 것처럼 반응하지 않는다. 그러나 이것은 자신 몸 안의 조직 · 기관을 자기로 인식하여 면역반응을 일어나지 않도록 하고 있기 때문이다 (self tolerance). 즉 면역관용 (tolerance)의 대상으로서 가장 중요한 것은 자기 (자기 자신)이며, 면역반응이 일어나지 않도록 항원을 자기로서 적응시키는 기전을 면역관용의 유도라 한다.
혹시 자기에 대한 면역관용이 파탄되어 버리는 경우 어떻게 될까? 자신의 조직 · 기관을 면역세포가 잘못하여 "외적 (non-self)"으로 인식하여 공격하기 시작한다면...즉 "자기면역질환"이 발생하게 된다. 역으로 바이러스나 기생충 등의 외적을 잘못하여 "자기 (self)"로 인식해 버린다면, 소위 "캐리어 (보균)"라는 상태가 되어 버린다. 이와 같이 면역관용은 미묘한 자기 (self)와 비자기 (non-self) 인식의 균형 위에 성립되어 있다.
면역관용은 림프구가 분화 · 성숙하는 과정에 유도되는 중추성 관용 (central tolerance)과 성숙한 림프구가 말초의 조직 · 기관에서 유도되는 말초성 관용 (peripheral tolerance)의 2가지로 크게 나누어진다. 중추성 관용은 3장에서 자세하게 기술되어 있는 것과 같이, T 세포는 흉선 내에서 B 세포는 골수나 비장에서 중추성 관용이 유도된다 [T 세포의 중추성 관용 (→ 키워드 1 p.150), B 세포의 중추성 관용 (→ 키워드 2 p.152)].
중추성 관용에서 자기반응성의 면역세포를 완벽하게 억제할 수 있으면 말초성 관용이 필요가 없다. 그러나 말초의 조직 · 기관에서 산출되는 항원이 현저하게 미량이기 때문에, 흉선에서 항원이 발현되지 않을 때나 감염증이환 시나 스트레스 등의 이유에 의해, 자기반응성의 T 세포가 말초로 새어 버리는 경우가 있다. 이와 같은 자기반응성의 면역세포가 자기 (self)에 대해 활성화되어 공격하지 않도록 자기 (self)와 비자기 (non-self)의 균형을 유지하는 것이 말초성 관용이다 [T 세포의 말초성 관용 (→ 키워드 3 p.153), B 세포의 말초성 관용 (→ 키워드 4 p.155).

일러스트 맵 림프구의 분화 · 성숙 과정에 있어서 면역관용의 성립과 기전

Ⓐ 면역관용 (자기와 비자기의 구별)

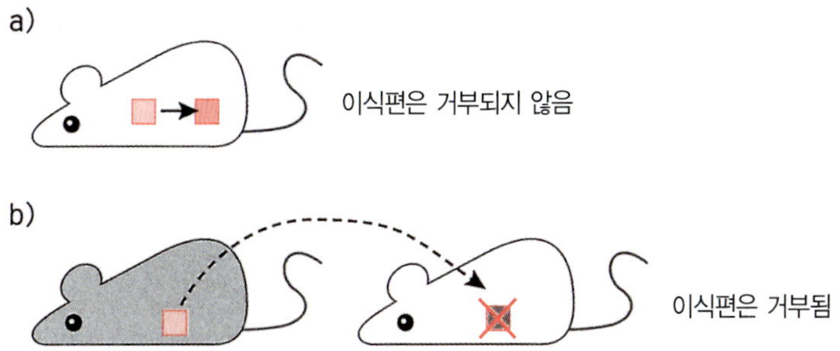

Ⓑ 중추성 관용과 말초성 관용

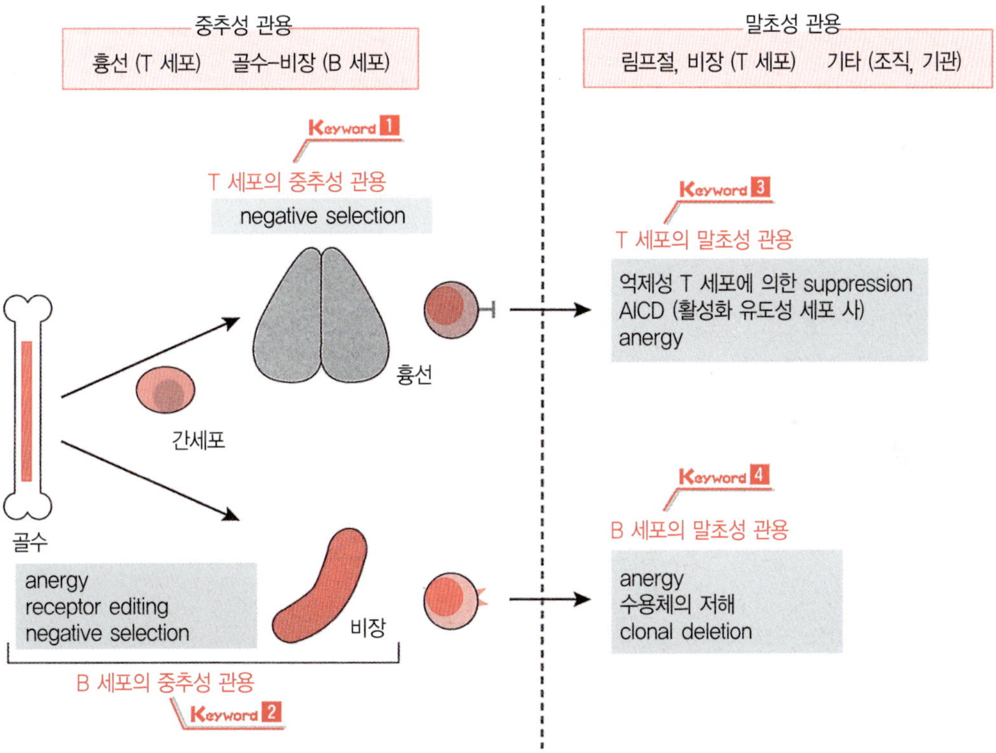

A) 자신의 피부를 다른 장소에 이식했다고 하면, 그 이식편은 거부되지 않고 정착하지만, b 마우스의 피부를 a 마우스에 이식하면, 그 이식편은 즉시 거부된다. 이것은 a 마우스의 면역계가 b 마우스의 피부를 비자기로서 인식했기 때문에 b 마우스의 이식편을 거부한 것이다. 이 때 약제나 T 세포에 대한 항체 등의 투여로 이식편의 거부를 막을 수 있으면 면역관용의 유도라 한다. B) 중추성 관용이란 림프구가 분화 성숙하는 과정에 있어서 유도되는 것으로, 주로 자기반응성의 세포를 말초의 조직 · 기관에 내보내지 않도록 하는 기구이다. T 세포의 중추성 관용은 흉선에서, B 세포는 골수와 비장에 있어서 일어난다. 말초성 관용은 각각의 조직 · 기관에서 여러 가지 기전에 의해 일어난다.

memo 1 SELF (자기)란?

T 세포가 인식하는 MHC와 그의 MHC 상에 제시되는 자기 펩티드 현상. 자기 펩티드는 그 때의 체내에 어떤 단백질의 단편으로 구성된 아미노산의 사슬이기 때문에, 그 순간마다 변화하고 있다. 따라서 반드시 유전자에 의해 100% 결정되지 않는다. 예를 들면, 5세 여아의 자기 펩티드와 25세에서는 일치하지 않을 가능성이 높다 (성장 단계에서 이환되는 감염증의 기왕이나 생산되고 있는 호르몬 등이 다르기 때문임).

키워드 해설

Keyword

1 T 세포의 중추성 관용

일러스트 맵은 p.149

3장-1에서 해설되고 있는 것과 같이, T 세포는 심장의 앞에 위치하는 흉선에서 분화, 성숙하여 산출된다. 흉선 내에서 분화, 성숙하는 T 세포는 자기 (MHC + 자기 펩티드)를 인식할 수 없으면 사멸되어 버린다 (무시에 의한 세포 사). 이것은 말초의 T 세포에서도 동일하며, 자기를 인식하는 것 = 생존을 의미한다 (흉선 내에서는 positive selection). 그러나 자기에 강하게 지나친 반응을 하는 T 세포는 체내에 위험하기 때문에 흉선 내에서 제거된다 (negative selection).

현재 T 세포 수용체 유전자 도입 마우스와 같은 특별한 마우스에 의한 negative selection 이외, 보통 negative selection은 흉선수질에서 일어나고 있는 것으로 생각되고 있다. 흉선피질에서 흉선피질 상피세포는 미숙한 T 세포에 체내 어느 곳이라도 발현하고 있는 자기를 제시하여 positive selection을 촉진하고 있다. 한편 흉선수질에는 혈중에 존재하는 단백질을 흉선 내에서 제시하는 골수 유래의 수상세포나, 조직에 특이적인 항원제시에 관여하는 AIRE 유전자를 발현하고 있는 수질상피세포가 존재하고 있다. Negative selection에 관여하는 가장 중요한 분자는 T 세포 수용체이지만, 그 이외에도 그림 1과 같이 여러 가지 분자가 T 세포 수용체로부터의 신호를 포착하여, 복잡하게 negative selection이 파탄되지 않도록 유지하고 있다.

memo 2 AIRE (autoimmune regulator) 유전자

지금까지 흉선 내에서 말초의 조직특이적 항원이 어떻게 T 세포에 제시되는지 일체 밝혀지지 않았다. 가설로서는, ① 골수 유래의 수상세포가 말초로부터 흉선 내로 이동하여 제시, ② 동일하게 수상세포가 혈액 중에 흐르고 있는 항원을 포착하여 제시, ③ 흉선 내에서 미량이지만 생산되고 있다고 하는 3가지가 있었다. 최근 북유럽에 많은 유전성 자기면역질환인 APECED (autoimmune polyendocrinopathy–candidiasis–ectodermal dystrophy) 원인의 유전자 영역이 특정되었으며, 게다가 그것이 AIRE (autoimmune regulator) 유전자의 부분 변이인 것으로 밝혀졌다. AIRE 단백질은 구조 상, 전사제어인자인 것으로 추측되고 있지만, 그의 기능은 아직 잘 알려져 있지 않다. 이 유전자는 상피세포와 일부의 수상세포에 발현하고 있으며, 흉선 내에서는 수질상피세포와 역시 일부의 수상세포에 발현하고 있다. 흥미로운 것은, 유전자 결손 마우스를 이용한 연구에 의해, 이 유전자가 흉선수질에서 조직특이적 항원의 발현과 그것에 대한 negative selection을 제어하고 있는 것이 밝혀졌다.

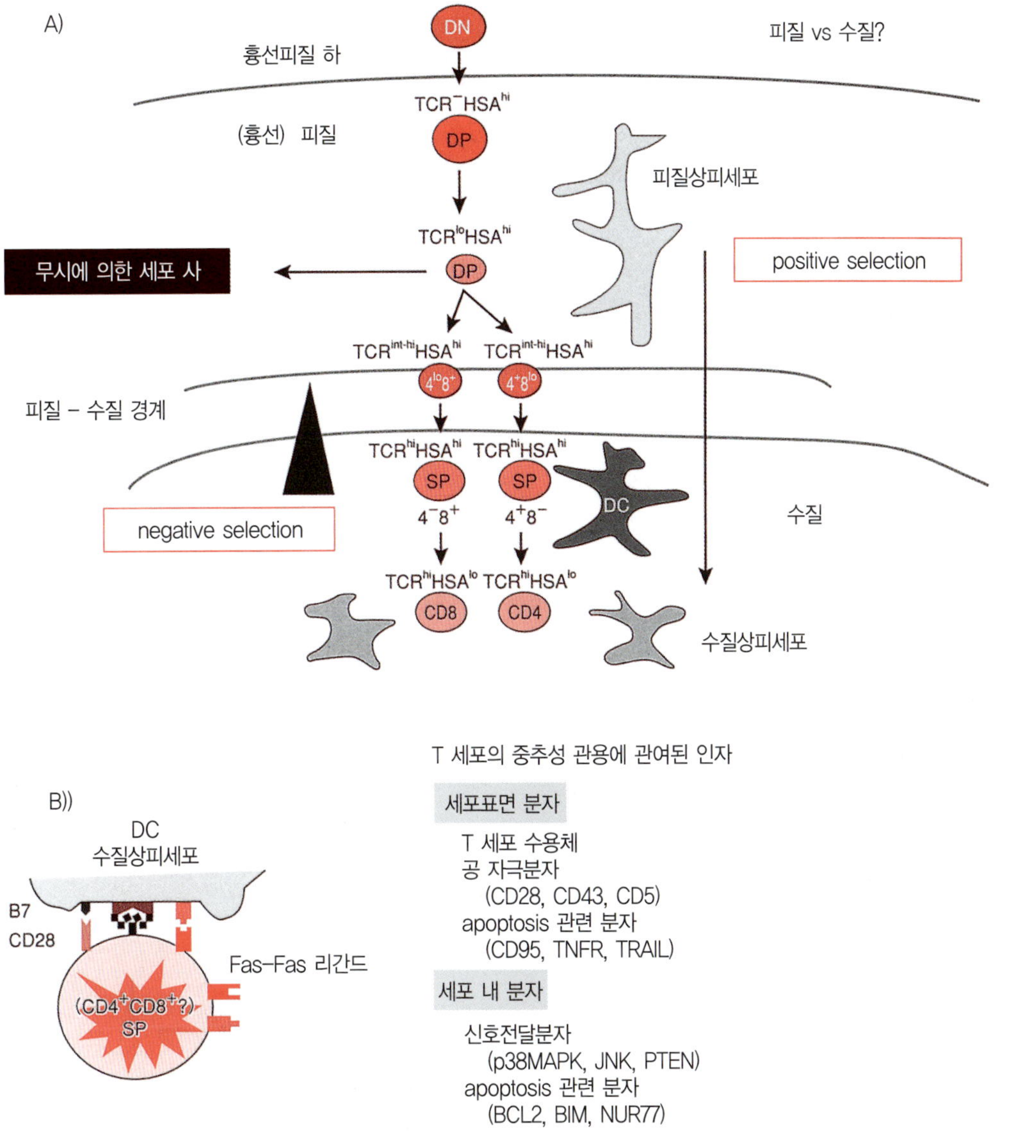

그림 1 T 세포의 분화 · 성숙 과정에 있어서 중추성 관용 (흉선)

A) T 세포의 분화 · 성숙 과정에 있어서 중추성 관용의 모델 그림 (흉선). 흉선에 도달한 림프성 간세포는 T 세포 수용체를 발현하면 흉선피질로 들어간다. 그 중에서 흉선피질상피세포 상의 MHC + 자기 펩티드와 반응할 수 있는 미숙한 T 세포만이 흉선수질로 진행하며, 흉선수질상피세포 상이나 골수 유래의 수상세포 상에 제시되어 있는 조직특이적 자기 항원에 강하게 반응하는 것은 삭제된다 (negative selection). DN : double negative ($CD4^-CD8^-$), TCR : T cell receptor, HSA : heat stable antigen (CD24 분자를 나타냄), DP : double positive ($CD4^+CD8^+$), SP : single positive ($CD4^+CD8^-$ 혹은 $CD4^-CD8^+$), DC : dendritic cell (수상세포), hi : 고발현, lo : 저발현, int–hi : 중~고발현. B) Negative selection에 관련된 분자. 분화 · 성숙 과정의 T 세포는 흉선수질상피세포 상 또는 골수 유래의 수상돌기세포 상에 제시되어 있는 MHC + 자기 펩티드를 인식하며, 동시에 여러 가지 공 자극신호나 apoptosis를 유도하는 신호를 받아, 사멸한다. 세포표면 분자로는 적어도 그림에 나타나 있는 분자가 관련이 있다고 알려져 있다. 이들 분자의 1~2개가 기능을 나타내지 않아도, 중추성 관용은 간단히 파탄되지 않도록 유지되고 있다. 따라서 negative selection에 관여하는 신호전달기구도 복잡하게 구성되어 있으며, 역시 간단히 파탄되지 않도록 구축되어 있다.

Keyword

2 B 세포의 중추성 관용

일러스트 맵은 p.149

T 세포의 분화 성숙이 흉선 한 곳에서 이루어지고 있는 것과 다르게, B 세포의 분화 성숙은 전기를 골수 내에서, 후기가 비장인 2곳에서 이루어진다 (3장-2 참조). 무리하여 비유한다면, B 세포에 있어 골수가 T 세포에 있어서 흉선피질이며, 비장이 흉선수질에 해당한다. 또한 B 세포는 생존하기 위해 B 세포 수용체로부터의 신호 (positive selection)가 필요하지 않다. T 세포가 자기 (MHC + 자기 펩티드)를 인식하는 중추성 관용과는 다르게, 자신의 단백질 그 자체가 중추성 관용에 직접 관여한다. 골수 내에서 B 세포의 중추성 관용이 일어날 때는, 골수 내에 자기단백질이 존재할 때이며 비교적 이른 pre-

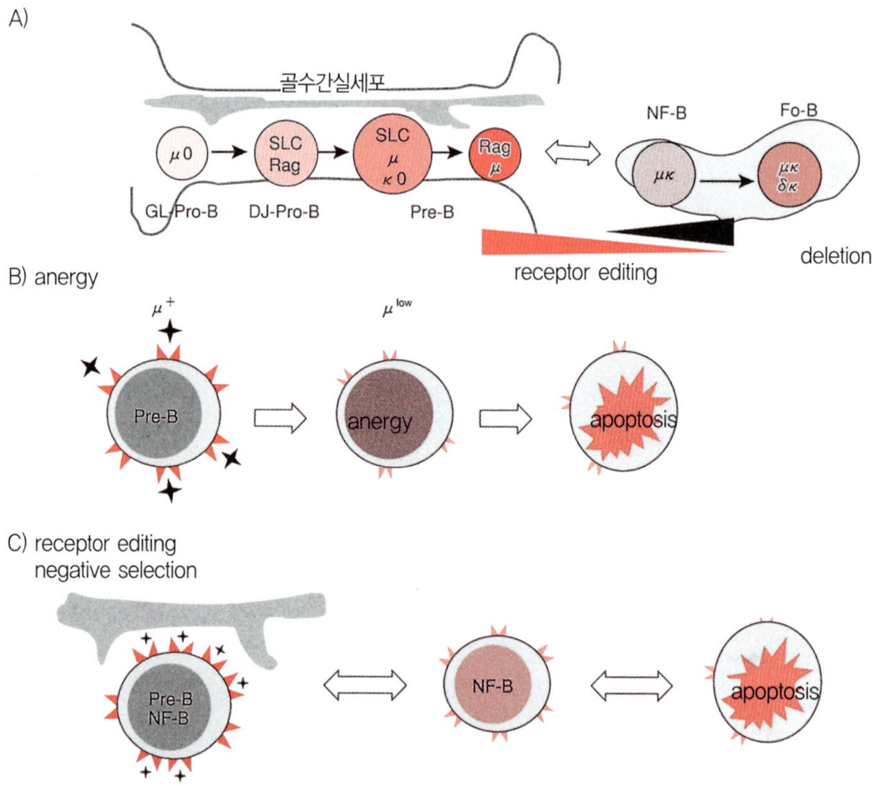

그림 2 B 세포의 분화 · 성숙 과정에 있어서 중추성 관용 – 골수로 부터 비장

A) B 세포의 분화 · 성숙 과정에 있어서 중추성 관용의 모델 그림. 골수에서 B 세포의 분화 · 성숙 과정 후기 (세포표면에 IgM 수용체를 발현하는 Pre–B 세포 단계)로부터 비장에서 미숙한 B 세포 (NF–B 세포)인 경우, B 세포 수용체와 결합하는 분자 (단백질)가 존재할 때에 일어난다. NF–B : newly formed B (신생 B 세포), GL–Pro–B : germline Pro–B [아직 아무런 유전자 재구성이 일어나지 않은 (germline) Pro–B 세포], DJ–Pro–B : DJ 유전자 영역만 유전자 재구성이 일어남, SLC : surrogate light chain (대체경쇄), Rag : Rag 유전자, Fo–B : follicular B (여포 B 세포), μ : μ 중쇄, κ : κ 경쇄, δ : δ 중쇄. B) anergy. Pre–B 세포 단계에서 골수 중에 가용성 B 세포 수용체와 결합하는 분자 (단백질)가 존재하면 B 세포 수용체의 발현이 낮아지고 분화도 정지하며, 반응할 수 없는 상태가 되어 버린다. 이것을 anergy 상태라 한다. 성숙한 B 세포와 다르게, anergy 상태의 Pre–B 세포는 그대로 apoptosis를 일으켜 사멸한다. C) Receptor editing과 negative selection (clonal deletion). Pre–B 세포 후기부터 NF–B 세포 단계에서 B 세포 수용체가 항원에 보다 강하게 가교되면, 새로운 경쇄의 유전자 재조합을 일으키고, 항원과 반응하지 않는 새로운 B 세포 수용체를 발현하려고 한다. 그런데도 새로운 B 세포 수용체가 항원과 결합하면 B 세포는 apoptosis를 일으켜 사멸한다.

B세포 단계에서 일어나는 것이 anergy이다. 늦은 단계의 pre-B 세포로부터 NF-B 세포 단계에서 B 세포 수용체로부터 강한 신호를 받으면 B 세포 수용체의 경쇄를 교체하여 자기단백질과 반응하지 않는 B 세포 수용체를 표현하려고 한다 (receptor editing). Receptor editing 해도 자기단백질과 반응해 버리는 경우, 이 B 세포는 삭제 (negative selection)되어 사멸한다.

Keyword

3 T 세포의 말초성 관용

일러스트 맵은 p.149

자기반응성 T 세포가 어떤 이유에서, 흉선에서의 중추성 관용에 걸리지 않고 말초로 새어 버린 경우, 그의 자기반응성 T 세포를 활성화시키지 않도록 하는 기구가 작용하며, 이것을 말초성 관용이라 한다. 여기서는 대표적인 3가지 메커니즘을 설명한다 (그림 3).

1) 억제성 T 세포에 의한 suppression

중추성 관용에 걸리지 않고 자기반응성 T 세포가 말초로 새어 버리면, 조직에서 자기 항원을 인식 · 활성화하여, 그 조직을 공격해 버린다. 그의 자기반응성 T 세포를 조직특이적으로 억제하는 T 세포 집단이 있다. 이것을 억제성 T 세포라고 하지만, 억제성 T 세포도 말하자면 일종의 자기반응성 T 세포이다. 억제성 T 세포는 조직특이적으로 작용하지만, 자기반응성 T 세포에 대해서는 비특이적으로 직접 억제한다. 이 억제 메커니즘에 대해서는 억제성의 사이토카인 등의 체액성 인자의 존재, 항원의 길항적 경합이나, IL-2 등의 증식인자 소비 등이 가설로 대두되고 있지만 명확하지 않다.

2) AICD (activation induced cell death : 활성화 유도성 세포 사)

일반적으로 naive (한번도 항원에 의해 활성화된 적이 없음) T 세포는 항원 자극을 받으면 활성화되고 증식하며, 그 후는 대부분의 활성화된 T 세포가 세포 사를 일으키고 사멸하도록 프로그램 되어 있다. 이 과정을 AICD (활성화 유도성 세포 사)라고 한다. 이것은 IL-2 등의 증식인자 고갈이나 CD95를 통한 세포 사가 주된 메커니즘이다.

3) Anergy

T 세포는 항원제시세포 상에 제시된 MHC + 항원 펩티드를 T 세포 수용체로 인식하여 활성화되지만, 활성화되기 위해서는 공 자극분자로부터의 신호도 필요하다. 그러나 이 공 자극신호가 없거나 또는 항원 펩티드의 T 세포 수용체에 대한 친화 결합력이 약한 경우에, T 세포는 불완전한 신호를 받아 반응하지 않는 상태가 되어 버린다. 이것을 anergy라고 한다. Anergy로 된 T 세포는 다른 T 세포로부터 IL-2가 공급되면 anergy는 해제되지만, 공 자극신호를 나중에 받아도 해제되지 않는다.

memo 3 Immunological MEMORY (면역학적 기억)

면역 (역병을 벗어남)의 어원으로 말할 수 있는 현상으로, 한번 걸린 감염증 (홍역 등의 바이러스 질환 등)에 2번 걸리기 힘든 (백신의 원리) 것은, T 세포 (B 세포)가 한번 걸린 병원체를 면역계로서 기억하고 있기 때문이다. 앞에서 기술한 바와 같이, 면역반응이 일어나 대부분의 활성화된 T 세포는 AICD를 일으켜 사멸하지만, 극히 일부의 세포가 memory T 세포로서 살아남아, 보통 naive T 세포의 수명보다 길게 체내에 살며 2번째의 감염에 대비한다. Memory T 세포는 naive T 세포와는 다르게 항원 (자기)이 없어도 생존할 수 있다. 이것에는 사이토카인인 IL-7과 IL-15 (CD8+ T 세포의 경우, CD4+ T 세포의 경우는 아직 확실하지 않음)가 중요하다고 알려져 있다.

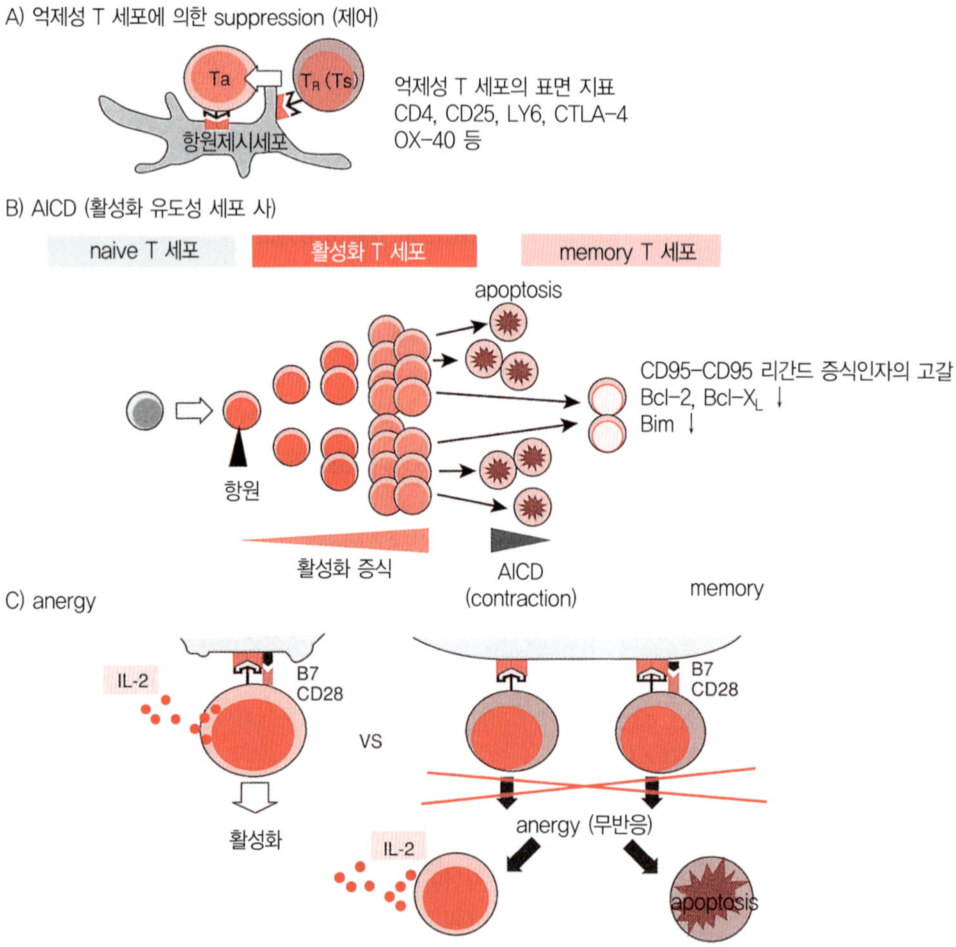

그림 3 T 세포의 소실에 있어서 관용

A) 억제성 T 세포에 의한 suppression. T 세포 중에 다른 T 세포의 활성화 (기능)를 억제할 수 있는 subset가 있으며, 이들 T 세포를 억제성 (제어성) T 세포라 한다. Ta : auto-reactive T cell (자기반응성 T 세포), TR (Ts) : regulatory T cell/suppressor T cell (제어성 T 세포/억제성 T 세포). 억제성 T 세포의 유지에는 IL-2가 필수 불가결이며, CD28 공 자극 분자로부터의 신호도 필요하다. 억제성 T 세포는 조직 · 기관에 항원 특이적으로 자극을 받아, 그의 조직 · 기관에서 반응하고 있는 자기반응성 T 세포를 직접 억제한다. 억제성 T 세포는 조직항원 특이적이지만, 억제효과 자체는 비특이적이다. 억제성 T 세포가 어떤 조직 특이적 항원을 인식하고 있는지, 또한 어떻게 자기반응성 T 세포를 인식하여 억제하고 있는지 확실하게 밝혀져 있지 않기 때문에, 앞으로의 연구가 필요하다. 대표적인 억제성 T 세포의 표면 지표로서는 CD4+ CD25+이며, 그 이외에도 Ly6, CTLA-4, OX-40 등을 발현하고 있지만, 실제 활성화되어 있는 T 세포와의 구별은 어렵다. B) AICD : activation induced cell death (활성화 유도성 세포 사). T 세포는 항원을 인식하여 자극을 받으면 활성화되어 수회 분열한다. 그 후 활성화한 T 세포는 수%를 남기고, apoptosis를 일으켜 사멸하도록 프로그램 되어 있다. 이 apoptosis를 일으키는 기전으로서는 CD95로부터의 신호나 IL-2 등의 증식인자 고갈이 주된 이유가 되고 있다. C) anergy. T 세포가 항원을 인식하여 자극을 받을 때, 항원제시세포로부터 충분한 공 자극신호를 받을 수 없는 경우나 MHC 상의 항원 펩티드의 T 세포 수용체에 대한 친화력이 약해 T 세포 수용체로부터 불완전한 신호가 들어왔을 때 일어나는 불응답성이다. 이 때 다른 T 세포로부터 IL-2가 공급되면 anergy는 해소되지만, anergy 상태로 되어 있는 T 세포의 수명은 보통의 T 세포에 비해 상당히 짧다.

Keyword

4 B 세포의 말초성 관용

일러스트 맵은 p.149

B 세포의 유지에는 항원이 아니라 Baff 라는 사이토카인이 필요하다. B 세포의 말초성 관용은 주로 항원으로부터의 자극이 T 세포의 원조가 없을 때에 일어난다. 여기서도 대표적인 3가지 메커니즘을 설명한다 (그림 4).

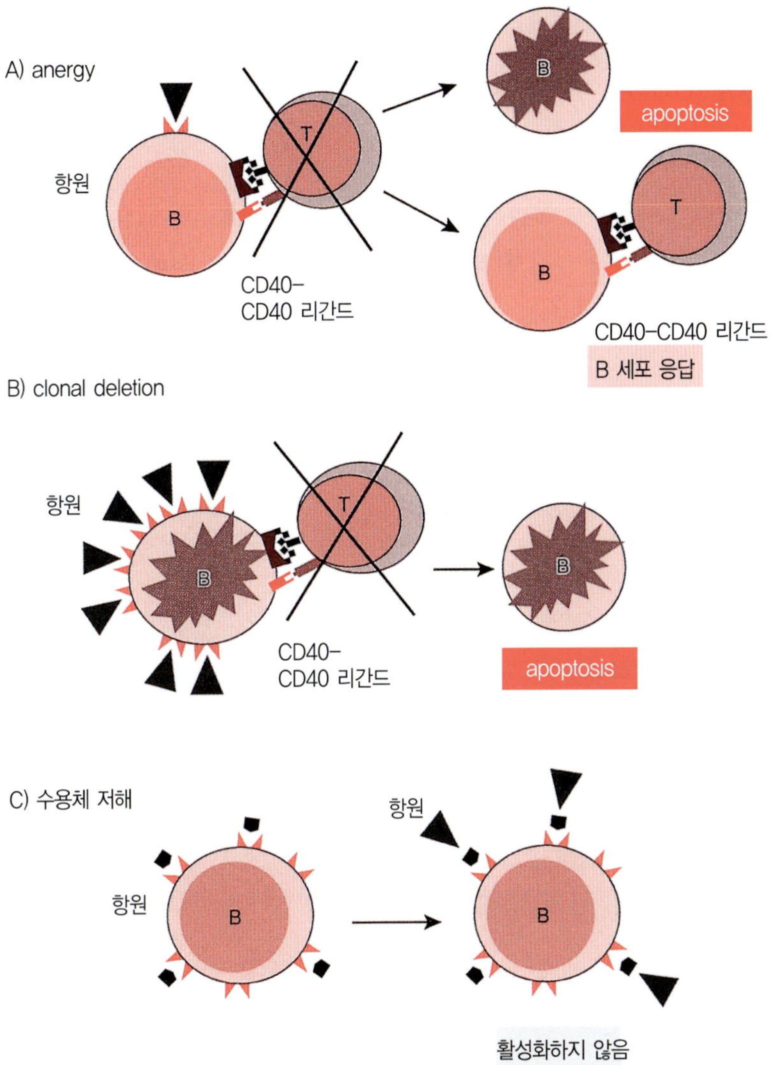

그림 4 B 세포의 말초에 있어서 관용
A) anergy. B 세포의 중추성 anergy와 다른 점은 불응답성이 T 세포의 원조에 의해 해소될 수 있는 것이다. B) clonal deletion. 성숙한 B 세포의 수용체가 T 세포로부터의 원조 없이 항원분자에 의해 강하게 가교되면, B 세포는 apoptosis를 일으켜 사멸한다. C) 수용체 저해 (receptor blockade). 가용성이 작은 항원이 약하게 B 세포 수용체에 결합하여, 다른 항원이 결합할 수 없게 되는 상태 (가용성이 작은 항원에 의해 B 세포가 마스크 되어 버린 상태)로서, B 세포에는 활성화하는 신호를 전달할 수 없다.

1) Anergy

T 세포의 원조가 없을 때에 B 세포 수용체에 항원이 결합하여, B 세포가 불완전한 신호를 받았을 때 반응할 수 없게 된 상태로 들어가 버린다. Anergy 상태로 된 B 세포는 T 세포의 원조가 없으면 세포사를 일으켜 사멸하지만, T 세포로부터의 공 자극이 있으면 anergy는 해제된다.

2) Clonal deletion

T 세포의 원조 없이 B 세포 수용체로부터 강한 신호가 들어오면, anergy가 되지 않고 사멸한다. 이 세포 사의 메커니즘은 밝혀져 있지 않다.

3) 수용체 저해 (receptor blockade)

가용성의 작은 항원이 약하게 B 세포 수용체에 결합하여 (B 세포 수용체로부터 신호는 들어오지 않은 상태), 다른 항원과 결합할 수 없게 된 상태 (가용성의 작은 분자에 의해 B 세포가 마스크 되어 버린 상태).

키포인트

- 면역관용이란 면역계에 항원에 대한 면역반응을 일으키지 않도록 하는 것이다.
- 면역관용의 최대 타깃은 자기이다.
- 중추성 관용이란 림프구가 분화, 성숙하는 과정에서 유도되는 것으로, 주로 자기반응성의 세포를 말초로 내보내지 않도록 하는 기구이다.
- T 세포의 중추성 관용은 흉선에서, B 세포는 골수와 비장에서 일어난다.
- 말초성 관용은 각각의 조직 기관에서 여러 가지 메커니즘에 의해 일어난다.
- 따라서 이식편 등의 외래 항원에 대해서는 (면역계에 항원을 자기로 속여) 말초성 관용을 유도할 필요가 있다 (항원을 흉선에서 발현시키는 것이 쉽지 않기 때문임).
- 면역관용을 유도하는 것이 곤란한 것과 같이, 한번 성립되어 버린 면역관용을 파탄시키는 것은 대단히 어렵다.

참고문헌

1) Tada, T. : Annu. Rev. Immunol., 15 : 1-13, 1997

→ 면역계가 적응성을 항상 가지며, 그 순간마다 계속 변화하는 것을 해설한 총론이다 (상당히 개념적이며 어렵지만, 한번 읽어 볼 가치가 대단히 크다).

2) Palmer, E. : Nature Rev. Immunol., 3 : 383-391, 2003

→ T 세포의 중추성 관용에 관하여, 현재 가장 Up-to-Date 한 총론이다. 특히 신호전달기구의 문헌을 잘 망라하고 있다.

3) Sprent, J. & Kishimoto, H. : Immunol. Rev., 185 : 126-135, 2002

→ 피질인지 수질인지, T 세포의 중추성 관용이 흉선의 어디에서 일어나는지에 대해 초점을 맞춘 총설이다.

4) Green, D. R. et al. : Immunol. Rev., 193 : 70-81, 2003

→ T 세포의 AICD 메커니즘에 관한 총론이다.

5) Shevach, E. M. : Annu. Rev. Immunol., 18 : 423-449, 2000

→ 억제성 T 세포의 분화, 작용기구의 총론과 억제성 T 세포가 어떤 방법으로 자기면역질환 발생을 방지하고 있는지에 대해 자세하게 해설하고 있다.

6) Goodnow, C. C. : Annu. Rev. Immunol., 10 : 489-518, 1992

→ B 세포의 중추성 관용을 유전자 도입 마우스 모델을 사용하여 해설하고 있는 총론이다.

7) Nemazee, D. : Annu. Rev. Immunol., 18 : 19-51, 2000

→ 문헌 6의 총론이 negative selection을 중심으로 해설하고 있는 것과 다르게, B 세포의 중추성 관용 중 receptor editing에 초점을 맞추어 해설하고 있는 총론이다.

8) Pitkanen, J. & Peterson, P. : Genes and Immunity, 4 : 12-21, 2003

→ AIRE 유전자가 어떻게 발견되었는지, 또한 이 유전자와 그의 산물이 어떤 작용을 하고 있는지에 대해 고찰하고 있는 총론이다.

9) Sprent, J. & Surh, C. D. : Annu. Rev. Immunol., 20 : 551-579, 2002

→ 어떻게 T 세포의 면역학적 기억이 성립되는지, 또한 어떻게 지속되고 있는지에 대하여 현재 가장 Up-to-Date 한 총론이다

10) Schwarts, R. H. & Mueller, D. L. : Fundamental Immunology, 5th ed. (Paul, W. E. ed.) pp 901-934, Lippincott Williams & Wilkins, Philadelphia, 2003

→ 하나만 면역관용에 대해 읽는다고 하면 이 교과서를 추천한다.

2 세포간 커뮤니케이션

1) 접착인자

본 항의 Keyword **1** 면역글로불린 superfamily **2** Integrin family **3** Selectin family **4** Sialomucin family

개 론 면역세포의 동태 · 기능을 제어하는 접착분자

면역계는 T 세포, B 세포, 단구, 다형핵백혈구 등의 기능적으로 다른 세포군으로 구성되지만, 이들 구성원의 대부분은 특정 조직에 정착하지 않고, 정상적으로 혹은 자극에 응답하여 생체 내를 이동하며, 특정 림프조직이나 말초의 비림프조직으로 이행하는 것이 특징이다. 따라서 면역계가 그의 기능을 수행하기 위해서는 면역세포끼리의 상호작용만이 아니라, 조직의 혈관내피세포나 간질세포, 세포 외 기질[*1] 등과의 상호작용도 불가피하다. 이 상호작용에서는 사이토카인 등의 체액성 인자와 더불어 개개 세포의 직접적인 접촉이 중요한 역할을 한다.

세포표면에 존재하며, 세포끼리 혹은 세포와 세포 외 기질과의 접착을 매개하는 분자를 접착분자라 총칭한다. 이들 대부분은 세포 막 표면의 당 단백질이며, 구조적인 특징으로부터 면역글로불린 superfamily (→ 키워드 1 p.160), integrin family (→ 키워드 2 p.161), selectin family (→ 키워드 3 p.164), sialomucin family (→ 키워드 4 p.164), cadherin family 등으로 분류할 수 있다. 면역계에서 이들 접착분자는 다형핵백혈구 등 식세포의 염증 국소로의 이행 (일러스트 맵 A)이나 미생물의 탐식, naive T 세포의 림프절로의 이행 (일러스트 맵 B)이나 항원제시세포와의 상호작용 (일러스트 맵 C), effector T 세포와 B 세포와의 상호작용 (일러스트 맵 D), effector T 세포의 말초조직으로의 이행이나 표적세포와의 상호작용 등, 여러 가지 상호작용에 관여하고 있다. 예를 들면, 백혈구의 림프절이나 염증 국소로의 이행은 selectin과 그의 리간드인 sialomucin family 분자, integrin과 그의 리간드인 면역글로불린 superfamily 분자 등, 백혈구 및 내피세포 표면의 일련의 접착분자가 순차대로 기능을 나타냄으로써 가능하게 된다 (일러스트 맵 A, B). 또한 T 세포와 항원제시세포나 B 세포와의 항원 특이적인 상호작용도 integrin이나 면역글로불린 superfamily 분자 등의 접착분자를 통한 항원 비특이적인 상호작용에 의해 안정화 된다 (일러스트 맵 C, D). 이와 같이 접착분자는 자연면역응답이나 획득면역응답에서 면역세포의 동태 · 기능을 제어하는 역할을 수행하고 있다.

일러스트 맵 면역세포의 동태 · 기능을 제어하는 접착분자

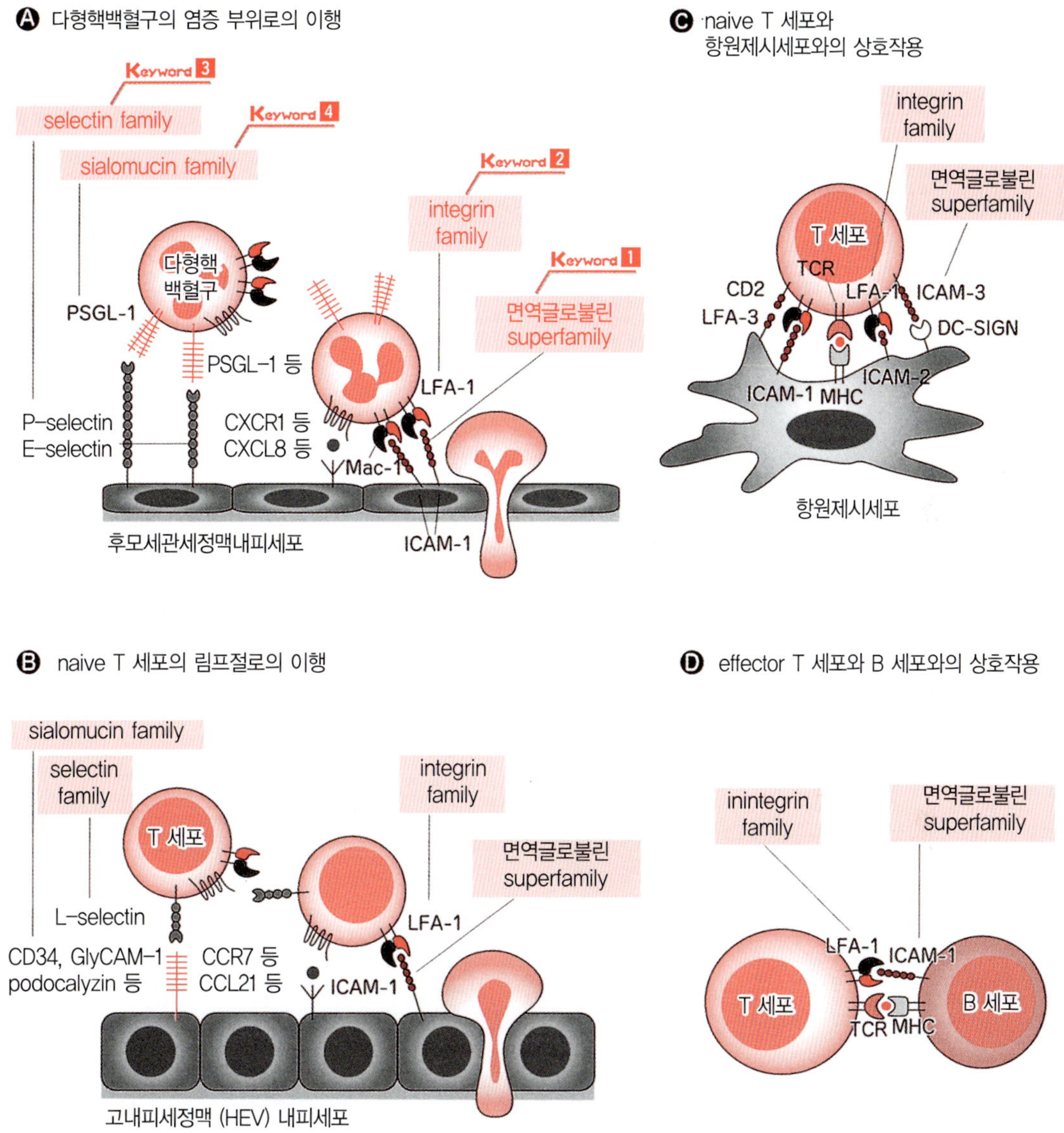

*1 **세포 외 기질** : 조직의 세포 사이에 있는 물질로서 거대분자가 모여 망을 구성한다. Chondroitin sulfate, heparan sulfate 등의 glycosaminoglycan이 단백질에 결합한 proteoglycan과 collagen, elastin, fibronectin, laminin 등의 섬유상 단백질이 주된 구성분자이다.

Keyword

1 면역글로불린 superfamily

일러스트 맵은 p.159

사람 게놈 해독의 완료에 따라 765개의 사람 유전자가 면역글로불린 (Ig) superfamily에 속하는 것이 밝혀졌다. 즉, Ig superfamily는 사람 게놈 중에서 가장 큰 superfamily의 하나를 구성하고 있다. 이 수는 초파리의 5배, 선충의 12배에 상당하며, 그 이유의 하나로서 진화에 의한 면역기구의 발달을 들 수 있다. 면역계에서 세포 간 인식이나 항원인식을 담당하는 분자는 T 세포 항원수용체, MHC 분자, CD4, CD8, CD28 등의 보조 수용체나 Fc 수용체 등, 그의 대부분이 Ig superfamily에 속한다.

이 family에 속하는 분자는 세포 외 영역에 아미노산 70~110개 잔기의 Ig domain으로 불리는 면역글로불린 가변 (V) domain, 혹은 정상 (C) domain과 상동성을 가진 영역을 1개 혹은 복수 개 가지고

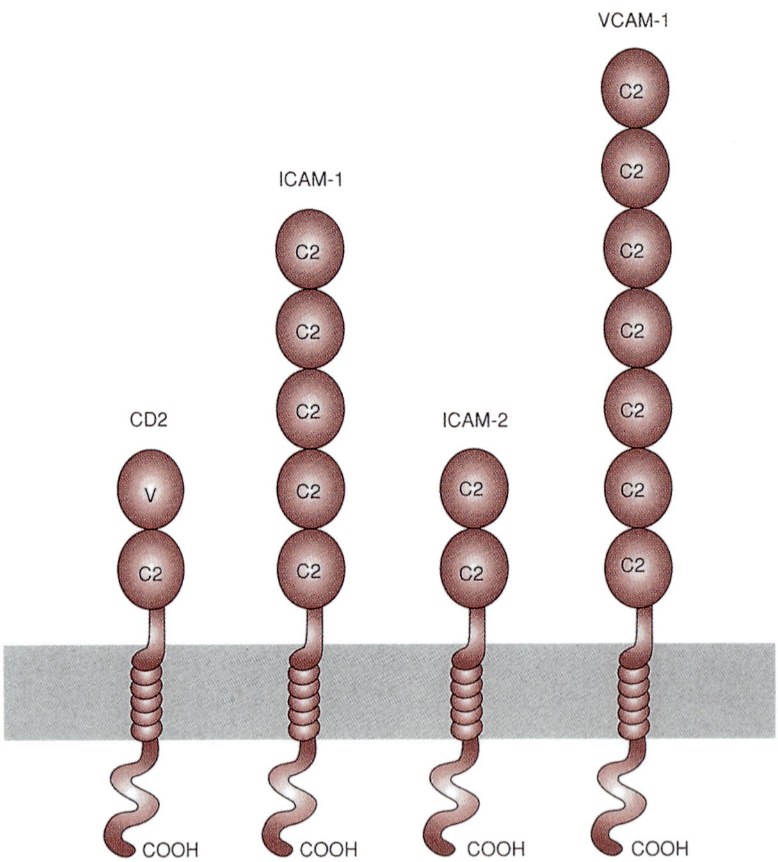

그림 1 **Ig superfamily에 속하는 분자**
면역글로불린의 가변 (V) domain, 정상 (C) domain, 혹은 C domain 모양 구조를 가지면서 일부 V domain과 상동성을 가진 C2 domain을 1개 혹은 복수 개 가진다.

있다 (그림 1). C domain 모양의 구조를 가지면서 일부 V domain에 특징적인 배열을 가진 것을 C2 domain이라 부른다. 이 family의 특징으로 Ig domain끼리 상호작용하는 것이 분자의 기능 발현에 중요한 점을 들 수 있다. MHC 분자와 같이 다량체 구조를 취하는 분자에서는 분자 내의 Ig domain끼리가 상호작용한다. 또한 CD2와 LFA-3, CD4와 MHC class II, CD28과 B7의 heterophilic 한 결합이나 PECAM-1의 homophilic 한 결합과 같이 분자 사이에 Ig domain 끼리가 결합함으로써 서로 리간드로 기능을 나타낸다 (표 1).

Ig superfamily 중에는 integrin의 리간드로서 기능을 나타내는 분자도 있다 (표 1). ICAM-1, ICAM-2, ICAM-3은 모두 β2 integrin의 하나인 LFA-1에 결합한다. ICAM-1, ICAM-2는 내피세포나 항원제시세포에 발현하며, 림프구의 혈관 외 이행이나 항원제시세포와의 상호작용 등에 관여한다. 한편 ICAM-3은 백혈구에 발현하며, LFA-1과 더불어 C 형 lectin[*2]인 DC-SIGN에도 결합하고, T 세포와 항원제시세포, 특히 수상세포와의 접착에서 중요한 역할을 수행한다. 또한 내피세포에 발현하는 VCAM-1은 β1 integrin의 하나인 VLA-4에 결합하며, 말초 염증부위에서의 림프구 침윤을 매개한다.

Keyword

2 Integrin family

일러스트 맵은 p.159

Integrin은 분자량 120~200 kD의 α subunit와 90~110 kD의 β sibunit으로 구성되는 헤테로 2합체로서, 척추동물에서는 19종류의 α subunit와 8종류의 β sibunit가 존재하며, 적어도 25종류의 $\alpha\beta$ 헤테로 2합체의 존재가 알려져 있다. 각각의 subunit은 큰 세포 외 영역, 막 관통 영역, 짧은 세포 내 영역 (β4를 제외)으로 구성된다 (그림 2). N 말단은 공 모양의 머리 부분을 이루고 있으며, subunit 간의 결

표 1 Ig superfamily에 속하는 분자와 그의 리간드

Ig superfamily 분자	리간드
CD2	LFA-3 (CD58)
CD4	MHC class II
CD8	MHC class I
CD28	B7.1 (CD80), B7.2 (CD86)
CTLA-4 (CD152)	B7.1 (CD80), B7.2 (CD86)
PECAM-1 (CD31)	PECAM-1 (CD31)
ICAM-1 (CD54)	LFA-1 (CD11a/CD18), Mac-1 (CD11b/CD18)
ICAM-2 (CD102)	LFA-1 (CD11a/CD18), DC-SIGN (CD209)

LFA-1, Mac-1 : B2 integrin, VLA-4 : B1 integrin, DC-SIGN : C 형 lectin

*2 **Lectin** : 당 사슬에 결합하는 단백질의 총칭이다. 당 사슬 분해나 합성에 관여하는 효소나 당 사슬에 특이적인 항체는 제외된다. 동물, 식물, 미생물 유래의 것이 알려져 있다. 동물 유래의 것은 내재성 lectin으로 불리며, 칼슘 이온에 의존하는 C 형 lectin과 유리된 sulfhydryl 기에 의존하는 S 형 lectin이 알려져 있다.

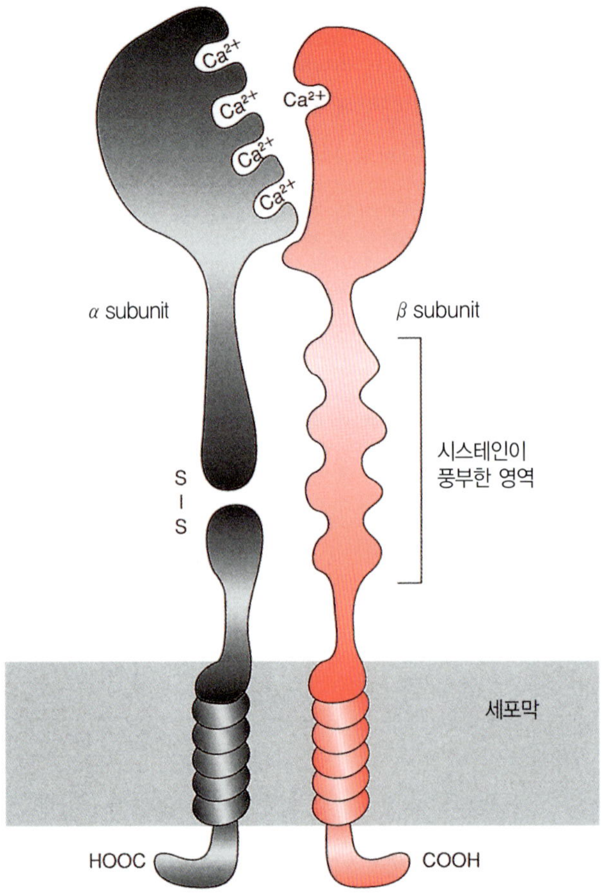

그림 1 **Integrin의 구조**
α subunit와 β subunit가 비공유결합으로 결합한 헤테로 2합체 구조를 취한다.

합과 리간드 결합에 관여하고 있다. 이들 공 모양 부분에는 integrin의 기능 발현에 필수인 2가 이온의 결합영역이 존재한다.

Integrin은 세포 외 기질 당 단백질이나 활성화 보체성분, 세포표면 상의 Ig superfamily 분자 등 여러 가지 리간드에 결합한다. Integrin의 어떤 것은 fibrinectin이나 vitronectin 분자의 Arg-Gly-Asp (RGD) 배열에 결합한다. 또한 integrin의 세포 내 영역은 vinculin, actin, α-actinin 등 세포골격 구성 성분과 상호작용한다. Integrin은 세포 내로부터의 신호에 의해 세포 외 영역의 리간드 결합능이 순식간에 활성화되는 것이 다른 접착분자에는 볼 수 없는 특징이다.

Integrin은 β subunit의 종류에 따라 subfamily로 분류되어 있다 (표 2). β1 integrin은 백혈구나 비혈구계 세포에 광범위하게 발현하며, 주로 세포의 세포 외 기질로의 접착을 매개한다. 예를 들면, α5β1은 fibronectin 수용체이며, α6β1은 laminin 수용체이다. 한편 α4β1 (VLA-4)은 백혈구에만 발현하며, 앞에서 기술한 것과 같이 VCAM-1과 결합함으로써 백혈구의 내피세포로의 접착을 매개한다.

β2 integrin은 백혈구 표면에 발현하며, 주로 세포 간 접착을 매개한다. αLβ2 (LFA-1)는 림프구와

표 2 Integrin family와 그의 리간드

subunit		이름	CD	주된 분포	리간드
β1	α1	VLA-1	CD49a/CD29	광범위	COL, LM
	α2	VLA-2	CD49b/CD29	광범위	COL, LM
	α3	VLA-3	CD49c/CD29	상피세포 등	FN, COL, LM
	α4	VLA-4	CD49d/CD29	혈구계 세포 등	FN, VCAM-1
	α5	VLA-5	CD49e/CD29	광범위	FN
	α6	VLA-6	CD49f/CD29	광범위	LM
	α7		CD49g/CD29	골격근 등	LM
	α8		CD49h/CD29	평활근 등	FN, VN, TN-C, OPN
	α9			광범위	TN-C, OPN
	αV			광범위	VN, FN
β2	αL	LFA-1	CD11a/CD18	백혈구	ICM-1, ICM-2, ICM-3
	αM	Mac-1;CR3	CD11b/CD18	혈구계 세포	C3bi, FG , FX, ICAM-1
	αX	p150,95;CR4	CD11c/CD18	혈구계 세포	C3bi, FG
β3	αⅡb	gpⅡb/Ⅲa	CD41/CD61	혈소판	FG, FN, vWF, VN, TSP
	αV	VNR	CD51/CD61	혈관내피세포 등	VN, FG, vWF, TSP, FN, OPN, COL
β4	α6			상피세포 등	LM
β5	αV	VNR		상피세포 등	VN
β6	αV			상피세포, 종양세포 등	FN, TN-C
β7	α4	LPAM-1		혈구계 세포	MAdCAM-1, VCAM-1, FN
	αE	HML-1		상피 내 림프구 등	E-cadherin

COL : collagen, LM : laminin, FN : fibronectin, VN : vitronectin, TN-C : tenascin-C, OPN : osteopontin, FG : fibrinogen, FX : 제 X 인자, vWF : von Willebrand factor, TSP : thrombospondin

항원제시세포나 혈관내피세포와의 접착에서 중요한 역할을 수행한다. β2 subunit가 결손 된 I 형 백혈구접착부전증 (LAD)으로 불리는 사람 유전성 질환에서는 세균 감염이 반복된다 (memo 1 참조).

memo 1 백혈구접착부전증 (leukocyte adhesion deficiency : LAD)

백혈구 상의 접착분자 결손으로 인해 백혈구의 혈관 외 유출이나 면역세포 사이의 상호작용이 장해되어 있는 질환이다. β2 (CD18) 분자 변이에 의해 LFA-1 (CD11a/CD18), Mac-1 (CD11b/CD18), p150, 95 (CD11c/CD18)가 결손 된 I 형(LAD I)과 GDP-fucose transporter의 변이에 의해 fucosyl 화 selectin 리간드가 결손 된 II 형 (LAD II)이 있다. 출생 직후부터 말초 백혈구 수가 증가하며, 치주위염, 피부연조직 감염, 폐렴, 중이염 등의 세균 감염이 반복된다. 최근 G 단백질 coupling 수용체를 통한 integrin의 활성화에 장해가 있는 백혈구접착부전증이 보고되어 III 형 (LAD III)으로 불리고 있다.

Integrin은 단순히 접착을 매개하는 것만 아니라, 리간드 결합에 즈음하여 세포 신호를 전달한다. 이 신호전달에는 tyrosine 인산화, 이노시톨 인지질대사, 세포 내 칼슘농도 상승 등이 관여한다. 이와 같은 신호가 어떤 기능적 변화를 초래하는지는 세포에 따라 다르며, 예를 들면 T 세포에서는 β2 integrin에 ICAM-1이 결합하면 보조 자극신호를 전달하여 사이토카인 발현을 증강시킨다.

Keyword

3 Selectin family

일러스트 맵은 p.159

Selectin은 세포 외의 N 말단으로부터 순서대로 C 형 lectin domain, EGF domain, 보체결합단백질 모양 domain, 막 관통 domain, 세포 내 domain을 가진 세포접착분자이며, 백혈구에 발현하는 L-selectin, 혈관내피세포에 발현하는 E-selectin, 혈소판과 혈관내피세포에 발현하는 P-selectin의 3종류가 있다 (그림 3, 표 3). 단백질 간의 상호작용에 의해 결합하는 다른 대부분의 접착분자와 다르게, selectin은 lectin domain을 통하여 특정 코어 분자 상에 제시된 sialyl Lewis X[*3]나 그의 유연 당 사슬과 특이적으로 결합하여 세포접착을 일으킨다.

L-Selectin은 림프구 homing[*4]에서 림프구와 림프조직의 고내피세정맥 (high endothelial venules : HEV)의 내피세포와 접착을 매개한다. 즉 림프구 상의 L-selectin이 내피세포 상의 리간드를 인식하고, 림프구는 내피표면에서 rolling 한다. 계속해서 내피세포 표면에 제시된 chemokine이 림프구의 chemokine 수용체에 결합함으로써, 앞에서 기술한 integrin LFA-1이 활성화되고 내피 상의 ICAM-1, ICAM-2와 상호작용함으로써 림프구가 견고하게 접착하게 된다.

한편 E-selectin은 사이토카인으로 활성화된 내피세포에서 발현이 유도된다. 또한 P-selectin은 혈소판이나 혈관내피세포의 세포 내 과립에 존재하며, 자극에 의해 세포표면으로 위치를 이동한다. E-Selectin 및 P-selectin은 다형핵백혈구, 단구, 일부의 effector/memory T 세포 등에 발현하는 리간드를 인식하여, 그의 접착을 매개한다.

Keyword

4 Sialomucin family

일러스트 맵은 p.159

Sialic acid를 포함한 mucin 형 당 사슬을 가진 당 단백질이며, selectin의 리간드로서 동정된 분자의 대부분이 이 family에 속한다. 앞에서 기술한 바와 같이, selectin은 sialyl Lewis X나 이와 유사한 sialyl 화 (sialylation) 및 fucosyl 화 (fucosylation)를 받은 당 사슬과 특이적으로 결합하지만, sialomucine은 이와 같은 당 사슬을 제시함으로써 selectin 리간드로서 기능을 나타낸다. L-selectin의 리간드로서 GlyCAM-1 (glycosylation-dependent cell adhesion molecule), CD34, podocalyxin 등

---

*3 **Sialyl Lewis X** : Sialyl Lewis X는 NeuAcα2→3Galβ1→4(Fucα1→3)GlcNAcβ1→R의 말단구조를 가진 당 사슬 항원이며, 백혈구나 상피성 세포에 나타나고, 세포 계통이나 세포의 분화 단계에 따라 발현한다. E-Selectin 및 P-selectin의 리간드 당 사슬로서 기능을 나타낸다. 또한 sialyl Lewis X의 GlcNAcβ의 C6 위치가 황산화 된 sialyl 6-sulfo Lewis X는 특히 L-selectin의 리간드 당 사슬로서 기능을 나타낸다.

*4 **림프구 homing** : 림프구는 혈액계와 림프계의 사이를 반복하여 순환하고 있지만, 이 현상에는 조직 특이성이 나타난다. 예를 들면, 말초 림프절 유래의 림프구는 혈액계로 들어간 후, 다시 말초 림프절로 돌아오며, 장관 림프절 유래의 림프구는 다시 장관 림프절로 돌아온다. 이와 같이 림프구가 조직을 떠난 후 다시 동일한 조직으로 돌아오는 경향이 있다는 점에서, 이 현상을 림프구 homing이라 부르고 있다.

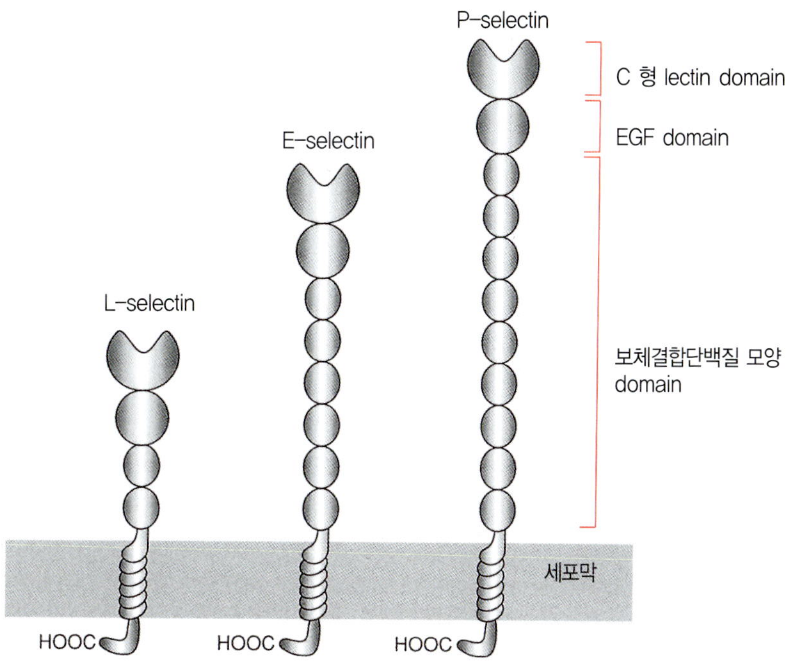

그림 3 Selectin family에 속하는 분자
N 말단으로부터 C 형 lectin domain, EGF domain, 보체결합단백질 모양 domain, 세포막 관통 domain, 세포 내 domain을 가진다.

표 3 Selectin family의 분포, 발현조절 및 그의 리간드

	분포	발현조절	당 사슬 리간드	코어 단백질
L-selectin	백혈구	활성화에 의해 세포 표면에서 소실됨	sialyl 6-sulfo Lewis X	CD34 GLyCAM-1 (마우스) Podocalyxin MADCAM-1 Endoglycan Endomucin PSGL-1
E-selectin	혈관내피세포	TNF-α, interleukin-1, endotoxin에 의해 유도됨	sialyl Lewis X sialyl 6-sulfo Lewis X	PSGL-1 ESL-1 (마우스)
P-selectin	혈관내피세포 혈소판	히스타민, thrombin, superoxide 자극에 의해 세포 내 과립으로부터 세포표면으로 translocate 됨	sialyl Lewis X sialyl 6-sulfo Lewis X	PSGL-1

이 알려져 있다. L-selectin의 리간드로서 기능을 나타내기 위해서는 당 사슬이 더욱 황산화 되어 있는 것이 중요하다. PSGL-1 (P-selectin glycoprotein ligand-1)은 P-selectin의 주된 리간드로서 동정되었지만, E-Selectin 및 P-selectin와도 결합한다. 한편 E-selectin의 결합에는 특정 코어 분자가 필요하지 않다는 보고도 있다. 이들 분자의 당 사슬의 fucosyl 화는 fucose 전이효소 Fuc-T VII와 Fuc-T IV에 의해 매개되는 것이 시사되어 있다. Fucosyl 화 당 사슬이 결손 된 II 형 백혈구접착부전증에서는 I 형과 동일하게 세균 감염이 반복된다 (memo 2 참조).

memo 2 바이러스 수용체로서 기능을 나타내는 접착분자

바이러스는 숙주세포 표면상의 특이적 수용체에 결합하여 세포 내로 침입한다. 바이러스 수용체로서 기능을 나타내는 분자의 대부분은 접착분자이다. 그 이유로서 개개의 접착분자가 리간드와의 친화성이 낮기 때문에, 바이러스가 생리적 리간드와 쉽게 경쟁할 수 있다는 점을 들 수 있다. 실제로 접착분자와 바이러스의 결합은 생리적 리간드와의 결합보다 100배~1,000배 친화성이 높다고 보고되어 있다. 바이러스 수용체는 그의 발현 패턴에 따라 바이러스 감염 세포의 종류를 결정한다. 예를 들면, CD4는 helper T 세포표면에 발현하고 있기 때문에 이들 세포가 HIV의 표적이 된다. 또한 폴리오바이러스 수용체와 같이 숙주 특이성을 결정하는 것도 있다.

그 이외에 면역세포의 동태제어와 관련되는 접착분자로서 CD44로 대표되는 링크 단백질 family, 형태형성에 중요한 역할을 완수하고 있는 세포 간 접착분자 N-cadherin, P-cadherin, E-cadherin 등의 cadherin family가 있다.

키포인트

- 접착분자는 구조적으로 면역글로불린 superfamily, integrin family, selectin family, sialomucin family, cadherin family로 분류할 수 있다.
- 면역글로불린 superfamily에 속하는 분자는 세포 외 영역에 Ig domain으로 불리는 영역을 1개 혹은 복수 개 가지고 있다. Ig domain을 통하여 같은 분자종간 homophilic 혹은 다른 분자종간 (heterophilic)에 결합하는 분자가 많지만, ICAM-1, ICAM-2, VCAM-1은 integrin의 리간드로서 기능을 나타낸다.
- Integrin은 α subunit과 β subunit으로 구성된 헤테로 2합체이다. 백혈구에 발현하는 $\beta 2$ integrin LFA-1은 ICAM-1, ICAM-2와 상호작용하며, $\beta 1$ integrin VLA-4는 VCAM-1과 상호작용한다. 내피세포로의 백혈구 접착이나 림프구와 항원제시세포와의 접착에서 중요한 역할을 한다.
- Selectin은 C 형 lectin domain을 가진 세포접착분자이며, 백혈구에 발현하는 L-selectin, 혈관내피세포에 발현하는 E-selectin, 혈소판과 혈관내피세포에 발현하는 P-selectin의 3종류가 있다. 백혈구의 혈관내피세포에서의 rolling을 매개한다.

- Selectin의 리간드로서 기능을 나타내는 분자의 대부분이 sialomucin이며, L-selectin의 리간드로서 CD34, GLyCAM-1, podocalyxin 등이, 또한 P-selectin의 리간드로서 PSGL-1이 알려져 있다.

참고문헌

1) Springer, T. A. : Nature, 346 : 425-434, 1990
→ 면역계에서 접착분자의 기능을 포괄적으로 정리한 우수한 총설이다.

2) Springer, T. A. : Annu. Rev. Physiol., 57 : 827-872, 1995
→ 백혈구의 혈관 외 유주에 관한 다단계 모델에 대하여 상세하게 해설되어 있다.

3) Lasky, L. A. : Annu, Rev. Biochem., 64 : 113-139, 1995
→ 염증반응에서 selectin과 리간드 상호작용의 역할에 대해 상세하게 해설되어 있다.

4) Vestweber, D. & Blanks, J. E. : Physiol. Rev., 79 : 181-213, 1999
→ Selectin과 그의 리간드의 접착 및 신호전달기능에 대하여 상세하게 해설되어 있다.

5) Laudannna, C. et al. : Immunol., Rev., 186 : 37-46, 2002
→ 특히 혈류 하에서의 백혈구 접착제어에 관여하는 chemokine에 의한 integrin 활성화 기구를 해설한 총설이다.

6) Takagi, J. & Springer, T. A. : Immunol. Rev., 186 : 141-163, 2002
→ Integrin의 구조 활성화에 의한 dynamic 한 변화가 알기 쉽게 해설되어 있다.

7) Bunting, N. et al. : Curr. Opin. Hematol., 9 : 30-35, 2002
→ LAD의 병태에 대해 알기 쉽도록 정리되어 있다.

8) Alon, R. & Etzioni, A. : Trends Immunol., 24 : 561-566, 2003
→ 최근 보고된 LADIII의 병태에 대해 자세하게 해설되어 있다.

9) Hauck, C. R. : Med. Microbiol. Immunol., 191 : 55-62, 2002
→ 접착분자와 세균과의 상호작용에 대해 해설되어 있다.

10) Wang, J. : Trends Biochem. Sci., 27 : 122-126, 2002
→ 접착분자의 생리적 리간드와의 상호작용과 바이러스 수용체로서의 기능이 접착분자 구조의 관점에서 해설되어 있다.

2 세포간 커뮤니케이션

2) TNF family 분자와 수용체

본 항의 Keyword **1** NF-κB 및 MAP kinase **2** Apoptosis 유도
3 TNF/TNF 수용체 family의 생리 기능

개론 TNF/TNF 수용체 family

Tumor necrosis factor (TNF) family에 속하는 사이토카인은 세포 사, 세포증식이나 분화 등을 유도하며, 여러 가지 면역응답이나 림프조직, 골 등의 형성에 관여하는 것으로 알려져 있다. TNF family에 속하는 사이토카인은 II 형 (N 말단이 세포질 내에 존재함)의 막 단백질로서, C 말단 측에 TNF homology domain (THD)을 가지며, 이 domain을 통하여 호모 혹은 헤테로 2합체를 형성하고 있고, 표적세포 상에 존재하는 특이적인 수용체를 응집시킴으로써 신호를 유발하는 것으로 생각되고 있다. 그러나 일부는 세포막 표면상에 존재하는 protease에 의해 절단되어 분비되는 것이 알려져 있다. 한편 TNF 수용체 family에 속하는 I 형의 1회 막 관통 형 단백질로서 N 말단에 존재하는 세포 외 domain의 시스테인이 풍부한 영역 (cystein-rich domain : CRD)에서 같은 family에 속하는 멤버와는 상동성을 보이지만, 신호를 전달하는 것으로 생각되는 세포 내 domain의 상동성은 death domain (DD)이라는 세포 사 유도에 필요한 영역을 가진 수용체 이외에는 유의한 상동성이 나타나지 않는다. TNF family에 속하는 리간드로서는 TNF, lymphotoxin (LT), CD40 리간드 (CD40L)나 Fas 리간드 (FasL) 등이 있으며, 그들에 대응하는 수용체로서 I 형 및 II 형 TNF 수용체 TNFR1, TNFR2, lymphotoxin-β 수용체 (LT-βR), CD40이나 Fas 등이 알려져 있었지만, 게놈 과학의 진보에 따라 그의 수는 비약적으로 증가하여, 현재로는 일러스트 맵에 나타낸 바와 같이 40종류 이상의 리간드/수용체로 구성되는 family를 구성하고 있다. 또한 명칭에 대해서는 유전자 명으로 새로이 시리얼 번호가 붙어 있지만 (예를 들면, TNF는 TNFSF1A, TNFR1은 TNFRSF1A 등), 그다지 일반적으로 보급되어 있다고는 말하기 힘들다. 이 family의 리간드/수용체 시스템으로서 주목해야 할 점은, 반드시 리간드와 수용체와의 대응관계가 일 대 일로 대응하지 않는다는 것이다 [TNF/TNF 수용체 family의 생리 기능 (→ 키워드 3 p.173)]. 이들 수용체에 의해 유도되는 신호전달경로로는 NF-κB 및 MAP kinase (→ 키워드 1 p.170) 활성화, caspase 활성화에 연속하여 일어나는 apoptosis 유도 (→ 키워드 2 p.172)를 들 수 있다.

일러스트 맵 TNF/TNF 수용체 family

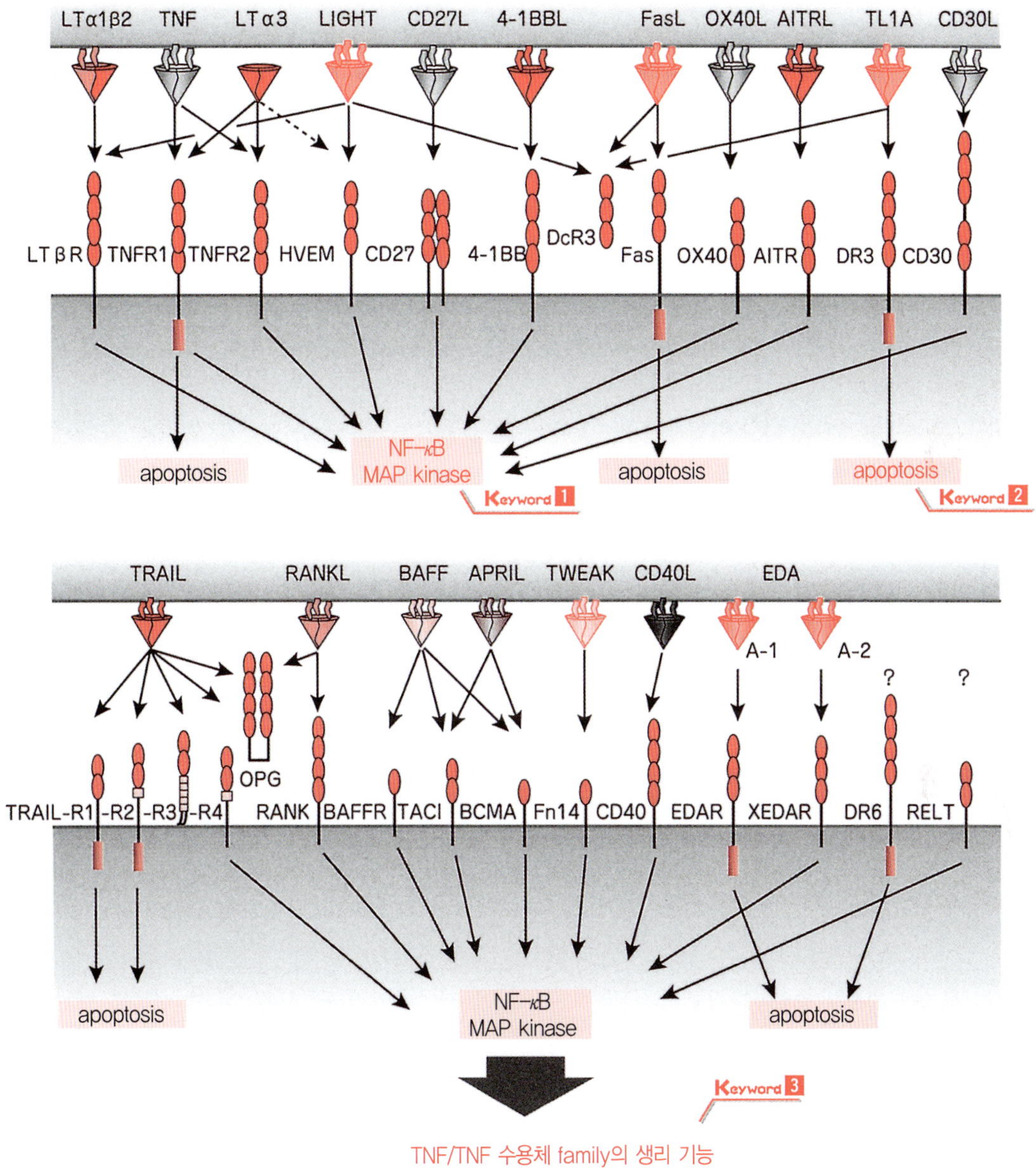

TNF family는 일부를 제외하고 (LTα) 세포막상에서 3합체를 형성하고 있다. LTα만은 분비형 밖에 존재하지 않고, LTβ와 헤테로 3합체를 형성하는 경우에만 막상에 존재한다. TNF 수용체 family 세포 외 domain의 시스테인이 풍부한 영역 (CRD)을 ●으로 나타내고, 세포 내의 death domain을 ▌으로 나타내었다. 현재까지 대응관계가 알려져 있는 리간드/수용체의 관계를 화살표로 나타내었다 (문헌 8로부터 변형).

Keyword

1 NF-κB 및 MAP kinase

일러스트 맵은 p.169

대부분의 TNF 수용체 (TNFR) family 분자는 리간드가 결합함에 따라 면역반응을 담당하는 중요한 전사인자의 하나인 NF-κB*1 및 MAP kinase (mitogen activated protein kinase : MAPK)*2 활성화를 일으키는 것으로 알려져 있었다. 이들 수용체의 세포 내 domain이 kinase 모양의 구조를 가지지 않은 것으로 보아, 수용체를 통한 신호전달계에는 수용체와 회합하는 분자가 중요한 역할을 하고 있는 것으로 추측되고 있었지만, 세포 내 영역에 회합하는 분자로서 TNF receptor-associated factor (TRAF) family 분자*3가 클로닝 되어, TNF receptor family를 통한 신호전달계의 해명에 비약적인 진보가 이루어졌다. 우선 리간드가 수용체와 회합함으로써 수용체의 3합체화에 의한 고차구조의 변화가 유도되며, 그 결과 TRAF 분자가 수용체와 직접 회합한다. 한편 TNFR1의 경우는 death domain을 통하여 TRADD 및 RIP가 회합하고, 나아가서 거기에 TRAF 분자가 회합하게 된다. 그 결과 TRAF 분자와 직접 혹은 간접적으로 몇 개의 kinase의 회합이 유도되며, 회합한 kinase의 활성화가 일어나고, 최종적으로 IκB kinase (IKK) 복합체*4 및 MAPK 활성화가 일어난다. 한편 RIP가 직접 혹은 간접적으로 IKK를 활성화하는 가능성도 지적되고 있다 (그림 1). 활성화된 IKK (이 활성화의 메커니즘에 대해서는 최종적인 결론이 현재까지 나와 있지 않으나, 하나는 상류에 존재하는 IKK kinase에 의해 활성화된다는 가능성, 또 하나는 IKK 자신의 다량체화에 의해 활성화된다는 가능성, 또는 상세한 것은 알려져 있지 않지만 유비키틴화에 의해 활성화되는 가능성이 있음)는 IκB의 N 말단에 존재하는 serine 잔기를 인산화 하며, 인산화 된 IκB는 proteasome에 의해 분해되고, IκB로부터 유리된 NF-κB는 핵 내

*1 **NF-κB** : NF-κB는 본래 B 세포 특이적인 전사인자로서 유전자 클로닝 되었지만, 그 후의 해석에 의해 이 전사인자는 B 세포뿐만 아니라 다른 세포에도 널리 분포하고 있는 것으로 밝혀졌다. 세포질 중에서는 같은 Rel family에 속하는 NF-κB (RelA, RelB, c-Rel, p50, p52)와 호모 혹은 헤테로 2합체를 형성하고 있지만, 미자극 상태의 세포에서는 그의 저해제인 IκB로 불리는 분자 (IκBα, IκBβ, IκBε, p105, p100)가 더욱 결합하고 있기 때문에 NF-κB의 핵 이행이 억제되어 있다. 이 시스템의 획기적인 점은 *de novo* 단백질 합성을 통하지 않고, 즉시 표적유전자를 활성화할 수 있다는 것이다.

*2 **MAP kinase 경로** : 세포 외로부터의 자극을 세포핵으로 정확하게 전달하는 주요한 시스템의 하나가 MAP kinase 신호전달경로이며, 포유류 세포에서는 ERK, JNK, p38MAPK의 3가지 모듈로 구성되어 있다. MAPK cascade는 각각의 모듈이 MAPKKK-MAPKK-MAPK의 3군의 kinase로 구성되며, 이들 일군의 kinase가 연속해서 일으키는 인산화 반응을 통하여, 세포 외로부터의 신호를 증폭하여 핵으로 전달한다. TNF 등의 자극에 의해 이들 3가지 모든 모듈이 활성화된다.

*3 **TNF receptor-associated factor (TRAF) family** : TRAF family 분자의 원형인 TRAF1, TRAF2는 본래 TNFR type II의 세포질 내 영역과 회합하는 단백질로서 클로닝 된 adaptor 분자이지만, 그 후의 클로닝 경쟁 결과 현재까지 TRAF1~TRAF6까지의 6개 family 분자가 동정되었고, death domain을 가지지 않는 대부분의 TNF 수용체 family는 TRAF1, -2, -3, -5와 회합하며, TRAF6은 CD40, RANK, IL-1, Toll like 수용체와 직접 혹은 간접적으로 회합하고 있는 것으로 나타났다. TRAF2, -5, -6은 이들 수용체를 통한 NF-κB 및 MAPK 활성화에 필수인 것으로 나타났다.

*4 **IκB kinase (IKK) 복합체** : 자극 의존적으로 N 말단에 존재하는 IκB의 serine 잔기를 인산화 하는 kinase가 800 kD에 이르는 거대한 복합체를 만드는 것이 Manniatis 등에 의해 밝혀져 있었지만, 그의 실체는 오랫동안 확실하지 않았다. 1997년에 3개의 독립된 그룹에 의해 그의 kinase subunit인 IKKα/IKK1, IKKβ/IKK2의 유전자 클로닝이 이루어졌으며, 더욱이 그의 활성 조절 subunit인 IKKγ/NEMO도 동정된 결과 NF-κB 활성조절의 메커니즘에 비약적인 진보가 이루어졌다.

로 이행하여 표적유전자의 발현을 일으킨다. 또한 활성화된 MAPK는 각각의 표적 전사인자를 인산화한다. 이들의 활성화에 의해 최종적으로 염증성 사이토카인이나 chemokine, 또한 접착인자의 발현상승 등이 일어난다.

최근에 들어 위에서 기술한 고전적인 NF-κB 활성화 경로 (canonical 경로) 이외에, IKKα 의존성이면서 IKKβ나 IKKγ에 의존하지 않는 non-canonical 경로의 존재가 밝혀졌다.

memo 1 canonical 경로와 non-canonical 경로

대부분의 TNFR family 분자에 의한 NF-κB 활성화 경로는 IKKβ 및 IKKγ/NEMO 의존성으로 생각되며 (canonical 경로), 이 때 활성화되는 복합체는 주로 RelA/p50이고, 이 경로는 저해제인 IκBα가 NF-κB 의존적으로 유도되기 때문에 negative feedback이 걸리게 되며, 지속시간은 1~2시간으로 비교적 짧다. 한편 이 이외의 경로 (non-canonical 경로)의 존재가 최근 주목되고 있으며, 이 경로는 IKKα 의존성이고, IKKβ나 IKKγ 비의존성이라는 특징을 가진다 (단 IKKα만의 IKK 복합체가 존재하는지 어떤지는 불확실함). 활성화된 IKKα에 의해 NF-κB 저해제의 하나인 p100의 C 말단 serine 잔기의 인산화가 유도되며, proteasome에 의한 한정 분해에 의해 p52가 생기고, RelB/p52 복합체가 핵으로 이행한다. RelB/p52 복합체는 IκBα에 의한 negative 피드백이 걸리지 않기 때문에, 이 경로의 활성화 지속시간은 대단히 길다 (24시간 이상). Non-canonical 경로를 활성화하는 수용체로서는 LT-βR, CD40, BAFF-R 등이 알려져 있다.

5장

면역응답의 제어

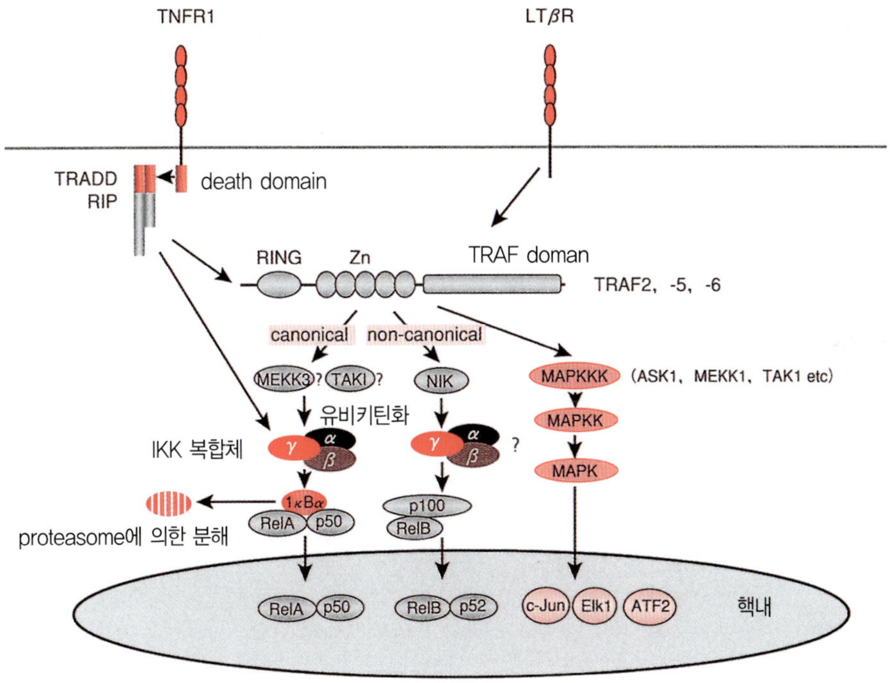

그림 1 TNF 수용체 family에 의한 NF-κB 및 MAPK 활성화 경로

Death domain을 가진 TNFR1의 경우에는 TRADD/RIP를 통하여 TRAF 분자가, death domain을 가지지 않는 수용체의 경우에는 직접 TRAF 분자가 수용체와 회합한다. 그 결과 여러 종류의 kinase가 활성화되고, 최종적으로는 NF-κB 및 MAPK의 활성화가 일어난다. IKK의 활성화에는 유비키틴화가 관여하고 있다는 보고가 있다. NF-κB 활성화 경로에는 크게 나누어 canonical 경로 및 non-canonical 경로가 있으며, 각각의 경로에 의해 유도되는 표적유전자는 다르다. 또한 이 양쪽 경로의 상세한 활성화 메커니즘은 현재까지 해명되어 있지 않다 (문헌 3으로부터 변형)

Keyword

2 Apoptosis 유도

일러스트 맵은 p.169

세포 사를 유도할 수 있는 (중요한 점은 리간드와의 결합이 일어났다고 해서 모든 세포에서 세포 사가 유도되지 않는다는 점에 주의) TNFR family 분자로서 TNFR1, Fas, DR3, TRAIL-R1, -R2, DR6 등이 알려져 있다. 이들 수용체는 세포 내 영역에 death domain으로 불리는 50~70개 정도의 아미노산으로 구성된 공통 domain을 가지고 있다. 이 death domain에 그 자신도 death domain을 가진 TRADD나 FADD로 불리는 adaptor 분자가 회합하고, 계속해서 caspase라 불리는 일련의 시스테인 protease가 연이어 활성화되어, 최종적으로는 apoptosis가 유도된다 (그림 2). 우선 FADD는 상류의 initiator caspase인 caspase 8을 리크루트 하여 caspase 8이 활성화되며, 하류의 effector caspase인 caspase 3, 6, 7을 활성화하여, 활성화된 caspase 3, 6, 7에 의해 세포 내의 여러 기질이 절단된다. 또한 apoptosis에 나타나는 염색체 DNA의 단편화는 활성화된 caspase 3이 caspase-activated deoxyribonuclease (CAD)로 불리는 DNase와 복합체를 형성하고 있는 inhibitor of CAD (ICAD)를 절단하고, 유리된 CAD가 핵으로 이행함으로써 일어난다는 것이 밝혀져 있다. 한편 어떤 종의 세포에

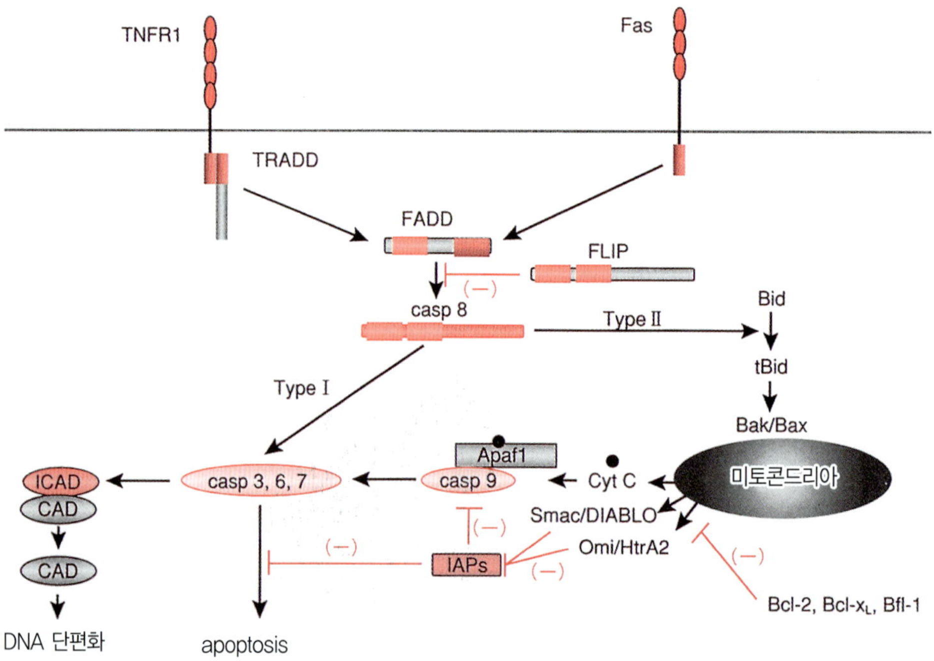

그림 2 TNFR family에 의해 유도되는 apoptosis 경로
Death domain을 가진 수용체에는 직접 혹은 간접적으로 FADD가 회합하며, 더욱이 initiator caspase인 caspase 8이 회합한다. 그것에 의해 caspase 8의 활성화가 일어나며, 하류에 존재하는 effector caspase의 활성화가 일어난다. 세포에 따라서는 caspase 8이 Bid를 절단하고, 절단된 tBid가 미토콘드리아에 작용하여 미토콘드리아 의존성의 apoptosis 경로를 활성화한다. 세포 내에서는 이들 apoptosis 경로를 억제하는 분자로서 FLIP, IAP family, Bcl-2 family가 존재하고 있으며, 이들 분자의 몇 개는 NF-κB 의존적으로 발현이 유도되는 것으로 알려져 있다. Cyt C : cytochrome C. 촉진 경로를 화살표로, 억제 경로를 막대 선으로 각각 나타내었다.

서는 caspase 8의 활성화가 충분히 일어나지 않아, caspase 8이 하류의 caspase인 caspase 3을 직접 활성화할 수 없다. 이 경우 caspase 8은 Bid로 불리는 Bcl-2 family에 속하는 분자를 절단하고, 절단된 Bid는 미토콘드리아로 이행하여 cytochrome C, Smac/DIABLO나 Omi/HtrA2 등의 분자 유리를 유도하며, 그것에 동반되어 미토콘드리아 의존성의 apoptosis 유도 경로가 작용하여 apoptosis를 유도하는 것으로 밝혀졌다. 즉 세포질 내로의 cytochrome C 유리와 수반되어 apoptotic protease activating factor (Apaf) 1의 다량체화 및 Apaf1과 caspase 9의 회합이 유도되며, 그 결과 caspase 9가 활성화되고, 활성화된 caspase 9가 caspase 3을 활성화하는 경로이다. 한편 세포 내로 유리된 Smac/DIABLO나 Omi/HtrA2는 inhibitor of apoptosis (IAP) family 분자와 결합하고, 그의 caspase 3, 7, 9에 대한 억제 활성을 억제함으로써, apoptosis에 대한 감수성을 증가시키는 것으로 밝혀져 있다.

Keyword

3 TNF/TNF 수용체 family의 생리 기능

일러스트 맵은 p.169

TNFR family를 통한 신호전달경로는 NF-κB 및 MAPK의 활성화를 일으킨다는 점에서는 대단히 유사함에도 불구하고, 개개 분자의 knock-out 및 *in vitro* 해석으로부터 각각 대단히 독특한 기능을 가지고 있는 것으로 밝혀졌다 (표). 아마도 그의 원인은 리간드/수용체 각각을 발현하고 있는 세포의 차이, 혹은 발현 패턴의 시간적인 차이에 의한 것으로 생각된다. 그래서 몇 개의 그룹으로 나누어 기능을 아래에 해설하고자 한다 (그림 3).

1) 그룹 I : T 림프구에 보조 신호를 도입하는 수용체

이 그룹에는 CD27, HVEM, OX40, 4-1BB, CD30 등이 분류된다. 이들 수용체는 주로 미자극 혹은 자극 후의 T 세포 상에 발현하며, 그의 리간드인 CD70, LIGHT, OX40L, 4-BBL, CD30L은 LIGHT를 제외하고 활성화된 B 세포, 매크로파지, 수상세포에 발현이 유도되는 것으로 알려져 있다.

2) 그룹 II : 주로 B 세포 상에 발현하는 수용체

CD40, BAFF 수용체, TACI, BCMA 등의 수용체는 주로 B 세포 상에 발현하고 있으며 (CD40은 매크로파지나 수상세포에도 발현), 그의 리간드인 CD40L, BAFF, APRIL은 단구, 매크로파지, 수상세포나 T 세포에 자극 의존적으로 유도되는 것으로 알려져 있다 (CD40L은 T 세포에만). Knock-out 마우스를 이용한 해석으로부터 CD40/CD40L 상호작용은 면역글로불린의 class switching이나 B 세포증식에, 또한 BAFF/BAFF 수용체 상호작용은 B 세포의 성숙이나 생존에 필수라는 것이 밝혀져 있다. 한편 BAFF를 과잉으로 발현시킨 형질전환마우스는 자기면역질환의 병태를 나타낸다.

3) 그룹 III : 주로 apoptosis 유도에 관여하는 리간드/수용체

TNFR1, Fas, TRAIL-R1, -R2 등은 세포 내 영역에 보존된 death domain을 가지고 있으며, 세포사를 유도하는 것으로 알려져 있다. 말초조직에서 B 세포의 관용이 파탄된 결과, 림프구의 이상증식이

표 TNF/TNFR family

	유전자	병명	사람	마우스	knock-out 마우스나 변이 마우스의 표현형
수용체					
TNFR1	TNFRSF1A	CD120a, p55 TNFR60	NM001065	NM011609	세균감염에 대한 감수성 증대, LPS에 대한 감수성 저하, 배중심 형성 부전, 파이엘판 형성 부전
TNFR2	TNFRSF1B	CD120b, p75 TNFR80	NM001066	NM011610	세균감염에 대한 감수성 증대, LPS에 대한 감수성 저하
LT-bR	TNFRSF3	TNFR2-RP	NM002342	NM010736	배중심 형성 부전, 림프절 및 파이엘판 형성 부전
OX40	TNFRSF4	CD134	NM003327	NM011659	T 세포 활성화 부전
CD40	TNFRSF5		NM001250	NM011611	면역글로불린 class switching 장해, 배중심 형성 부전, 고 IgM 혈증
Fas	TNFRSF6	CD95, APO-1	NM000043	NM007987	AICD 결손, 림프구증다증, 자기면역병
CD27	TNFRSF7		NM001242	L24495	T 세포 활성화 부전
CD30	TNFRSF8		NM001243	NM009401	?
4-1BB	TNFRSF9	CD137	NM001561	NM011612	CD8 양성T 세포 활성화 저하
DR4	TNFRSF10A	TRAIL-R1	NM003844	Unknown	?
DR5	TNFRSF10B	TRAIL-R2	NM003842	NM020275	?
DcR1	TNFRSF10C	TRAIL-R3	NM003841	NM024290	?
DcR2	TNFRSF10D	TRAIL-R4	NM003840	NM023680	?
RANK	TNFRSF11A	TRANCE-R	NM003839	NM009399	림프절 형성 부전, 파골세포의 분화 장해에 의한 대리석병
OPG	TNFRSF11B	Osteoprotegrin	NM002546	NM008764	파골세포의 분화 장해에 의한 대리석병
FN14	TNFRSF12A		NM0016639	NM013749	?
DR3	TNFRSF12	TRAMP, LARD	NM003790	NM033042	?
TACI	TNFRSF13B		NM012452	NM021349	?
BAFF-R	TNFRSF13C		NM052945	NM028075	B 세포 수 감소, 항체생산 저하
HVEM	TNFRSF14		NM003820	Unknown	?
BCMA	TNFRSF17		NM001192	NM011608	정상
DR6	TNFRSF21		NM014452	NM052975	CD4 양성 T 세포의 증식 항진, Th2 사이토카인 분비 항진
EDAR			NM022336	NM010100	모, 치 및 한선의 발달 이상
리간드					
LTα	TNFRSF1		NM000595	NM010735	배중심 형성 부전, 림프절 및 파이엘판 형성 부전
TNF	TNFRSF2		NM000594	NM013693	세균감염에 대한 감수성 증대, 배중심 형성 부전
LTβ	TNFRSF3		NM002341	NM008518	배중심 형성 부전, 장간막 림프절을 제외한 전신의 림프절 파이엘판 형성 부전
OX40L	TNFRSF4	gp34	NM003326	NM009452	수상세포의 T 세포로의 보조신호 저하
CD40L	TNFRSF5	CD154, gp39	NM000074	NM011616	면역글로불린 class switching 장해, 배중심 형성 부전, 고 IgM 혈증
FasL	TNFRSF6	CD95L, CD178	NM000639	NM010177	AICD 결손, 림프구증다증, 자기면역병
CD27L	TNFRSF7	CD70	NM001252	NM011617	?
CD30L	TNFRSF8	CD153	NM001244	NM009403	?
4-1BBL	TNFRSF9		NM003811	NM009404	?
TRAIL	TNFRSF10	Apo-2L	NM003810	NM009425	발암에 대한 저항성 저하
RANKL	TNFRSF11	TRANCE, OPGL	NM003701	NM011613	림프절 형성 부전, 파골세포의 분화 장해에 의한 대리석병
TWEAK	TNFRSF12		NM003809	AF030100	?
APRIL	TNFRSF13		NM003808	NM023517	?
BAFF	TNFRSF13B	BLYS, TAHNK	NM006573	NM033622	B 세포 수 감소, 항체생산 저하
LIGHT	TNFRSF14		NM003807	NM019418	?
EDA		ED41	NM001399	NM010099	모, 치 및 한선의 발달 이상

주된 TNF/TNFR family의 유전자 심볼, accession 번호 및 knock-out 마우스나 변이 마우스의 표현형. LPS : 리포다당, AICD : activation-induced cell death

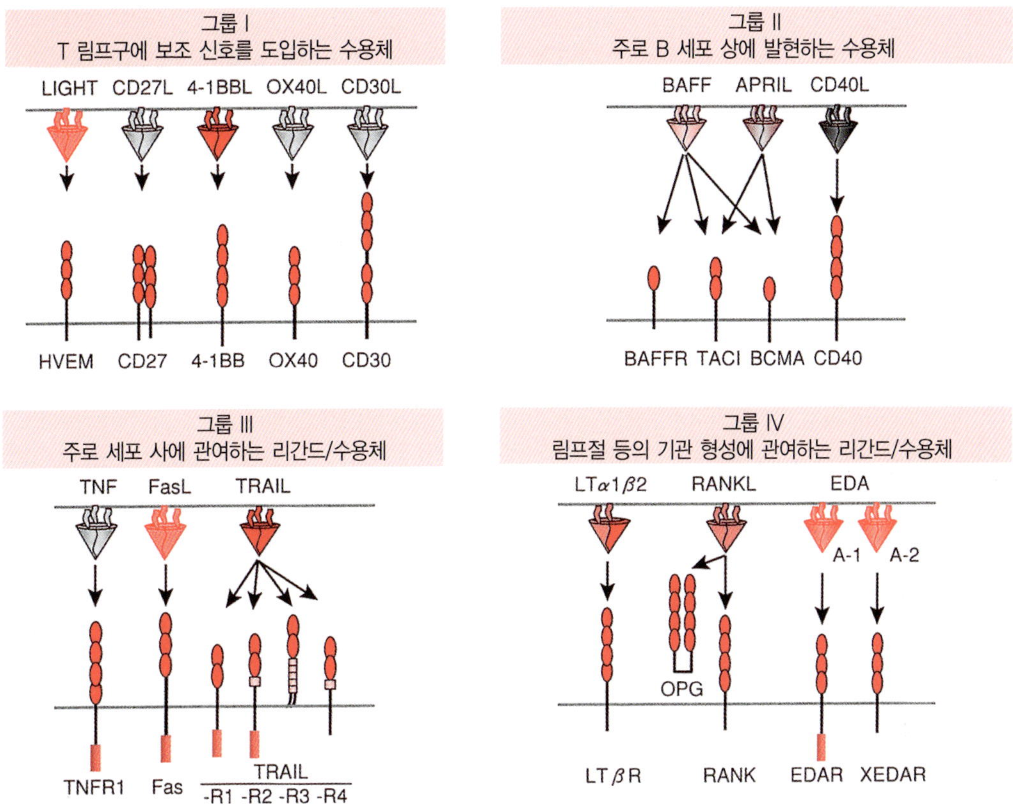

그림 3 TNF/TNFR family 분자의 주된 기능에 의한 그룹 분리

나 자기항체의 생산이 유도되는 Ipr이나 gld 변이 마우스는 Fas/Fas 리간드 (FasL) 변이에 의해 일어나는 것으로 밝혀져 있다. 한편 각막이나 정소에는 FasL을 발현하고 있는 세포가 존재하며, 침윤되어 오는 림프구에 apoptosis를 유도하여 배제함으로써 과잉 면역반응을 억제하고 있는 것으로 알려져 있다. 또한 NK 세포나, 활성화된 T 림프구에 발현하는 FasL이나 TRAIL은 perforin 등과 함께 세포상해의 effector 분자이기도 하다. TRAIL은 종양세포 특이적으로 세포 사를 유도한다는 점에서, 암 치료에 대한 응용이 기대되고 있다.

4) 그룹 IV : 림프절 등의 기관 형성에 관여하는 리간드/수용체

Lymphotoxin (LT)은 α, β의 2종류로 구성되어 있으며, 생리적으로는 LTα1β2 및 LTα3의 2가지 다른 3합체를 형성하고, 각각 LT-βR 및 TNFR1, TNFR2와 회합하는 것으로 나타나 있으며, LT-βR을 통한 신호가 말초의 림프절 형성이나 파이엘판 형성에, TNFR1은 파이엘판 형성에 필수인 것으로 밝혀져 있다. RANK/RANKL은 림프절 형성, 파골세포의 분화 성숙에 필수이며, knock-out 마우스는 대리석병 (osteopetrosis)의 증상을 나타낸다. 한편 EDA/EDAR의 유전자 이상에 의해 모낭, 치아 및 한선 등의 형성 부전이 생기는 것으로 밝혀져 있다.

키포인트

- TNF family/TNFR family는 현재 40종류를 넘는 family를 형성하고 있다.
- TNF family는 II 형의 막 단백질로서 3합체를 형성하고, 그의 수용체는 I 형의 막 단백질로서 리간드가 결합함으로써 3합체가 형성된다.
- TNF 수용체 family에 의해 유도되는 신호전달경로로서 NF-κB와 MAPK의 활성화 경로가 있다.
- Death domain을 가지는 수용체에서는 리간드의 결합에 의해 caspase의 활성화가 일어나며 apoptosis가 유도된다.
- TNF/TNFR family는 생체에서 면역반응의 조절, 림프절이나 골 등의 기관 형성에 필수적인 역할을 하고 있다.

참고문헌

1) Aggarwal, B. B. : Nature Rev. Immunol., 3 : 745-756, 2003
→ TNF/TNFR family를 통한 신호전달에 관한 총설이다.

2) Croft, M. : Nature Rev. Immunol., 3 : 609-620, 2003
→ TNFR family 중에서도 T 세포에 보조 신호를 도입하는 것으로 밝혀져 있는 HVEM, CD27, OX40, 4-1BB 및 그의 리간드 기능이 상세하게 기재되어 있다.

3) Dempsey, P. W. et al. : Cytokine Growth Factor Rev., 14, 193-209, 2003
→ TNFR family를 통한 신호전달에 중심적인 역할을 하고 있는 TRAF family 분자를 중심으로 해설하고 있다.

4) Mikkola, M. L. & Thesleff, I. : Cytokine Growth Factor Rev., 14 : 211-224, 2003
→ 모발, 치아 및 한선의 발달에 필수 분자인 EDA/EDAR를 해설하고 있다.

5) Tumanov, A. V. et al. : Cytokine Growth Factor Rev., 14 : 275-288, 2003
→ 림프절이나 파이엘판 형성에 필수인 LT/LT-βR 시스템을 해설하고 있다.

6) Wajant, H. et al.: Cell Death Differ., 10 : 45-65, 2003
→ TNFR에 의해 전달되는 신호전달경로를 여러 종류의 kinase나 adaptor 분자를 knock-out 시킨 마우스의 결과를 포함하여 상세하게 해설하고 있다.

7) Walsh, M. C. & Choi, Y. : Cytokine Growth Factor Rev., 14 : 251-263, 2003
→ 파골세포의 분화나 림프절 형성에 필수 분자인 RANK (TRANCE-R)/RNAKL (TRANCE)의 기능에 대해 해설하고 있다.

8) Ware, C. F. : Cytokine Growth Factor Rev., 14 : 181-184, 2003
→ TNF/TNFR family 유전자의 염색체 상 위치 및 유전자의 accession 번호를 모두 기재하고 있다.

9) Zeiss, C. J. : Vet. Pathol., 40 : 481-495, 2003
→ Caspase family, Bcl-2 family, TRAF family 분자를 knock-out 시킨 마우스 표현형을 해설하고 있다.

10) Chung, J. Y. et al.: J. Cell Sci., 115 : 679-688, 2002
→ X선 결정해석으로 TRAF family 분자와 TNFR family와의 회합에 대한 분자 메커니즘을 해석하고 있는 Wu 등의 TRAF family 분자에 관한 총설이다.

11) Dong, C. et al.: Annu. Rev. Immunol., 20 : 55-72, 2002
→ MAPK를 knock-out 시킨 마우스를 제작하여, 개개 분자의 생리적인 역할을 연이어 밝히고 있는 Davis & Flavell 그룹의 MAPK에 대한 해설이다. 단, 이것을 읽으면, MAPK를 knock-out 시킨 마우스를 제작하는 경우, 반드시 Th1 혹은 Th2 중 어느 것에 shift가 일어날 것 같은 착각에 빠지는 것은 저자뿐인 것일까?

12) Ghosh, S. & Karin, M. : Cell, 109 : S81-96, 2002
→ NF-κB 분야의 2대 거두에 의한 IKK 클로닝 이후의 진보와 미해결 문제에 대해 해설하고 있다. 그러나 현재에도 여전히 IKK를 활성화하는 IKK kinase의 존재 유무에 대하여 결론이 나와 있지 않다.

13) Karin, M. & Lin, A. : Nature Immunol., 3 : 221-227, 2002
→ NF-κB에 의해 초래되는 세포 사 억제신호의 분자 메커니즘에 대한 총설이다. NF-κB의 표적유전자는 FLIP, IAP family, Bcl-2 family로 되어 있지만, 이 정설에 대해 의문을 가지고 있는 것은 저자뿐인 것일까?

14) Salvesen, G. S. & Duckett, C.S.: Nature Rev. Mol. Cell Biol., 3:401-410, 2002
→ Caspase 활성화를 직접 억제하는 것으로 밝혀져 있는 IAP family 분자에 관한 총설이다.

15) Locksley, R. M. et al.: Cell, 104: 487-501, 2001
→ TNF/TNFR family 분자를 knock-out 시킨 마우스 표현형도 포함된 생리적인 기능에 대하여 해설하고 있다.

6장

면역과 질환(면역이상증)

1 감염과 면역

본 항의 Keyword **1** 자연면역 **2** 조기 유도면역 **3** 적응면역

개론 감염방어기구의 개략

세균 등의 병원미생물의 침입에 대한 감염방어기구는 감염 후 수 시간 이내에 작용하는 미리 구비된 자연면역 (innate immunity) (→ 키워드 1 p.179)과 감염 수일 후부터 작용하는 적응면역 (adaptive immunity) (→ 키워드 3 p.183)으로 분류된다. 자연면역을 담당하는 체액성인자로서 lysozyme이나 lactotransferrin, 보체, I 형 인터페론 (IFN-α, β), defensin, 세포성인자로서 상피계 세포나 조직 매크로파지, 마스트 세포 등을 들 수 있다. 상피세포는 기계적 barrier로서 뿐만 아니라 점액, 사이토카인이나 defensin의 생산으로 자연면역에 관여한다. 매크로파지나 마스트 세포는 Toll-like receptor (TLR) 등의 패턴 인식 수용체에 의해 미생물을 인식하고, 신속하게 탐식, 배제함과 동시에 염증성 사이토카인이나 chemokine을 생산한다. 자연면역 중에서 감염 수 시간 후에 유도되는 응답을 특히 조기 유도면역 (early induced immunity) (→ 키워드 2 p.181)이라 부른다. 조기 유도반응에는 급성기 반응 단백질인 mannose 결합 단백질/serine protease 복합체로 활성화되는 보체나, 사이토카인/chemokine으로 혈관 외 유주가 유도된 호중구나 매크로파지/수상세포, 더욱이 natural killer (NK) 세포, $\gamma\delta$ 형 T 세포 수용체 (TCR) T 세포, NK 양성 T (NKT) 세포, 상피 간 T 림프구, CD5 양성 B 세포 등이 관여한다. 그들 자신은 지속되는 면역에는 관여하지 않고, 식세포 등에 의한 본래의 자연면역과 적응면역과의 가교 역할을 담당하는 것으로 생각된다. 적응면역은 T 림프구와 B 림프구에 의해 유도되지만, 클론 증식에 의해 effector 세포로 분화될 필요가 있어 기능이 발현되기까지 수일 걸린다. Memory T, B 세포로의 변화에 의해 지속성의 감염방어기구를 담당할 수 있다. Helper T 림프구 (Th 세포)는 Th1, Th2, Th3 세포, Tr1 세포, 더욱이 Treg 세포로 분류된다. Th1 세포는 주로 IFN-γ를 생산하며 세포 내 기생성 세균이나 대형 바이러스의 방어에 작용한다. 한편 Th2 세포는 IL-4, IL-5, IL-6을 생산하며, B 세포를 항체생산세포로 분화시켜 기생충, 세포 외 기생성 세균이나 점막 지향 바이러스의 방어에 중요하다. Th3 세포, Tr1 세포, Treg 세포는 TGF-β나 IL-10을 생산함으로써 면역제어에 작용한다. CD8 T 세포는 killer 활성에 의해 감염된 숙주세포를 배제한다 (일러스트 맵).

일러스트 맵 감염방어기구의 시간적 추이

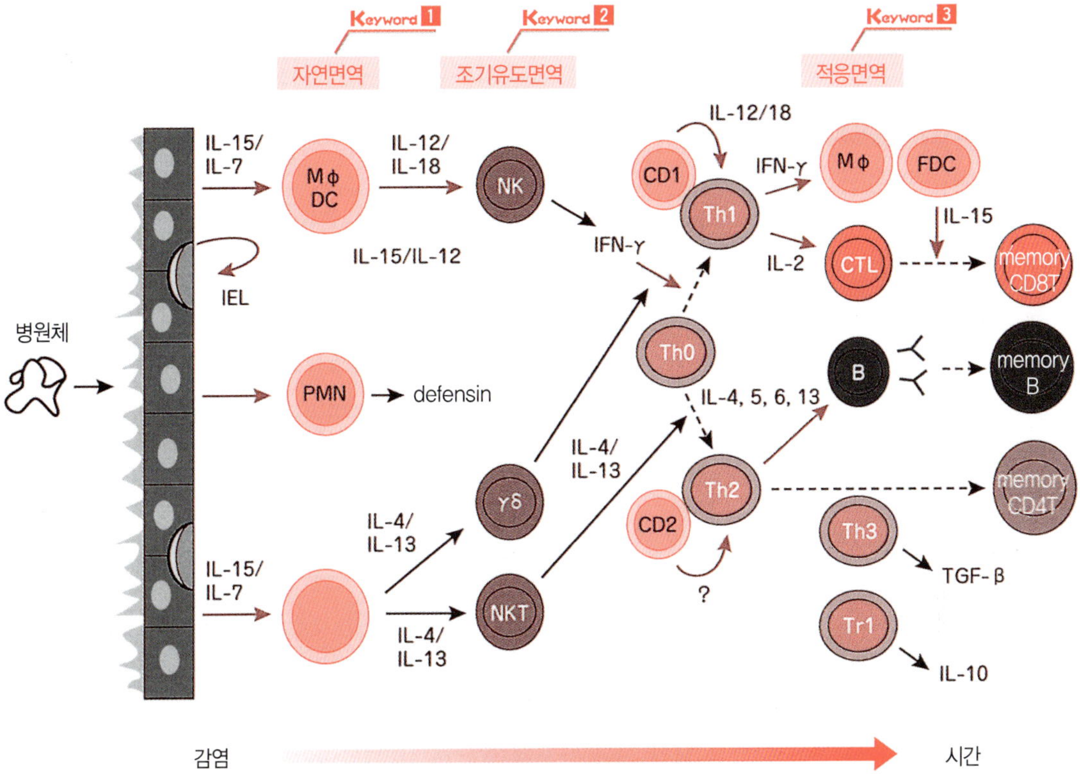

PMN : 다형백혈구, CTL : 세포상해 T 세포, IEL : 상피 간 림프구
Mφ : 매크로파지, DC : 수상세포, FDC : 여포수상세포

키워드 해설

Keyword 1 자연면역

일러스트 맵은 p.179

자연면역은 미리 구비되어 있으며, 감염 초기에 신속하게 작용하는 방어기구로서 그 자신은 지속되는 면역에는 관여하지 않는다. 미생물을 인식하는 수용체가 배세포형 유전자 (germ line)에 code 되며, 그의 특이성이 폭넓은 점이 특징이다. 이물의 침입을 막는 제일선의 방어기구로서 피부나 점막의 상피를 들 수 있다. 상피는 병원체의 침입을 기계적으로 막을 뿐만 아니라, 체액성인자를 생산하여 화학적 barrier가 된다. 피지선으로부터의 지방산이나 땀 중의 유산, 더욱이 기관이나 소화관, 요로 등의 점막

상피의 배상세포 (goblet cell)나 Paneth 세포는 mucin이나 lysozyme, lactotransferrin이나 defensin을 생산하며, 병원미생물의 침입이나 증식을 저해하고 있다. Defensin은 아미노산 30개 전후로 구성되는 염기성 펩티드로 6개의 시스테인 잔기와 3개의 분자 내 disulfide 결합을 가지며, 세균막에 구멍을 형성하여 살균작용을 나타낸다. 주로 α 형과 β 형으로 분류된다. 사람 α 형은 6개 존재하며, HNP-1~4는 호중구에서 생산되고, HD-5, 6은 소장의 Paneth 세포나 여자 생식기의 상피세포에서 생산되어 CCR6을 발현하는 수상세포 (DC)나 T 세포에 주화성 인자로서 작용한다 (표 1). 상피세포로부터 더욱이 CXCL8 (IL-8), CXCL1, CXCL2, CCL3 (MIPIα), CCL4 등의 chemokine이나 IL15*1 등의 사이토카인이 생산된다.

세균이 생산하는 아미노기 말단 N-formylmethionine을 가진 단백질 중에서 fMet-Leu-Phe (fMLP)는 호중구의 강력한 주화성 인자로 작용한다. 감염 세포의 세포막에 존재하는 아라키돈산으로부터 prostaglandin과 leukotriene이 생산되며, prostaglandin은 혈관투과성의 증가에, 후자는 백혈구의 주화성 인자로 작용한다. 조직에 침입해 온 병원미생물에 대하여 조직 매크로파지나 혈관으로부터 삼출 (exudation)된 호중구나 매크로파지는 패턴 인식 수용체 (pattern recognition receptor)라 불린다. C 형 lectin 수용체 (mannose 수용체, β-glucan 수용체), scavenger 수용체*2나 보체수용체를 통하

표 1 사람 defensin의 종류

defensin	생산 세포	생산 양식	작용
α 형 HNP-1~4	호중구	탐식 자극으로 생산 전구세포에는 구성적으로 발현	항균
α 형 HD-5, 6	Paneth cell	구성적으로 발현, 세균이나 부교감신경자극	항균
β 형 HD-1	상피세포 (표피, 요세관 등)	구성적	주화성 인자 (CCR6에 결합)
β 형 HD-2	상피세포	IL-1 자극	주화성 인자 (CC20L 유사, CCR6에 결합)
β 형 HD-3	상피세포	증식인자	주화성 인자

HNP : human neutrophil peptides, HD : human defensin

*1 **IL-15** : Interleukin 15 (IL-15)는 원숭이의 신장 상피세포주로부터 T 세포증식인자로서 유전자 클로닝 되었다. 사람에서 4q31, 마우스에서 8의 염색체에 위치한다. 모두 아미노산 114개의 당 단백질로서, alternative splicing에 의한 신호 펩티드의 변이에 의해 번역 및 분비가 조정되고 있다. 활성화 매크로파지, 수상세포나 상피세포로부터 생산된다. IL-15의 수용체는 IL-15Rα와 IL-2R β/γc이며, 그의 생물 활성은 IL-2와 유사하다. IL-15 유전자 및 IL-15Rα 유전자가 knock-out 된 마우스에서는 NK 세포, NKT 세포나 $\gamma\delta$ 형 장관상피 간 림프구의 분화가 저해되며, memory 형 CD8 T 세포의 감소가 나타난다.

*2 Scavenger 수용체 : 3합체의 막 관통 당 단백질로서 SR-A1, SR-A2, MARCO를 들 수 있다. 처음에 low density lipid (LDL)를 인식한다는 점에서 동맥경화에서의 역할이 주목되었지만, 리포 다당류 (LPS)나 리포 단백질도 인식하여 미생물의 탐식 수용체로서 감염방어에 중요한 역할을 하는 것으로 밝혀져 있다.

*3 **NOD** : NOD 단백질 family는 뉴클레오티드 결합성 다량체화 domain을 가진 세포 내 단백질이다. NOD1, NOD2는 세균의 peptidoglycan을 세포 내에서 인식하고 NF-κB를 통하여 염증성 사이토카인을 유도한다. 그 이외에 apoptosis 경로에 관한 Apaf-1이나 레지오넬라 감수성을 규정하고 있는 유전자 NAIP가 있다.

여 인식하고, 탐식하여 phagolysosome 내에서 처리한다. Phagolysosome 내에서는 효소 의존성의 활성산소나 일산화질소와 효소 비의존성의 염기성 단백질, lactotransferrin, lysozyme 등이 세포 내 살균을 담당하고 있다. Lysosome 중에는 lysozyme이나 lactotransferrin이 포함되는 특수 과립과 defensin 등의 항균 단백질이 포함되는 아즈로 과립 (azurophilic granule)이 존재한다. 매크로파지 상의 Toll-like receptor (TLR)나 세포 내의 NOD[*3]를 통한 신호전달계는 염증성 사이토카인/chemokine의 생산을 유도한다. 또한 포유류에는 나타나지 않는 바이러스의 감염 사이클 과정에서 생산되는 이중사슬 RNA가 세포표면의 TLR3이나 세포 내의 PKR (double stranded RNA-dependent protein kinase)을 통하여 IFN-α, β의 생산을 유도한다 (그림 1).

Keyword

2 조기 유도면역

일러스트 맵은 p.179

매크로파지로부터 생산된 IL-1, TNF-α, chemokine은 보체의 활성화 단편 (C3a, C5a)과 함께 조직 내의 마스트 세포로부터 히스타민 등을 방출시켜 혈관투과성을 항진시킨다. IL-6은 간세포에 작용하여 급성기 반응성 단백질을 생산시킨다. Pentraxin family[*4]의 C 반응성 단백질 (CRP)은 균체의 공통 구성성분인 phosphocholine에 결합하고 항체와 같이 보체 활성화 및 옵소닌 작용 (opsonization)을 실시한다. Collectin family[*5]의 mannose 결합 lectin (MBL)은 세균표면의 mannose에 결합하여 옵소닌으로서 작용한다. 또한 MBL은 serine protease (MASP-1/2)가 결합하고 있으며, C1r/Cls와 동일한 작용으로 보체를 활성화한다. 폐포 surfactant A, D는 폐포 매크로파지가 세균을 탐식할 때에 옵소닌으로 작용한다.

NK 세포는 perforin이나 TRAIL을 통하여 감염세포에 세포를 상해하고, 또한 IFN-γ를 생산하여 미생물을 배제한다. NK 세포의 수용체는 C 형 lectin family와 면역글로불린으로 나누어지며, 바이러스

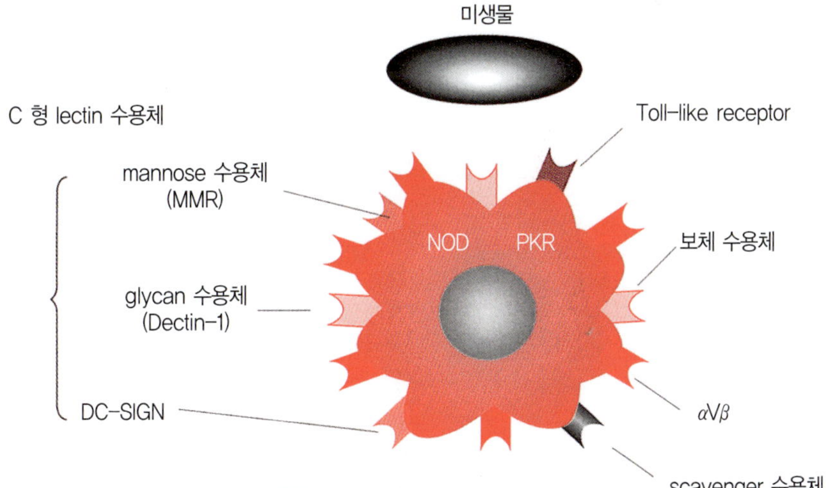

그림 1 패턴 인식 수용체

산물이나 비 다형 조직특이적 MHC class I을 인식하여 활성화된다. 한편 억제형 수용체는 조직특이적 MHC class I을 인식함으로써 NK 세포에 의한 비감염세포의 공격을 회피시킨다.

$\gamma\delta$ 형 T 세포는 피부나 장관 등의 상피 사이에 많이 존재한다. 사람 $\gamma\delta$ 형 T 세포 중에서 Vγ9/Vδ2 T 세포는 마이코박테리아 등의 세균 유래 알킬아민 등의 비펩티드 항원을 MHC 구속성 없이 인식한다. 한편 장관상피 사이에 많이 존재하는 Vδ1 T 세포는 MIC*6-A, MIC-B를 인식한다. $\gamma\delta$ 형 T 세포도 IFN-γ를 생산하는 Th1 type과 IL-4를 생산하는 Th2 type, 더욱이 TGF-β를 생산하는 Th3 type으로 분류되며, 여러 가지 감염증의 방어나 염증제어에 작용한다.

MHC class I이나 class II에 결합한 펩티드를 인식하는 $\alpha\beta$ 형 T 세포와 다르게 당 지질 등 펩티드 이외의 분자를 인식하는 $\alpha\beta$ 형 T 세포가 존재한다. 이들 T 세포는 다형성이 빈약한 MHC class Ib 모양 분자에 제시되는 항원을 인식하는 것이 많다. NKT 세포는 마우스에서 N 다양성 (결합부분)이 없는 단일 Vα14-Ja281 사슬과 Vβ8, Vβ2, Vβ7 사슬이라는 대단히 한정된 TCR을 발현하고, transporters associated with antigen processing (TAP) 비의존적으로 CD1d 분자에 제시된 미생물 유래 glycosyl phosphatidyl inositol (GPI) anchor 형 막 단백질의 GPI 부분을 인식한다. 사람에서는 Vα24/Vβ11 T 세포가 이것에 상당한다. 감염 초기에 IL-4를 생산하여 Th2 세포를 유도하는 역할을 하는 것으로 생각되고 있지만, IL-12/IL-18의 존재 하에서 활성화되면 IFN-γ를 생산하고 세포상해활성을 나타낸다. 사람에서는 그룹 1의 CD-1 (CD1a, -b, -c)에 결합한 결핵균 유래의 mucor acid, lipoarabinomannan을 인식하는 $CD4^-$ $CD8^-$ 또는 $CD8^+$ T 세포가 존재한다. 이들 T 세포는 perforin/granulysin을 생산하여

표 2 조기유도면역을 담당하는 림프구와 미생물 항원

NK 세포	스트레스 유도성 항원, 당 사슬 (?)
NKT 세포	CD1 분자에 결합한 것이나 *Plasmodium falciparum* 혹은 *Trypanosoma brucei* 유래의 GPI anchored protein의 GPI 부분, glycosylceramide 등의 당지질
$\gamma\delta$ 형 T 세포	마이코박테리아 유래의 pyrophosphoric acid, 알킬아민, 헤르페스의 gI (당 단백질)
$CD4^-CD8^-$ $\alpha\beta$ 형 T 세포	CD-1 분자에 결합한 결핵균 유래의 lipoarabinomannan, mucor acid
$CD4^-CD8^+$ $\alpha\beta$ 형 T 세포	H-2M3 (마우스)에 결합한 N-formyl methionine 함유 소수 펩티드
$CD5^+$ B 세포	장내 세균의 단백질 분획에 대한 IgA, 핵산, HSP (heat shock protein), 더욱이 phosphatidyl choline 등의 인지질에 대한 IgM

*4 **Pentraxin family** : 5개의 subunit을 가진 환상 펩티드로 당 사슬은 없다. 면역글로불린과 유사하지만 면역글로불린 superfamily에는 속하지 않는다. 급성 반응성 단백질의 CRP와 serum amyloid P (SAP)가 그의 대표이다. CRP는 C1q에 결합하여 보체를 활성화함과 동시에 매크로파지 상의 FCRγ에 인식된다. 긴 아미노산 말단을 가진 pentraxin이 Aspergillus에 결합하는 것이 밝혀져 있다. 미생물뿐만 아니라 apoptosis 세포의 배제에도 관여하고 있다.

*5 **Collectin family** : 콜라겐 모양 domain과 lectin domain을 가지며, 미생물의 당 사슬에 결합하여 옵소닌 작용을 나타낸다. Surfactant A, D, mannose 결합 lectin이 그의 대표이다. Surfactant A, D는 폐뿐만 아니라 소화관에서도 생산되며, 미생물의 lipoteichoic acid나 peptidoglycan 매크로파지 상의 collectin family에 대한 수용체는 아직 동정되지 않았다.

*6 **MIC** : MHC 유전자 좌에 존재하는 MHC class I 모양의 분자로서, 적어도 MIC-A, B, C, D, E의 5종류 유전자가 발견되어 있다. 대부분의 포유류에서 아미노산의 일차 구조가 보존되어 있다. MHC class I 분자와 동일하게 α1, α2, α3의 3개 domain으로 구성되며, MHC class I과 약 30%의 상동성을 보인다. β2-microglobulin이나 펩티드와는 결합하지 않으며, 펩티드 결합 장소도 좁다. Heat shock promoter를 가진 스트레스 단백질이며, 장관상피세포에 구성적으로 발현하고 있다.

세포 내의 결핵균을 직접 살균한다. 마우스에서도 MHC class Ib (H2-M3)는 TAP 비의존적으로 세균 유래의 N 말단 formylated peptide를 제시한다.

CD5B 세포는 B1 세포로도 불리며 복강 내나 장관 점막 고유층 등 한정된 장소에 존재하며, 정해지고 한정된 B 세포 수용체를 발현한다. 핵산, HSP (heat shock protein), 다당체, 더욱이 phosphatidyl choline 등의 인지질과 반응하여 자연 IgM 항체를 생산한다. 장관 점막 등에 생산되는 상재세균총에 특이적인 IgA 항체는 이 B1 세포가 T 세포 비의존적으로, 또한 파이엘판의 구축에 관계없이 생산된다 (표 2).

Keyword

3 적응면역

일러스트 맵은 p.179

표피의 랑겔한스 (Langerhans) 세포로 대표되는 myeloid 수상세포는 소속 림프절로 수입림프관을 따라 도달하여 T 세포에 항원을 제시한다. 수상세포에는 림프구 유래의 세포 (lymphoid DC)도 존재하며, 혈행성으로 림프절로 이행한다. 사람에서 myeloid 수상세포는 IL-12를 생산하며 Th1 세포의 분화를 촉진하고, lymphoid DC는 Th2 세포 분화에 작용하는 것으로 생각되고 있지만, 마우스에서 DC의 기능 분화는 확실하지 않다. 항원을 포착한 항원제시세포는 수입림프관을 통해 소속 림프절로 들어가, 방피질 영역에서 naive T 림프구에 항원을 제시하여 활성화시킨다. 활성화된 T 림프구는 림프절로 homing을 매개하는 CD62L (L-selectin)의 발현을 저하한다. Integrin 분자의 VLA-4 발현이 증강되고, 감염 국소에서 생산되는 모노카인으로 내피세포에 유도된 VCAM-1에 결합한다. LFA-1은 혈관내

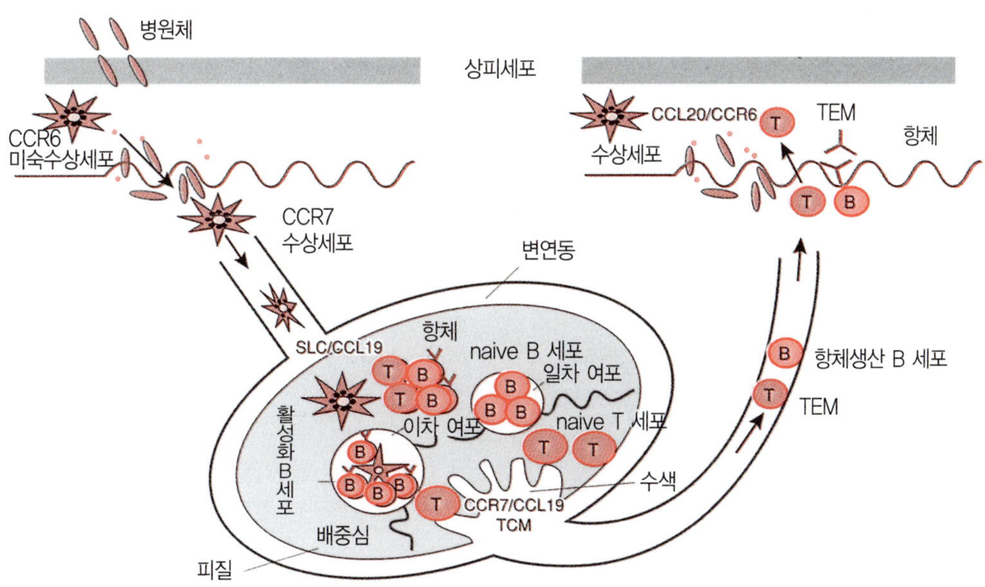

그림 1 적응면역에 있어서 림프구의 작용
TCM : central memory T cell, TEM : effector/memory T cell, naive T 세포 : $CD45RA^{+}CD62L^{+}CCR7^{+}CD44^{low}$, TCM : $CD45RA^{-}CD62L^{+}CCR7^{+}CD44^{low}$, TEM : $CD45RA^{-}CD62L^{-}CCR6^{+}CD44^{low}$

피세포에 발현된 ICAM-1에 결합한다. CD44의 발현상승, leukotriene 4에 대한 BLT1 수용체의 발현상승, CCR7의 발현 저하/CCR6의 발현상승도 T 림프구의 이동에 관여한다. 활성화 림프구는 수출림프관으로부터 전신순환계로 들어가, 이물이 침입한 국소의 모세혈관에서 유출된다. 그 장소에서 항원과 다시 만나 활성화되고, 여러 종류의 사이토카인 생산과 세포상해활성으로 미생물과 싸운다 (그림 2).

Memory T 세포는 effector memory T 세포와 central memory T 세포로 더욱 분류된다. Effector memory T 세포, central memory T 세포 모두 높은 수준의 CD44와 CD45RO를 발현하고 있다. Central memory T 세포는 naive T 세포와 동일하게 CD62L, CCR7을 발현한다. Ly6c, CD122 (IL-2Rβ), CD27의 발현도 central memory T 세포의 특징이다. Memory CD8 T 세포의 유지에는 항원과 MHC 분자는 반드시 필요하지 않고, IL-15 등의 IL-2 family와 CD27L, CD30L, OX40, 4-1BB (CD137)나 HVRM (herpes virus entry mediator) 등의 TNF superfamily는 memory CD8 T 세포의 증식, 생존에 관한 신호전달에 관여하고 있다 (그림 3).

memo 미생물의 종류와 감염방어

감염증을 일으키는 미생물은 바이러스, 세균, 진균, 원충, 그리고 기생충의 5가지 그룹이 있다. 이와 같은 다양한 병원체에 대항하기 위해 다양한 수용체를 가지며, 또한 여러 가지 라이프사이클에 대응하기 위해 다양한 effector가 형성되어 있다. *Staphylococcus Entero-bacteriae*, *Pseudomonas* 등의 세포 외에서 증식하는 세균 감염증에 대한 방어는, 주로 식세포와 항체에 의존하고 있다. *Listeria, Salmonella, Mycobacteria* 등의 세포 내 기생성세균의 감염증에 대해서는 Th1 helper T 세포로부터의 γIFN에 의해 활성화된 매크로파지나, IL-2에 의해 분화, 증식한 CD8+ killer T 세포가 감염방어에 관여한다. 바이러스는 다른 기생체와 달리 숙주세포에 감염하여, 그의 대사계를 이용하여 자기증식을 하는 특징을 가지고 있다. 면역계의 성립 이전의 감염 초기에서는 바이러스 입자에 대해 매크로파지에 의한 탐식, IFN-α, β에 의한 바이러스 입자의 합성 저해, NK에 의한 바이러스 감염세포의 상해로 감염방어가 이루어진

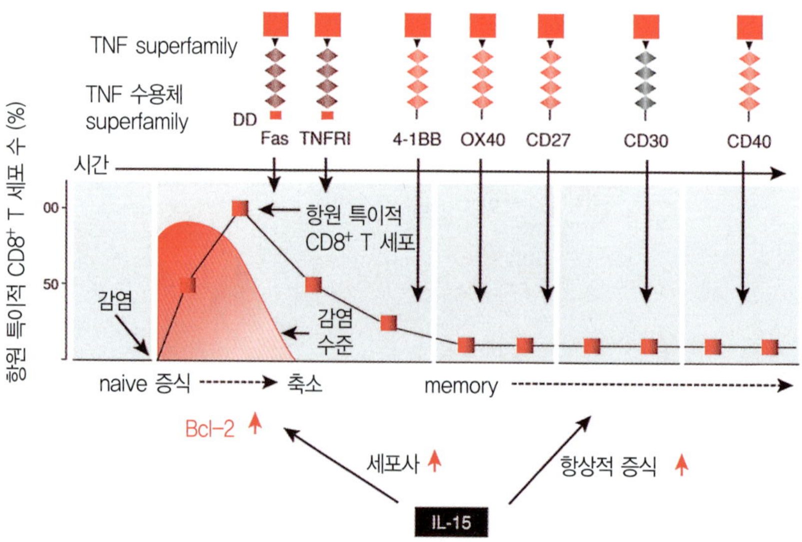

그림 3 Memory CD8 T 세포의 생산 · 유지 기구
DD : death domain

다. 면역 성립 후에는 바이러스 입자에 대한 항체와 항체 의존성 세포성 세포상해, 감염 세포에 대한 killer T 세포나 활성화 매크로파지의 공격이 있다.

말라리아나 *Leishmania Ross* 등의 원충 감염증은, 그의 라이프사이클에 따라 세포성면역과 항체에 의한 방어의 비중이 다르다. 다세포생물의 기생충은 세포 외 기생성의 기생체이며, IgE 항체와 호산구에 그의 방어를 의존하고 있다.

키포인트

- 감염면역은 감염의 시간적 경과에 따라 자연면역, 조기 유도면역, 후기 적응면역으로 나누어진다.
- 자연면역을 담당하는 상피세포, 호중구, 매크로파지가 Toll-like receptor (TLR)를 비롯한 다수의 패턴 인식 수용체에 의해 미생물이나 죽은 세포를 인식하고, 신속하게 탐식, 배제함과 동시에 항균 펩티드나 염증성 사이토카인을 생산한다.
- 조기 유도면역에는 NK 세포, $\gamma\delta$ 형 T 세포 수용체 (TCR) T 세포, NK 양성 T (NKT) 세포, 상피간 T 림프구, CD5 양성 B 세포 등이 관여한다. 그들 자신은 지속되는 면역에는 관여하지 않고, 식세포 등에 의한 본래의 자연면역과 적응면역과의 가교역할을 담당하는 것으로 생각된다.
- 후기 적응면역은 항원 특이적 T 림프구와 B 림프구에 의해 유도되지만, 클론 증식에 의해 effector 세포로 분화할 필요가 있기 때문에 기능을 나타내기까지 수일 걸린다. Memory T, B 세포로의 변화에 의해 지속성의 감염방어기구를 담당할 수 있다.
- 적응면역의 중심적 역할을 담당하는 helper T 림프구 (Th 세포)는 Th1, Th2, Th3 세포, 더욱이 Tr1 세포로 분류된다.
- Memory CD8 T 세포의 유지에는 IL-15 등의 IL-2 family와 death domain을 가지지 않는 TNF 수용체 family CD27, CD30, OX40, 4-1BB (CD137)나 HVRM (herpes virus entry mediator) 등의 증식, 생존에 관한 신호전달에 관여하고 있다.

참고문헌

1) Basset, C. et al. : Vacinne, 21 : S2/12-S2/23. 2003
→ 자연면역과 미생물 산물의 인식분자에 대해 망라하여 해설한 총설이다.
2) Granz, T. : Nature Rev. Immunol., 3 : 710-720, 2003
→ Defensin의 단백질 고차구조로부터 생산신호, 생산패턴, 생산세포, 기능에 대하여 기술한 총설이다.
3) Gordon, S. : Cell, 111 : 927-930, 2002
→ 패턴 인식 수용체를 망라하여 간결하게 정리한 최신의 짧은 총설이다.
4) Figdor, C. et al. : Nature Rev. Immunol., 2 : 77-84, 2002
→ 수상세포에 발현하는 C 형 lectin 수용체의 종류와 신호전달기구, 역할을 해설한 총설이다.
5) Inohara, N. & Nuñez, G. : Nature Rev. Immunol., 3: 371-382, 2003
→ 다양한 기능을 가진 NOD family를 망라하여 해설한 총설이다.
6) Holmskov, U. et al.: Annu. Rev. Immunol., 21 : 547-578, 2003
→ Collectin family의 계통 발생, 종류, 기능, knock-out 마우스, 임상응용까지 자세하게 기술한 총설이다.
7) Hayday, A. & Tigelaar, R.: Nature Rev. Immunol., 3 : 233-242,2003
→ $\gamma\delta$ 형 T 림프구의 감염 시기와 장소에 따라 각각 다른 기능에 대해 해설한 총설이다.
8) Taniguchi, M. et al.: Annu. Rev. Immunol., 21: 483-513, 2003
→ NKT 세포의 발생에서부터 감염, 종양, 알레르기, 자기면역질환에 있어서 역할까지 자세하게 해설한 총설이다.
9) Berland, R. & Wortis, H. H. : Annu. rev. Immunol., 20: 253-300, 2002
→ B1 세포의 발생, 항원인식, 기능에 대하여 자세하게 해설한 총설이다.
10) Schluns, K. S. & Lefrancois, L. : Nature Rev. Immunol., 3 : 269-279, 2003
→ Memory T 세포의 생산, 유지에 필요한 사이토카인에 대해 해설한 총설이다.

② 종양에 대한 면역응답

본 항의 Keyword **1 항 종양 면역응답 2 종양항원 3 면역요법**

개 론 종양에 대한 면역응답과 면역요법

원래 미생물, 이물에 대한 생체방어기구로서 발달해 온 면역시스템이 생식 연령을 넘어 급증하며, 유전자 이상에 의해 증식 분화 이상을 일으킨 암세포를 인식 배제할 수 있는지에 관해서는 사람에서 일부의 암을 제외하고 완전히 증명되어 있지 않다. 그러나 암 발생의 초기 단계에서 NK 세포, NKT 세포, T 세포 등이 면역감시기구 (immuno-surveillance)에 의해 암세포의 증식, 침윤 전이를 억제하고 있는 상황 증거는 충분히 있다. 임상에서 나타나는 암은 오랜 기간을 거쳐 면역기구를 빠져나가 증대하고 있기 때문에, 이미 면역에서는 손을 쓸 수 없는 암세포가 남아 있을 가능성도 있어, 설령 면역계에 의해 인식되어도 면역원성이 약하거나 면역으로부터 탈출하는 기구의 존재가 생각된다. 그러나 유전자 이상에 의해 생기는 변이 분자나 정상 분자라도 고 발현 되면 면역에 감지될 수 있다. 사람에서도 악성 흑색종에 있어서는 전이성이 큰 종양에서도 면역학적 거부가 일어나는 것이 시사되어 있다.

면역계는 T 세포, B 세포 (항체), NK 세포, NKT 세포, 수상세포, 매크로파지 등의 여러 가지 면역세포가 네트워크를 형성하여 암세포에 대한 positive 및 negative 면역응답을 일으킨다 (일러스트 맵) [항 종양 면역응답 (→ 키워드 1 p.188)]. 암 환자가 생산하는 항체의 항 종양효과에 관해서는 확실하지 않지만, NK 세포, NKT 세포, T 세포 등은 암세포의 면역감시에 관여하며, 증대한 암에 대해서도 항 종양효과를 나타내는 경우가 있다. 수상세포는 생체 내에서 종양항원 (→ 키워드 2 p.188)을 프로세스 하여 항 종양 T 세포의 활성화, 증식을 일으키는 항원제시세포이며, 매크로파지는 암을 가진 생체에서 상황에 따라 면역 억제적으로도 항 종양 effector로서도 작용한다.

최근 악성 흑색종을 중심으로 사람 종양항원이 분자 수준에서 동정되었으며, 환자에 있어서 항 종양 T 세포의 생체 내 동태에 대한 상세한 해석이 진행되어, 지금까지 블랙박스였던 사람 암에 대한 면역응답 및 그의 저해기구가 세포 · 분자 수준에서 밝혀지고 있다. 종양 면역연구의 목적 중 하나는 면역요법 (→ 키워드 3 p.190)의 추구에 있지만, 현재 과학적인 이론과 평가에 근거한 새로운 면역요법의 개발이 진행되고 있다. 이때, ① 자기 종양에 대한 면역응답과 그의 담당 세포의 확인, ② 종양항원의 동정, ③ 면역응답기구의 해명에 기초한 강력한 면역유도법 확립, ④ 국소성 · 전신성으로 항 종양면역을 저해하는 기구의 해명과 극복법의 확립, ⑤ 임상시험의 실시와 평가, 등이 중요한 포인트가 된다.

일러스트 맵 암세포에 대한 면역세포 네트워크

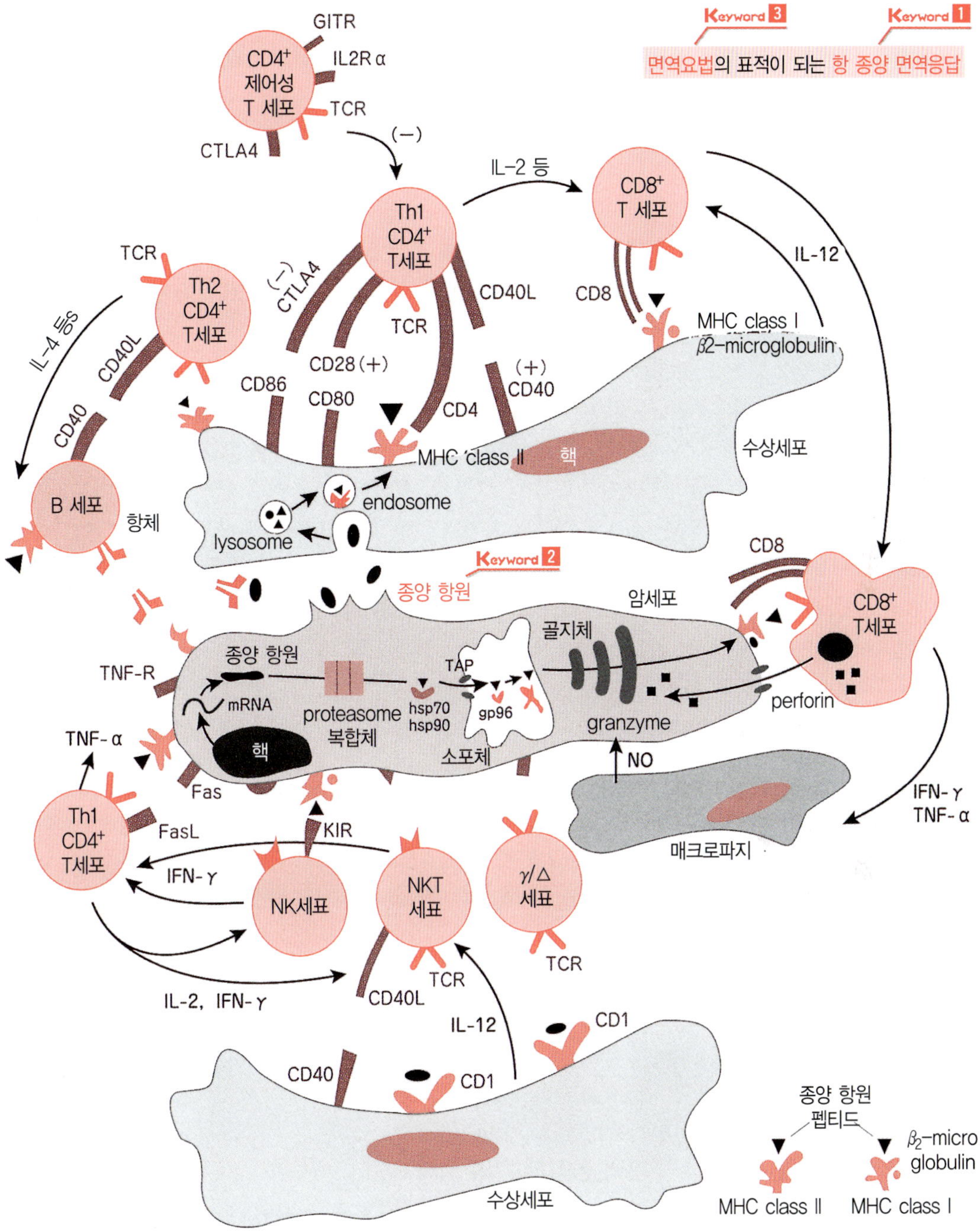

TCR : T 세포 수용체, MHC : 주요조직적합항원, hsp : 스트레스 단백질, KIR : killer 세포 억제 수용체

키워드 해설

Keyword

1 항 종양 면역응답

일러스트 맵은 p.187

수상세포, 매크로파지, NK 세포, NKT 세포 등은 초기에 응답하고 (자연면역 : innate immunity), 사이토카인 분비나 항원제시를 통하여 항원 특이적 증식에 의한 고 출력계인 T 세포나 B 세포 (획득면역 : acquired immunity)를 유도한다. 마우스 monoclonal 항체의 투여로는 항 종양효과가 확인되어 있는 경우도 있지만 (memo 1 참조), 환자 자신이 생산하는 항체의 항 종양면역에 있어서 의의는 확실하지 않다. T 세포는 대부분의 동물종양모델이나 사람 악성 흑색종에 있어서 종양거부에 중요하다고 나타나 있다. T 세포는 T 세포 수용체가 암세포 표면상의 종양항원 펩티드 · MHC 복합체를 항원 특이적으로 인식하여 사이토카인을 분비하거나 직접 암세포를 상해한다 (일러스트 맵). 항원 펩티드는 세포 내에서 프로세스 된 세포 내 단백질로부터도 유래되기 때문에, T 세포는 암세포 내의 변화도 검출할 수 있다. 종양 반응성 T 세포에는 MHC class I · 펩티드 복합체를 인식하는 $CD8^+$ T 세포와 MHC class II · 펩티드 복합체를 인식하는 $CD4^+$ T 세포가 있으며, 자기 암세포에만 발현하는 고유 항원을 인식하는 경우와, 다른 환자의 암세포에도 발현하는 공통 항원을 인식하는 경우가 있다. 조혈계 종양에서는 항상적으로 MHC class II 양성인 세포도 많으며, $CD4^+$ T 세포에 직접 인식되지만, 대부분의 고형 암에서는 MHC class I만 발현되는 경우가 많으며, $CD8^+$ T 세포가 암세포의 직접 인식에 관여한다. 그러나 $CD4^+$ T 세포는 $CD8^+$ T 세포의 유도나 유지, 매크로파지 등의 effector 활성화에 관여하며, 또한 항 종양 CD8+ T 세포의 종양 내 집적에도 관여한다는 보고도 있어 항 종양 면역응답에 중요하다. 최근 $CD4^+$ 제어성 T 세포에 의한 항 종양 T 세포 응답의 억제가 밝혀지고 있다.

memo 1 Monoclonal 항체요법

이종 동물에 사람 암세포 등을 면역하여 제작한 monoclonal 항체는 최근 유방암 등의 Her2나 림프종의 CD20 등에 대한 항체에서 확실한 항 종양효과가 확인되었다. 그의 항 종양기전에 있어서 직접적인 암세포 증식 억제효과 이외의 보체나 면역세포를 통한 암세포 상해 (ADCC)와 같은 면역학적 작용이 어디까지 관여하고 있는지는 충분히 알려져 있지 않다. 현재 신규 표적에 대하여 항원인식부위 이외를 사람 항체화 한 사람화 항체, 사람 항체 게놈 마우스를 이용한 사람 항체의 제작이 진행되고 있다.

Keyword

2 종양항원

일러스트 맵은 p.187

1) T 세포 인식 사람 종양항원의 분리 동정과 그의 의의

최근 사람 종양항원의 동정에 의해 사람 암세포에 대한 면역응답의 해명이 진전되었다. 면역요법의 개발에서는 T 세포 인식 종양항원 펩티드의 동정에 의해 적절한 양의 항원을 적절한 형태로, 적절한 장소 및 시기에 투여할 수 있게 됨과 동시에, 숙명적으로 저 면역원성인 종양항원을 분자 수준에서 개량하여 고 면역원성 항원을 제작하는 것도 가능하게 되었다. 또한 각종 면역 모니터링법을 이용하여

(memo 2 참조), 면역요법 전후로 환자 항 종양 T 세포의 생체 내 동태를 정량적, 정성적으로 측정할 수 있게 되어 면역요법의 과학적인 개발이 가능하게 되었다.

memo 2 면역 모니터링

동종 종양항원을 이용하여 항 종양 면역응답의 해명뿐만 아니라 면역요법 전후의 환자 T 세포의 항 종양 면역응답 측정이 정량적 · 정성적으로 이루어질 수 있게 되었다. 종양항원 특이적 T 세포의 검출법으로 HLA tetramer 법 (나중에 기술), 각종 특이적 정량 PCR 검출법, 특이적 T 세포의 기능 측정법으로 ELISA, ELISPOT, 사이토카인 분비 시험, 세포 내 사이토카인 측정, 정량 PCR 등에 의한 사이토카인 분비 측정, ^{51}Cr 유리 시험, TUNEL assay 시험 등에 의한 세포 상해성 측정 등이 이루어지고 있다. 특히 형광색소로 표식 한 종양항원 펩티드, MHC 복합체의 사량체 (HLA tetramer)는 종양항원 인식 T 세포에 안정하게 결합하기 때문에, 종양 인식 T 세포의 FACS에 의한 정량적인 검출뿐만 아니라 다중 염색에 의한 T 세포 상태의 해석도 가능하다. Naive, memory, effector 등의 형질이나 사이토카인 분비능을 관찰함으로써 종양 특이적 면역관용 상태 등의 질적 정보를 얻을 수 있다. 개개의 환자에 있어서 항 종양 면역동태를 측정함으로써, 그의 결과에 기초한 면역요법의 시행이 가능하게 되고, 면역효과를 과학적으로 평가할 수 있다. 말초혈액 중의 T 세포응답 측정뿐만 아니라 종양 내의 면역응답 해석이 중요하다.

T 세포 인식 종양항원의 동정법은 종양 반응성 T 세포가 얻어지는 경우, DNA 발현 클로닝법에 의해 종양항원을 code 하는 유전자를 분리하여 항원 펩티드를 동정할 수 있다. 또한 종양항원이 될 수 있는 후보 분자를 DNA chip 등의 망라적인 유전자 발현 해석이나 RDA 법 등의 DNA subtraction 법, 환자 항체가 인식하는 종양항원의 cDNA 클로닝법 (SEREX)으로 동정하여, 그것에 대한 T 세포를 *in vitro*에서 유도하거나, 사람 HLA를 유전자 도입한 HLA 형질전환마우스에 면역함으로써 T 세포 인식 종양항원이 되는 것을 증명하는 방법 (reverse immunology)도 있다.

2) T 세포 인식 사람 종양항원

종양항원으로 표 1과 같은 각종 항원이 동정되어 있다. 치료에 대한 응용을 생각하는 경우, 발현량, 종양 특이성, 공통 항원성, 면역원성, 종양거부능, 암세포 형성에 대한 관여, 항원 소실성, 자기면역 등의 부작용 등에 따라 각 항원의 특징을 파악할 수 있다. 면역요법에 이상적인 종양항원은 대부분의 환자 암세포에 높게 발현하며 강한 면역유도능을 가지고, 종양 특이적 혹은 종양과 특정 정상조직에만 발현하는 특이성이 있으며, 또한 암세포의 증식, 생존에 중요한 분자이기 때문에 항원 소실이 일어나기

표 1 T 세포 인식 사람 종양 항원 예

종류	항원	암 종류
조직특이적 단백질	gp100, MART1, PSA, Proteinase 3 등	melanoma, 전립선암, 백혈병 등
암 정소 항원	MAGE, NY-ESO-1 등	각종 암
종양 특이적 변이 펩티드		
돌연변이	β catenin, CDK4, CASP-8 등	melanoma 등
전좌	bar-abl, SYT-SSX 등	백혈병, 활막육종
암유전자 · 암억제유전자 산물	Here2, p53, WT1, hTERT 등	각종 암
암 태아성 단백질	CEA, AFP	각종 암, 간암
바이러스 단백질	EBN-EBNA, HPV16-E7 등	림프종, 자궁경부암
idiotype	항체가변영역	림프종
MHC 돌연변이	변이 HLA-A2	신장암
mucin	MUC-1	유방암, 난소암, 췌장암 등
그 이외.	SART, RAGE, GnT-V 등	각종 암

힘든 분자가 된다. 예를 들면, 유전자 이상에 유래하는 변이 펩티드는 종양 특이적이고 비교적 종양거부능이 높으며, 항원소실이 일어나기 힘든 가능성이 있지만, 반드시 암세포 상에 제시되지 않는다. 조직특이적 단백질 유래의 정상 펩티드 항원은 암세포에 필수적이지 않기 때문에 항원소실이 일어나기 쉬우며 자기면역반응의 가능성 등의 문제를 생각할 수 있지만, 자기 펩티드라도 정상조직과 암 조직에서의 조직 구조의 차이나 세포 상의 epitope 밀도 차이 (cryptic epitope*)에 따라 암을 선택적으로 거절할 있다는 것으로 알려져 있다.

Keyword

3 면역요법

일러스트 맵은 p.187

암의 면역요법은 종양항원을 포함한 암세포 성분이나 그것으로 감작한 수상세포 등의 항원제시세포를 투여하여, 환자 체내에서 항 종양면역을 유도하는 능동면역법과, 체외에서 다량으로 증가시킨 항 종양활성을 가진 면역세포나 항체 등의 effector를 투여하는 수동면역법으로 나누어진다 (그림 1). 면역

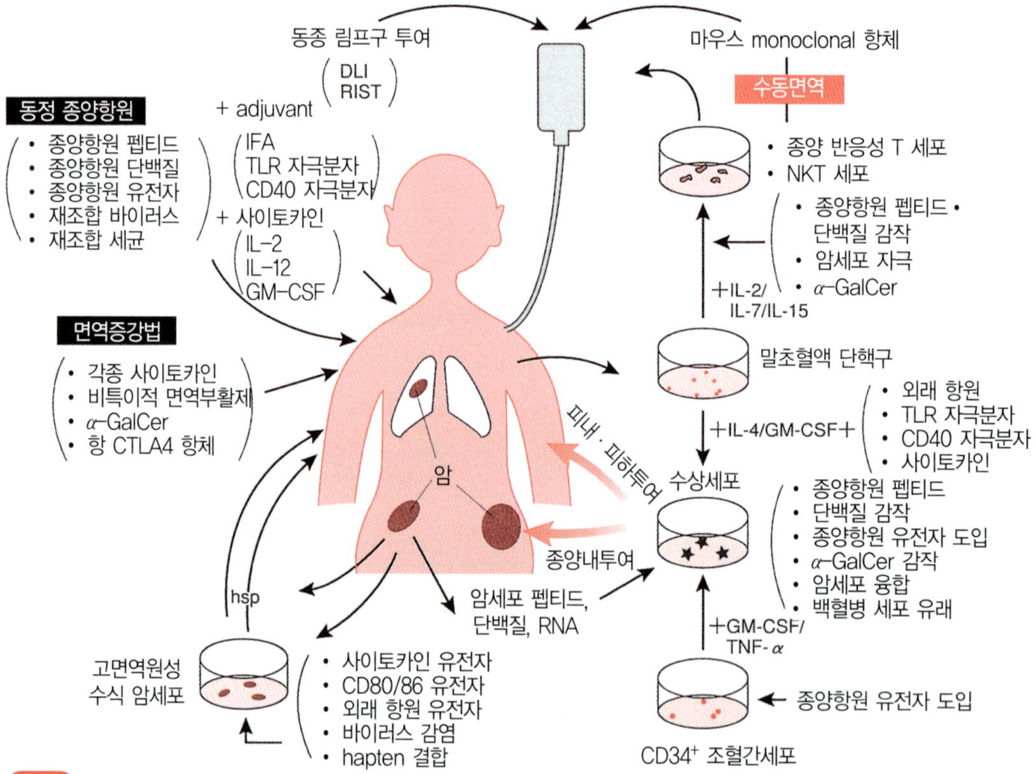

그림 1 암에 대한 면역요법

* **Cryptic epitope, 항원 splitting** : 정상세포 표면에서는 보통 제시되지 않는 펩티드 (cryptic epitope)가 암을 가진 상태에서는 항원제시세포나 암세포 상에 제시되며, 특히 면역증강 조작 후에 항 종양 T 세포로서 T 세포가 유도되는 경우가 있다. 또한 1개의 종양항원에 대한 면역유도가 다른 종양항원에 대한 면역유도를 촉진하는 경우 (항원 splitting)가 보고되어 있다. 이들 개념은 원래 자기면역질환의 자기 항원에 대한 면역응답에서 제창된 것이다.

억제 상태에 있는 암을 가진 생체에서는 능동면역으로 충분한 면역유도가 이루어지지 않으며, 또한 종양 국소에서의 저해기구도 있기 때문에, 체외에서 충분히 증식, 활성화한 면역세포를 투여하는 양자면역요법이 필요하게 되는 가능성이 있다. 동종 조혈간세포 이식 하에, 동종 항원에 대한 면역반응에 의해 GVL (graft versus leukemia : 이식편대백혈병) 효과를 일으키는 골수 비파괴적 동종 조혈간세포 이식 (reduced intensity stem cell transplantation : RIST)이나 donor leukocyte infusion (DLI : 동종백혈구수주)은 T 세포나 NK 세포를 투여하여 환자 체내에서 면역 유도를 일으키기 때문에 중간적인 방법이 된다 (memo 3 참조).

memo 3 동종 항원에 대한 면역요법

동종 조혈간세포 이식 후에 donor 림프구를 투여하는 donor leukocyte infusion (DLI)이나, 강력한 전 처치를 하지 않고 동종 조혈간세포를 접착시켜 동종 면역반응에 의한 항 종양 효과를 기대하는 골수 비파괴적 간세포 이식 (미니이식, RIST)은 동종 면역반응에 의한 GVL (graft versus leukemia : 이식편대백혈병), GVT (graft versus tumor : 이식편대종양) 효과에 의해 만성골수성백혈병의 재발 예에서 현저한 효과, 또한 신장암에서도 효과를 보이고 있다. 이들은 mismatch MHC나 minor 조직적합항원 (mHa) 등의 동종항원에 대한 T 세포 혹은 KIR mismatch에 의한 NK 세포의 면역반응이 관여하고 있다. Donor NK 세포는 환자의 숙주 항원제시세포를 제거함으로써, GVHD (graft versus host disease : 이식편대숙주병)와 donor 세포의 거부를 억제하고 있다. 면역요법에서 동종항원은 자기종양항원에 비하여 면역원성이 강한 것이 장점이다. 그러나 심각한 GVHD의 부작용이 문제이며, 현재 조혈세포에 선택적으로 발현되는 mHa 동정 등의 여러 가지 GVHD와 GVL/GVT의 분리법이 시도되고 있다.

면역요법은 동정 종양항원을 이용하는 방법과 암세포나 미 동정 종양항원을 포함한 암세포 성분을 이용하는 방법으로 나누어진다. 동정 항원을 펩티드 · 단백질 · DNA · 재조합 바이러스라는 여러 가지

표 2 새로운 면역요법의 임상시험 보고 예

면역요법	시설	유효 예/시행 예 (유효율)
악성흑색종		
대량 IL-2 단독	미국 국립암연구소 (NCI)	27/182 (15%)
배양 TIL 투여 + IL-2	미국 국립암연구소 (NCI)	29/86 (34%)
배양 TIL 투여 + IL-2 + Cy/Flu 전투여	미국 국립암연구소 (NCI)	6/13 (46%)
고 MHC 친화성 변형 gp100 펩티드 + IFA +IL-2	미국 국립암연구소 (NCI)	13/31 (42%)
재조합 MART1 아데노바이러스 + IL-2	미국 국립암연구소 (NCI)	4/20 (20%)
재조합 gp100 폭스바이러스 + IL-2	미국 국립암연구소 (NCI)	6/12 (50%)
펩티드 · 암세포 용해 감작 DC + KLH	스위스 Zurich 대학	5/16 (31%)
GM-CSF 도입 자기 암세포	미국 Dana-Farber 암연구소	1/21 (5%)
HLA-B7 · β2mg 유전자 종양 내 도입	미국 Michigan 대학	3/11 (27%)
신장암		
IL-2 단독	미국 국립암연구소 (NCI)	10/41 (24%)
GM-CSF 도입 자기 암세포	미국 Johns Hopkins 대학	1/16 (6%)
수상세포 · 암세포 융합 세포	독일 Gutingen 대학	6/17 (35%)
골수 비파괴적 동종 조혈 간세포 이식	미국 국립 심장폐혈액연구소 (NHLBI)	10/19 (53%)
조혈계 종양		
항체 idiotype 감작 DC (B 세포 림프종)	미국 Stanford 대학	1/4 (25%)
Donor 백혈구 수주 (CML)	미국 여러 시설	28/37 (76%)
골수 비파괴적 동종 조혈 간세포 이식 (AML)	미국 M. D. Anderson 병원	8/15 (53%)

TIL : tumor infiltrating lymphocytes, IFA : incomplete Freunds adjuvant, β2mg : β_2-microglobulin, Cy/Flu : cyclophosphamide/fludarabin

형태로 환자에 직접 투여하는 경우와, 강력한 항원제시 · T 세포 활성화 작용을 가진 수상세포에 종양항원을 발현시켜 투여하는 경우가 있다. 동정 항원을 사용하지 않는 경우, 사이토카인이나 공 자극분자 및 외래 항원의 유전자를 도입하거나, hapten을 붙여 면역원성을 증강시킨 고 면역원성 수식 암세포, 암세포로부터 추출한 미 정제 단백질 · 펩티드 · RNA를 삽입시키거나 암세포를 융합시킨 수상세포, 혹은 암세포로부터 추출한 종양항원 펩티드를 결합하고 있는 스트레스 단백질 (gp96, hsp70) 등에서의 면역이 고려되고 있다. 수동면역의 경우는 종양항원이나 암세포로 자극하여, 체외에서 항 종양 T 세포를 증식시켜 투여한다. NKT 세포를 특이적으로 활성화하는 α-GalCer도 동일한 방법으로 능동, 수동면역의 임상시험이 실시되고 있다. 새로운 면역요법에서는 종양항원의 아미노산 치환이나 각종 수식에 의한 분자 수준에서의 면역원성 증강, 미생물 성분, 약제, 항체 등의 TLR (Toll like receptor) · CD40 자극분자를 이용한 adjuvant의 개량, 항 CTLA4 항체 투여에 의한 제어성 T 세포의 억제나 면역억제회로의 차단, 종양국소환경을 바꾸기 위한 사이토카인 등의 병용, 양자면역에서는 림프구 감소 · 억제 전 처치에 의한 제어성 T 세포의 억제나 homeostatic proliferation 작동에 의한 투여 T 세포의 생체 내 증식 촉진 등의 새로운 개량이 시도되고 있다.

이와 같은 각종 프로토콜을 이용하여 실제로 많은 임상시험이 진행 중이다. 몇 개의 임상시험에서는 항 종양효과가 나타나고 있지만, 현재 표준적 치료로 확립되어 있는 것은 악성 림프종이나 유방암에

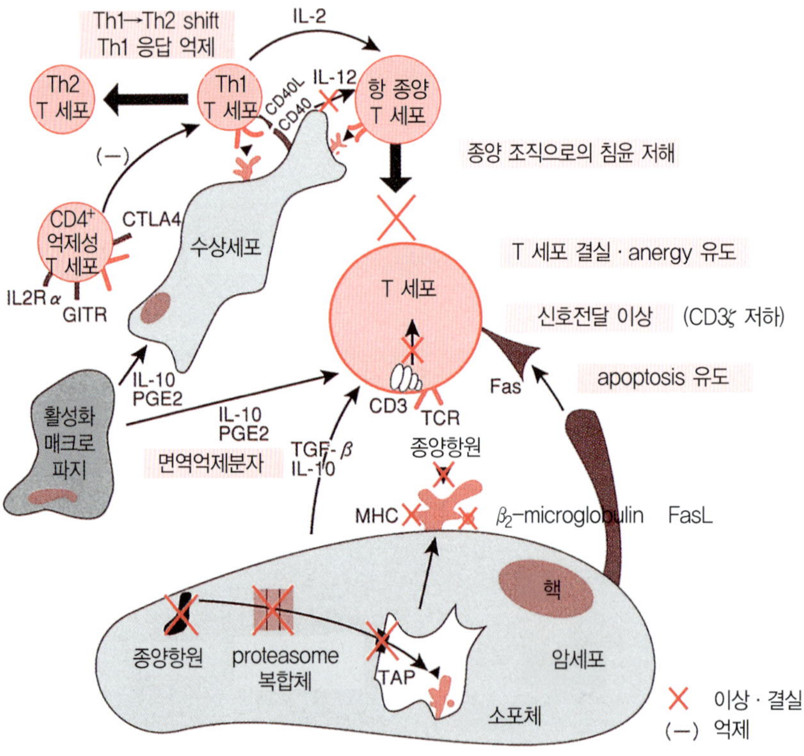

그림 2 **암세포의 면역계로부터의 탈출기구**

대한 monoclonal 항체 투여, 악성 흑색종이나 신장암에 대한 사이토카인 요법, 조혈계 종양의 일부에 대한 동종 면역요법뿐이다 (표 2). 향후 여러 가지 암 종류에 있어서 새로운 면역요법의 효과가 평가되고, 한 단계 개량되어 표준적 치료가 되는 것이 기대되고 있다. 그러나 종양 거부에 있어서는 단순한 전신성의 면역유도만으로는 충분하지 않고, 여러 가지 종양 탈출기구 (그림 2)를 고려하여, 유도한 면역세포가 종양 국소에 집적되어 충분히 기능을 나타낼 수 있는 환경을 만드는 것이 중요하며, 그의 방법 개발이 기대되고 있다 (memo 4 참조).

memo 4 종양 탈출

암세포에는 종양항원, MHC, β_2-microglobulin, 항원 프로세싱에 관련된 여러 가지 분자 등의 T 세포에 의한 항원인식에 직접 관련 된 분자의 이상이나, 암세포로부터의 TGF-β나 IL-10, 매크로파지로부터의 IL-6이나 PEG2 등의 면역억제물질 분비, Th2 응답 치우침에 의한 Th1 응답 약화, T 세포 신호전달 이상, 종양항원 특이적 면역관용 유도, 항 종양 면역 억제성의 제어성 T 세포 유도, 암세포 상의 FasL 등의 발현에 의한 T 세포 apoptosis 유도, T 세포의 종양조직 집적을 저해하는 국소 환경 등, 여러 가지 암세포에 대한 면역으로부터의 탈출기구가 시사되어 있다 (그림 2). 실제로 환자에서 어떤 기전 및 어느 정도의 빈도로 일어나는지는 아직 충분히 알려지지 않았지만 면역요법 개발을 위해서는 대단히 중요한 점이다.

6장

면역과 질환(면역이상증)

키포인트

- 암세포에 대해서는 T 세포, B 세포 (항체), NK 세포, NKT 세포, 매크로파지 등의 여러 가지 면역세포가 네트워크를 형성하여, positive 혹은 negative 하게 면역응답을 제어하고 있고, 초기의 암세포 발생 증식에 대하여 T 세포, NK 세포, NKT 세포 등에 의한 면역감시기구가 작용하고 있는 것으로 생각되며, 또한 임상에서 나타나는 증대된 종양에 대해서도 면역조작에 의해 T 세포를 주체로 한 항 종양 면역응답이 유도되어 거부할 수 있는 경우가 시사되고 있다.
- 최근 사람 종양항원의 동정에 의해 환자에 있어서 항 종양 T 세포의 생체 내 동태의 해석이 가능하게 되었고, 사람 암세포에 대한 면역응답의 해명과 동시에 과학적인 면역요법의 개발이 진행되고 있다. 각종 새로운 면역요법의 임상시험이 실시되어, 일부에서는 확실한 항 종양효과가 나타나 있지만, 아직 표준적 치료로서 확립된 것은 적다.
- 암세포가 면역방어기구로부터 벗어나는 여러 가지 전신성, 국소성의 탈출기구가 발견되었으며, 앞으로 실제 환자에서의 상황 파악과 그의 극복법의 개발이 면역요법의 개발에서 중요한 과제가 되고 있다.

참고문헌

교과서, 총설과 새로운 면역요법의 임상시험 대표 예를 들었기 때문에, 인공적인 마우스종양모델의 결과가 아니며, 사람 암 면역학의 실태를 배우기 바란다.

1) Rosenberg, S A. : Principles and Practice of the Biologic Therapy of Cancer 3rd ed. Lippincott Williams & Wilkins, Philadelphia, 2000
→ 암의 면역요법 교과서이다.

2) Kawakami, Y. & Rosenberg, S.A.: Immunol. Res., 16: 313-339, 1997
→ T 세포가 인식하는 사람 암 항원에 관한 총설이다.

3) Rosenberg, S.A. : Nature, 411: 380-384, 2001
→ 동정한 종양항원을 이용한 면역요법 개발에 관한 미니 총설이다.

4) Scott, A.M. & welt, S.: Curr. Opin. Immunol., 9: 717-722, 1997
→ 마우스 monoclonal 항체요법에 관한 미니 총설이다.

5) Schuler, G. et al.: Curr. Opin. Immunol., 15: 138-47, 2003
→ 암 면역에 있어서 수상세포의 의의와 면역요법으로의 응용에 관한 미니 총설이다.

6) Goulmy, E.: Immunological Rev., 157: 125-140, 1997
→ 동종 면역요법에 있어서 minor 조직적합항원에 관한 총설이다.

7) Marincola, F.M.et al.: Adv. Immunol. 74 : 181-273, 2000
→ 면역 시스템으로부터의 암세포 탈출기구에 관한 총설이다.

8) Lee, P.P. et al.: Nature Med., 5 : 677-685, 1999
→ HLA tetramer를 사용한 항 종양 T 세포의 생체 내 동태 해석 예이다.

9) Rosenberg, S. et al.: Nature Med., 4 : 321-327, 1998
→ 종양항원 펩티드 면역의 임상시험 대표 예이다.

10) Rosenberg, S. A. et al.: Clin. Cancer Ress., 9: 2973-2980, 2003
→ 재조합 종양항원 바이러스 면역의 임상시험이다.

11) Nestle, F. et al.: Nature Med., 4: 328-332, 1998
→ 종양항원 펩티드, 종양 분해물로 감작한 수상세포를 이용한 면역임상시험이다.

12) Soiffer, R. et al.: Proc. Natl. Acad. Sci. USA, 95: 13141-13146, 1998
→ 사이토카인 GM-CSF 유전자 도입 암세포를 이용한 면역임상시험이다.

13) Phan, G.Q. et al.: Proc. Natl. Acad. Sci., 100 : 8372-8377, 2003
→ 항 CTLA4 항체 투여의 임상시험이다.

14) Dudley, M. E. et al.: Science, 298 : 850-854, 2002
→ 림프구 감소 전 처치와 배양 항 종양 T 세포를 이용한 양자면역요법의 임상시험과 면역학적 해석이다.

15) Childs, R. et al.: New Engl. J. Med., 343 : 750-758, 2000
→ 골수 비파괴적 조혈간세포 이식에 의한 신장암에 대한 GVT 효과이다.

③ 장기이식과 면역

본 항의 Keyword **1 이식의 법칙** **2 직접 인식과 간접 인식** **3 이식장기의 생착** **4 면역억제제의 작용기전**

개론 이식면역의 진보와 목표

이식 의료의 발전은 이식 면역학의 진보에 의존하여 왔다. 이식 면역학은 지극히 명확한 임상적인 목표를 가지며 특이한 학문영역이다. 게다가 자기와 비자기의 인식기구 해명이라는 면역학의 근원적인 과제가 선명한 문제점으로 논의되는 곳이기도 하다. 금세기 중반에는 Medawar 등이 면역관용의 개념을 확립하고, 장기이식이 실현가능하다는 과학적 근거를 제시하였다. 1960년대부터 본격적인 임상응용이 시작되었지만, 1980년대에 들어 cyclosporine이 임상응용 되고 이식 성적은 극적으로 향상되었다.

급성거부반응의 주체는 T 세포에 의한 세포성 면역이며, 이식 항원으로서 가장 중요한 것은 MHC이다 [이식의 법칙 (→ 키워드 1 p.197)]. T 세포는 2가지 경로로 MHC를 인식한다. 자기 항원제시세포 상에 제시된 alloantigen (동종항원)[*1]을 인식하는 경로와 이식편에 존재하는 비자기 항원제시세포 상의 alloantigen을 직접 인식하는 경로이다. 후자는 거부반응에 특유한 면역반응이며 보다 중요한 경로로 생각되고 있다 [직접 인식과 간접 인식 (→ 키워드 2 p.198)].

항원자극을 받은 T 세포는 활성화되고 IL-2를 생산한다. 그 후의 반응은 외래 항원에 대한 세포성 면역과 동일하다. 그 과정에는 그 이외에도 여러 가지 사이토카인이 관여한다. T 세포의 활성화에 관여하고 있는 것은 Th1 사이토카인이지만, 최근 Th2 세포가 Th1 세포를 억제하는 것이 관용의 유도 유지에 관련되어 있는 것으로 시사됨에 따라, 사이토카인의 역할이 재인식되고 있다. 이식면역에 있어서 관용에도 억제성 T 세포가 관련되어 있는 것이 밝혀지고 있다 [이식장기의 생착 (→ 키워드 3 p.199)]. 이식장기의 파괴에는 killer T 세포 이외에 항체, 보체, 사이토카인 등 다양한 effector 기구가 관여한다.

현재 임상에 이용되고 있는 면역억제제는 steroid, cyclosporine, azathioprine 등이다. Cyclosporine이나 tacrolimus은 calcineurin blocker로 불리며, T 세포로부터의 IL-2 생산을 저해함으로써 면역억제 작용을 발휘한다 [면역억제제의 작용기전 (→ 키워드 4 p.202)] (일러스트 맵). 향후 기대되는 것은 이식 항원에 특이

---

*1 **Alloantigen** : 같은 동물 종 사이에서의 이식을 동종이식이라 한다. 이 때에 거부반응을 야기하는 항원이 alloantigen이다. 주요조직적합항원 (MHC)이나 비 주요조직적합항원이 alloantigen이 된다. 이들 분자는 유전학적으로 극히 다양하다. 주요조직적합항원은 구조와 기능의 차이로부터 class I 항원과 class II 항원으로 나누어진다. Class II 항원이 보다 강한 거부반응을 야기한다.

일러스트 맵

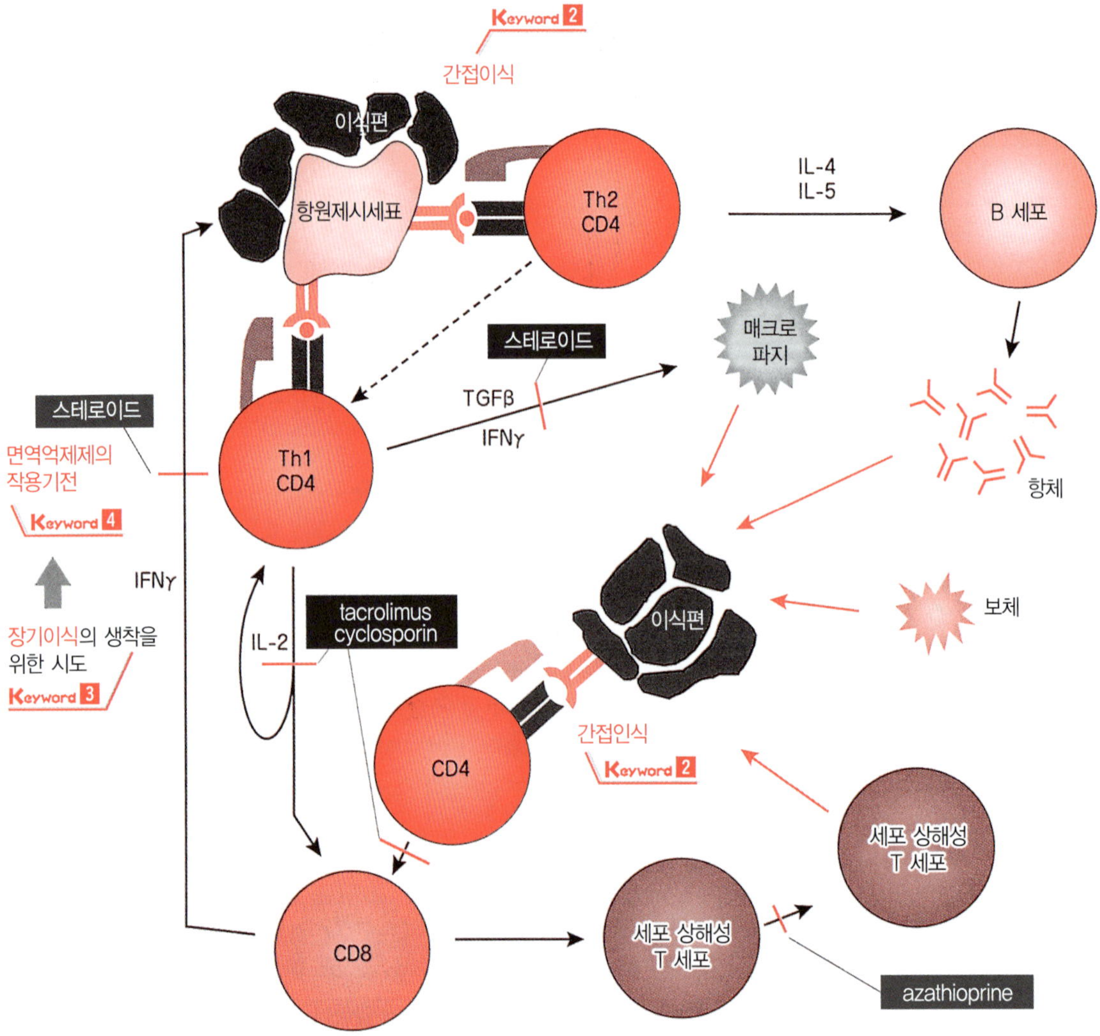

적인 면역억제, 혹은 면역관용의 유도이다. 실험적으로는 CD28 등 T 세포의 기능 분자에 대한 기능 저해 등에서 관용의 유도가 가능하다는 것이 제시되어 있다. 임상 응용을 향해 여러 가지 방법이 모색되고 있다 [이식장기의 생착 (→ 키워드 3 p.199)].

거부반응은 인위적으로 유발되는 강한 면역반응이며, 그의 제어에 관한 연구는 면역생물학 일반의 진보에 의해 뒷받침되고 있고, 역으로 연구 성과는 자기면역, 암, 알레르기 등의 병태 해명이나 치료법의 개발과도 직결되어 있다..

키워드 해설

Keyword

1 이식의 법칙

일러스트 맵은 p.196

근교계를 이용한 이식실험으로부터 조직 적합성의 이론에 기초하여 만들어진 이식 이론은 「이식의 법칙」으로서 다음과 같이 요약할 수 있다. ① 유전적으로 동일한 background (동일한 MHC)를 가진 개체 사이에서는 이식편이 받아들여지며 (ingraft), ② 그 이외의 조합으로는 거부된다 (allograft). ③ Recipient가 donor의 MHC 모두를 가지고 있는 경우, 이식편은 받아들여지지만, ④ 그 반대는 성립하지 않는다 (그림 1).

MHC가 서로 다른 마우스 사이에 피부이식을 실시하면, 7~10일에서 이식편이 거부된다 (first set rejection). 그런데 한 번 이식편을 거부한 마우스에 같은 계통의 마우스 피부를 이식하면 2~3일에 거부가 일어난다 (second set rejection). 그러나 다른 계통의 마우스 이식편의 거부에는 7~10일이 소요

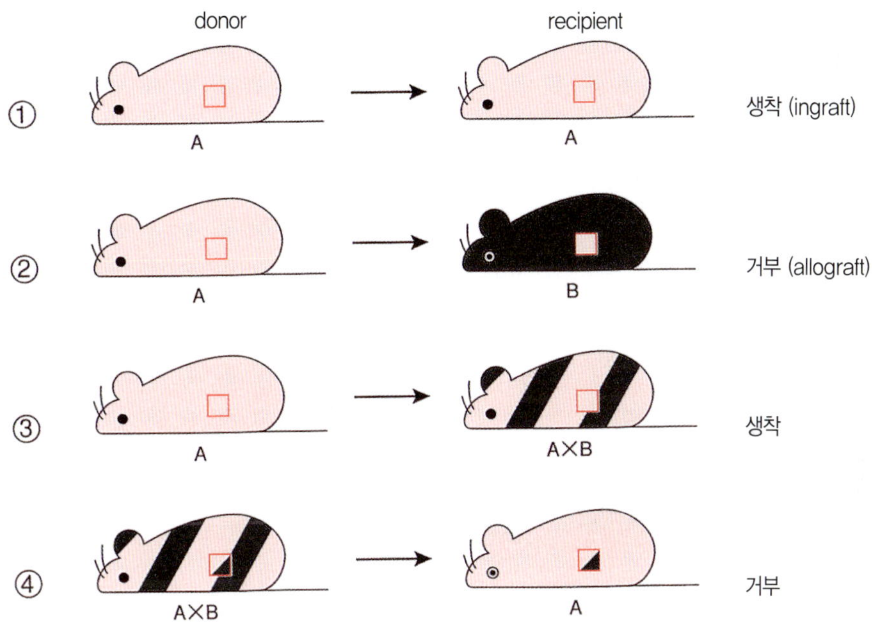

그림 1 이식의 법칙

표 1 거부반응에 있어서 전감작, 감작 림프구의 존재, 면역학적 특이성

동물	donor	recipient	전처치	거부반응	
1	A	B	없음	7~10일	first set rejection
2	A	B	donor A의 피부이식으로 전감작	2~3일	second set rejection
3	C	B	동물 1의 림프구를 정맥주사	7~10일	immunoilgical specificity
4	A	B	동물 1의 림프구를 정맥주사	2~3일	adoptive transfer

된다 (immunological specificity). 게다가 한 번 감작한 recipient로부터 채취한 림프구를 주사한 recipient는 이식편을 2~3일에 거부한다 (adoptive transfer) (표 1). 이상의 관찰은 거부반응이 면역학적으로 기억되고 있고, 이식 항원으로서 MHC가 주요한 역할을 하며, 활성화된 림프구가 거부에 관여하고 있는 것을 나타내고 있다.

Keyword

2 직접 인식과 간접 인식

일러스트 맵은 p.196

T 세포는 체액성 항원이나 세포표면 상의 항원을 직접 인식할 수 없다. 이 원칙은 이식에 있어서 alloantigen 인식에도 통용된다. T 세포에 의한 alloantigen 인식경로의 하나는, 외래 항원과 동일하게 allo class I 또는 allo class II 항원이 이식편의 세포 상에서 떨어져, 자기 항원제시세포 상에 제시된 것을 인식하는 것이다. 이것을 indirect recognition (간접인식)이라 부르고 있다 (그림 2 오른쪽).

이것에 비하여 alloantigen에 특유한 항원인식경로가 존재한다. 즉 이식편에 존재하는 비자기 항원제시세포 상의 alloantigen을 T 세포가 직접 인식하는 경로로, 이것을 direct recognition (직접인식)이라 부르고 있다 (그림 2 왼쪽). MHC가 다른 개체 사이의 거부는 indirect의 경로로 T 세포가 활성화된다고 생각된다. 비 주요조직적합항원 부적합의 거부보다도 훨씬 빨리 출현하기 때문에 direct recognition의 존재는 확실하다. 이 경로가 존재하는 것이 이식면역을 할 때의 특징이기도 하다.

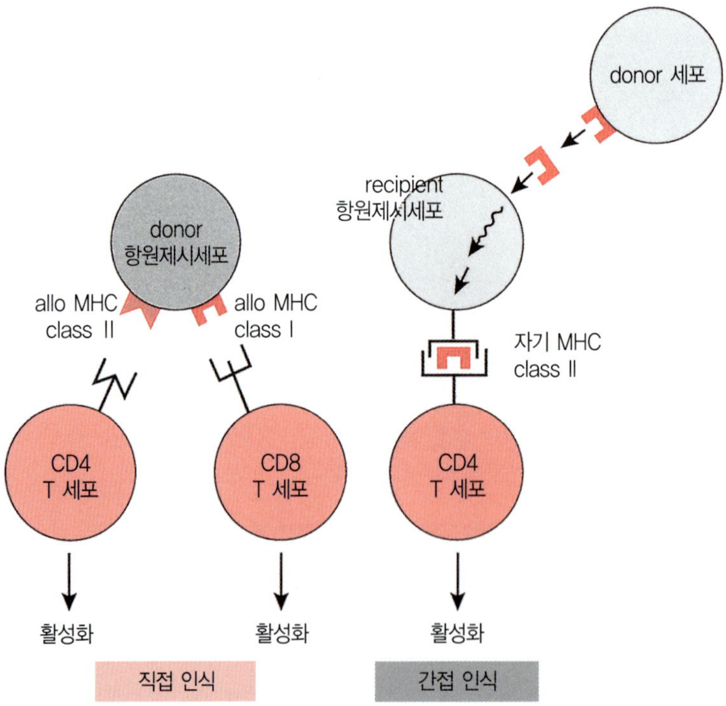

그림 2 T 세포에 의한 alloantigen 인식의 경로

Allo MHC 항원에 반응하는 T 세포 클론의 빈도는 대단히 높다. T 세포는 자기 MHC와 결합한 외래 항원 펩티드를 MHC와 동시에 인식하지만, 이 복합체의 항원 구조가 allo MHC의 구조와 유사하기 때문에, 이미 외래 항원용으로 준비된 다수의 T 세포 클론이 이것과 교차 반응하기 위해 allo MHC 항원 반응 클론이 많다고 생각되고 있다.

Keyword

3 이식장기의 생착

일러스트 맵은 p.196

이식된 장기가 정착하기 위해서는 alloantigen에 대한 면역관용이 성립되어 있는 것이 중요하다.

1) 중추성 관용

즉 면역관용 (tolerance)이란 「개체가 어느 항원과 만난 후, 어떤 기구로 그 항원에 특이적으로 면역응답을 야기할 수 없는 것 (상태)」로 정의된다. 그 원형은 자기 항원에 대한 관용 (자기관용)에서 찾을 수 있다. 흉선에서의 관용 유도를 중추성 관용이라 부르며, positive selection과 negative selection[*2] 기구에 의해 성립하는 것으로 생각되고 있다.

memo 1 키메라

키메라 (chimera)란 그리스 신화에 있는 사자 머리, 양의 몸, 용의 꼬리를 가진 가공 동물이다.

memo 2 신생자 면역관용 (neonatal tolerance)

이식면역의 역사상 가장 중요한 발견의 하나가, Medawar 등에 의한 신생자 관용의 유도이다. 1953년 Medawar 등은 출생 직후의 마우스에 동종의 alloantigen을 가진 세포를 주사하면, 그 마우스가 생애 지속하는 항원 특이적 면역관용을 획득하는 것을 보고하여 노벨상을 수상하였다.

2) 키메리즘 (Chimerism)

이식 장기에 소량 포함된 골수간세포가 잔존하여 숙주 중에서 증식하면 microchimerism[*3]을 형성하여 특이적 면역관용이 될 가능성이 있다. 이식 간 장기 생착 환자에서는, donor 항원이 피부나 림프

---

*2 **Positive selection과 negative selection** : 다양한 항원에 반응하는 미숙한 T 세포는 흉선 내에서 selection을 받아, 자기반응성 클론이 제거 (클론 제거 = clonal deletion)된다. 즉 외래 항원과 반응하는 T 세포 수용체를 가진 T 세포는 흉선 상피세포 상의 주요조직적합항원에 의해 분화 유도된다 (positive selection). 이에 비하여 자기단백질과 반응하는 T 세포 수용체를 가진 T 세포 클론은 흉선 내에서 apoptosis에 의해 제거된다 (negative selection).

*3 **Microchimerism** : 장기이식 후 말초혈액에서 포착된 donor 세포는 급격하게 감소한다. 수개월 후 다시 PCR로 겨우 검출할 수 있을 정도의 극미량의 donor 세포가 보인다. 이와 같이 적은 수로 donor 림프구가 recipient의 혈액이나 조직 중에 공존하고 있는 현상을 microchimerism이라 부른다. 이식장기가 장기적으로 안정하게 존재하는 지표로도 생각되고 있다.

절 등에서 나타나는 경우가 있다. 장기 생착 메커니즘의 하나로 microchimerism에 의한 면역관용이 추정되고 있으며, 이것을 이용한 이식법이 고려되고 있다.

전신에 방사선 조사를 한 후에 비자기의 골수이식을 실시한다. 이식골수 중에서 T 세포를 제거해 두면, recipient는 키메라가 되며, 골수 donor로부터 이식된 장기를 모두 받아들인다. Mixed marrow reconstitution이라 부르는 방법은 전신 조사와 더불어, T 세포를 제거한 자기와 donor의 골수를 합쳐 이식하는 방법이다. Recipient는 정상적인 면역기능을 가지며 donor 특이적 면역관용 상태에 있다 (그림 3). 관용이 도입되는 메커니즘은 확실하지 않은 점이 많지만, 이 방법은 임상응용을 목표로 미니돼지나 원숭이를 사용한 모델에서 연구되고 있다.

3) 말초성 관용

말초 림프구의 5%는 자기반응성 클론이다. 그래도 이들 T 세포가 활성화되어 면역반응을 야기하는 경우는 없다. 흉선 외에서 이들 림프구의 기능을 억제하는 기구가 존재한다. 이 기구에 의한 관용을 말초성 관용이라 부르고 있다. 말초성 관용의 기전은 클론 제거 (deletion), 마비 (anergy), 면역학적 무시 (ignorance), 고갈 (exhaustion), 면역억제 (suppression)로 크게 분류된다. 이들은 서로 대립하는 개념

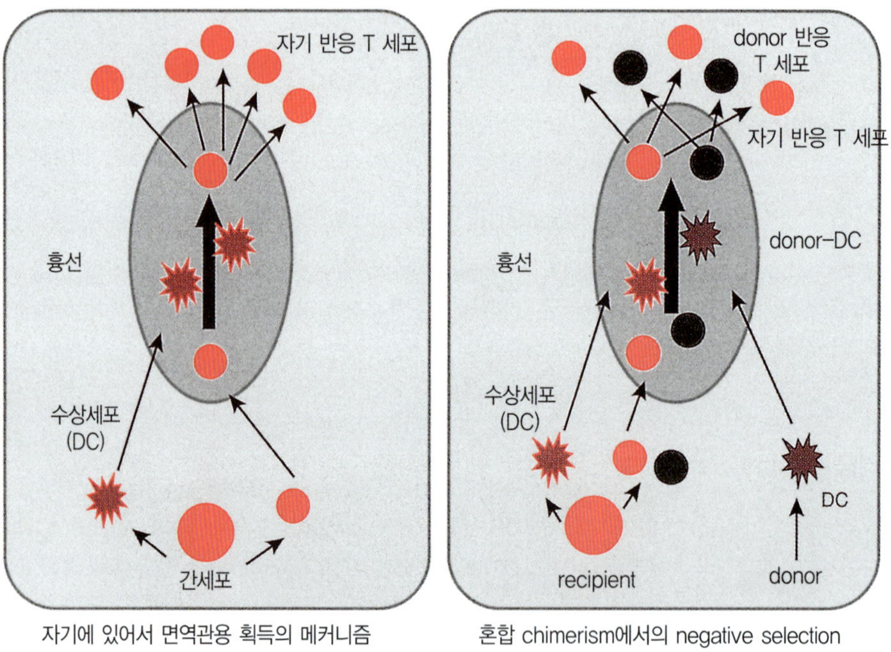

그림 3 중추성 관용과 microchimerism

*4 **클론 마비** : 흉선에서 제시되지 않는 자기 항원에 대한 관용은, ① 클론 마비 (clonal anergy), ② 클론 제거 (clonal deletion), ③ 면역학적 무시 (immunological suppression) 중 어느 1개가 성립하고 있는 것으로 생각된다. 그 중 클론 마비는 흉선 이외의 장소에서 일어난다는 의미이고, 말초에서의 관용이며, 자기반응성 T 세포가 존재하는 상태로, 그의 불활성화에 의해 성립되어 있는 관용이다.

이 아니라 여러 가지 단계에서 혼재할 수 있는 것으로 생각된다.

클론 마비*4가 성립하는 기구로서 부 자극신호 (costimulatory signal)의 결여가 추정되고 있다. 휴지기 T 세포의 IL-2 생산과 증식에는 T 세포 수용체, 항원, 조직적합항원에 유래하는 신호와 더불어, 제2의 신호 (부 자극신호)가 필요하며, 제2의 신호가 결여된 상태에서 항원 자극이 일어나면 T 세포의 불활성화로부터 관용이 유도된다. 이 메커니즘에 의해 관용이 성립한다. T 세포의 활성화에 필요한 두 번째의 신호를 전달하는 분자로서 가장 상세하게 연구되고 있는 것은 CD28이다. 항원제시세포 상의 리간드는 B7-1과 B7-2이다. CTLA4는 T 세포의 활성화에 수반되어 세포표면에 발현하는 분자로서, B7과의 친화성이 Cd28보다 한 단계 높다. 유전공학적으로 만들어진 CTLA4-Ig의 존재에 의해 CD28 유래의 신호가 저해된다. 그림 5에 나타낸 바와 같이, 수많은 부 자극분자가 동정되어 있다. ICOS, HVEM, LFA-1, VLA-4 등의 접착분자도 부 자극신호를 생산하며, 그의 저해로 이식면역에 있어서

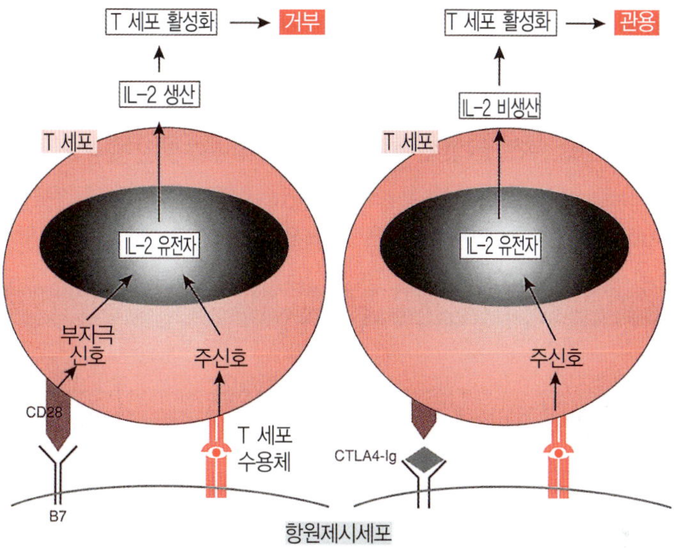

그림 4 T 세포 활성화에 관여하는 2개의 신호

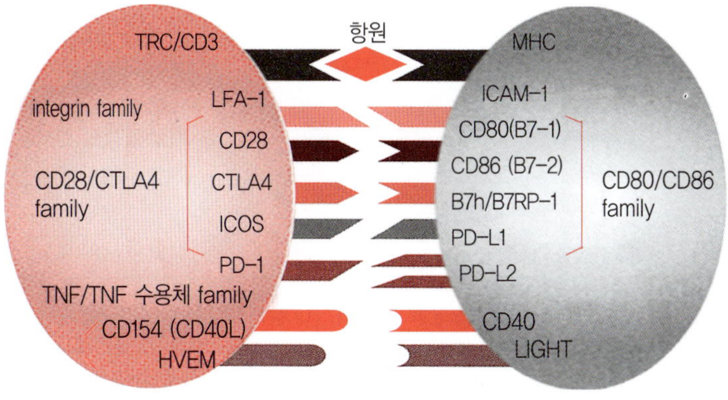

그림 5 T 세포의 활성화에 필요한 경로

6장

면역과 질환(면역이상증)

면역관용이 성립한다. 이들 분자군의 기능 분담이 앞으로의 연구 과제이다. 일단 성립한 면역관용은 다른 림프구에 "감염"된다 (infectious transplantation tolerance*5). 이 관찰은 항원 특이적으로 면역반응을 억제하는 억제성 T 세포가 면역관용의 장시간 유지에 관련되어 있는 것을 나타낸 것이다.

Keyword

4 면역억제제의 작용기전

일러스트 맵은 p.196

임상적으로 유효한 대표적인 면역억제제는 부신피질 스테로이드, cyclosporine, azathioprine의 3개이다 (표 2). 특히 cyclosporine의 출현에 의해 이식장기의 생착율이 극적으로 개선되었다. 부신피질 스테로이드의 작용은 다양하다. T 세포에 대해 증식 억제적으로 작용하며, 또한 사이토카인, 특히 IL-2의 생산 억제를 일으키고, IFNγ의 매크로파지나 항원제시세포에 대한 작용에 길항한다. Azathioprine은 DNA 합성을 저해함으로써 T 림프구의 증식을 억제한다.

Calcineurin blocker (memo 3 참조)로 불리는 cyclosporine과 tacrolimus (FK506)의 작용은 helper T 세포에서의 IL-2 생산 억제이다. Cyclosporine과 tacrolimus의 세포 내 수용체는 immunophilins (memo 4 참조)라 불리며, 각각 cyclophilin, FK 결합 단백질 (FKBP)이다. 이들이 결합한 복합체는 모두 calcineurin에 결합한다. Calcineurin은 IL-2 유전자의 전사를 조절하고 있는 전사인자 NF-AT의 활성이 발현되기 위해 필요한 세포질 내 subunit의 탈인산화를 실시함으로써, 이 subunit의 핵 내 이행을 촉진하고 있다. 이와 같이 cyclosporine이나 tacrolimus와 그의 결합 단백질 복합체는 NF-AT의 전사인자로서의 작용을 저해하며, IL-2 유전자의 발현을 저해한다 (그림 6). Tacrolimus와 공통의 macrolide lactone 부분을 가진 rapamycin은 역시 FKBP와 결합하지만, 그의 작용은 calcineurin과는 관계없으며, IL-2 자극에 의한 T 세포의 S기로의 이행을 억제함으로써, 면역억제효과를 발현하는 것이 시사되어 있다.

표 2 주된 면역억제제의 작용기전과 부작용

분류	약제	상품명	부작용
calcineurin blocker	cyclosporin	Sandimmun®	수지진전, 다모, 치육비후, 신장장해, 고혈압
	tacrolimus	Prograf®	수지진전, 신장해, 췌장장해, 고혈당
부신피질스테로이드	prednisolone	Prednin®	비만, 소화성궤양, 골괴사, 고혈당, 정신장해
대사길항제	azathioprine	Imuran®	백혈구 감소, 간장장해
	methotrexate	Methotrexate®	쇼크, 골수억제, 간장장해, 폐섬유증
	mycophenolate mofetil	Cellcept®	설사, 식욕부진
알킬화제	cyclophosphamide	Endoxan®	백혈구 감소, 출혈성 방광염

*5 **Infectious transplantation tolerance** : 일단 이식편에 대한 관용이 성립된 마우스에서는 CD4 양성 세포가 억제성 T 세포로서 관용 유지에 관여하고 있어, 그 세포에 의해 관용을 다른 무 치료 정상 마우스에 이입하는 것이 가능하다. 관용 마우스에 이입한 정상 림프구는 관용 림프구가 된다.

memo 3 Calcineurin blocker

Calcineurin은 calmodulin 의존성 단백질 탈인산화 효소이며, IL-2 전사에 필요한 세포질 내에 존재하는 전사인자이다. Immunophilins과 결합한 cyclosporine과 tacrolimus는 calcineurin의 작용을 저해하여 면역억제효과를 발휘한다는 점에서 calcineurin blocker로 불리고 있다.

memo 4 Immunophilins

면역억제제와 세포에서 결합하는 단백질이다. Cyclosporine에 대한 cyclophilin, tacrolimus나 rapamycin에 대한 FKBP, deoxyspergualin에 대한 heat shock protein 70 등이 있다.

그 외 rapamycin, mycophenolate mofetil, mizoribine (핵산합성저해) 등, 새로운 면역억제제가 개발되고 있다. FTY20은 말초로부터의 백혈구 감소를 일으킴으로써 면역억제작용을 나타내는 독특한 면역억제제이다. 항 CD25 (Il-2 수용체) 항체도 임상 응용되고 있다. 현재는 각 약제의 장점과 단점을 고려하면서 여러 약제를 조합하여 거부반응을 제어하고 있다. 임상적으로는 감염, 악성 종양의 발생이 부작용으로 심각한 문제가 되고 있다.

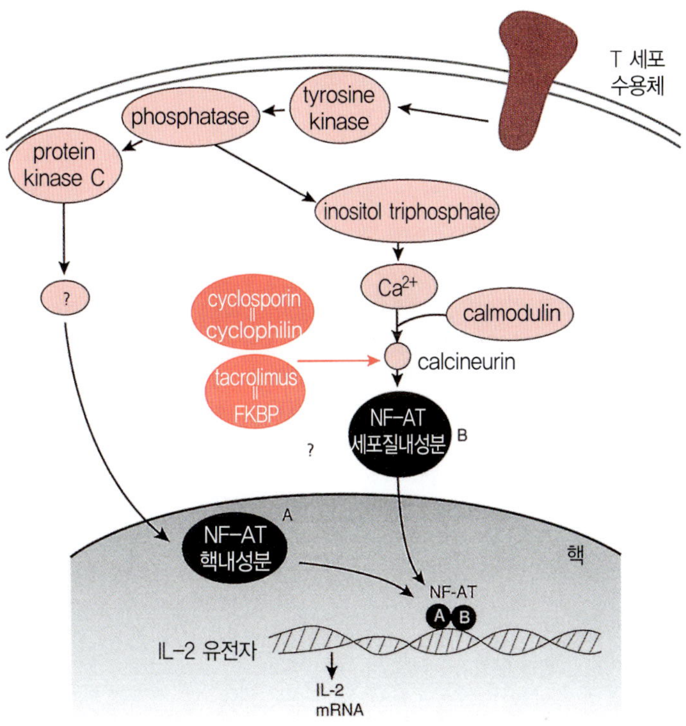

그림 6 Calcineurin blocker의 작용기전

memo 5 만성거부

이식 장기가 생착하여 월~연 단위로 나타나는 변화를 만성거부라 총칭하고 있다. 병태, 원인 모두 확실하지 않다. 조직병리학적 변화는 실질이나 혈관의 섬유화, 간질의 증성이다. 간장에서는 담관, 신장에서는 사구체의 소실이 나타난다. 특히 심장에서는 관동맥의 내막증성으로 인해 내강이 구심성으로 협소화 된다. 부득이 모두 재이식해야 하는 경우가 많다. 최근, 접착분자, 사이토카인, 증식인자 등의 관점에서의 연구가 활발해지고 있으며, 병태의 해명과 치료법의 개발이 기대된다.

키포인트

- 급성거부반응의 주체는 T 세포에 의한 세포성 면역이며, 이식 항원으로서 가장 중요한 것은 MHC 분자이다. 이식 장기의 파괴에는 killer T 세포 이외 항체, 보체, 사이토카인 등 다양한 effector 기구가 관여한다.
- 이식편에 존재하는 alloantigen을 T 세포가 인식하는 경로로서 직접 인식과 간접 인식이 있다. 직접 인식 경로가 존재하는 것이 이식 면역의 두드러진 특징이기도 하다.
- 장기 생착의 메커니즘의 하나로, microchimerism에 의한 면역관용이 상정되어 있다. Microchimerism은 인위적으로 유도할 수도 있다. 이식 장기로의 관용도입법으로 연구되고 있다.
- T 세포의 활성화에 필요한 부 자극신호 결여에 의해 이식 항원에 대한 클론 마비가 성립한다. 이 신호를 전달하는 분자로서 가장 많이 연구되고 있는 것이 CD28이며, CTLA4-Ig는 이 신호전달을 저해함으로써 이식 장기에 대한 관용을 성립시킨다.
- Cyclosporine, tacrolimus는 T 세포 활성화에 필요한 전사인자인 calcineurin의 작용을 저해함으로써 강력한 면역억제작용을 발휘한다. 비특이적 면역억제제이기 때문에 기회 감염이나 악성 종양 발생 등의 부작용이 문제가 된다.

참고문헌

1) Isobe, M. et al: Science, 255: 1125-1992
→ T 세포표면 항원의 일과성 저해로 면역관용이 유도되는 것을 처음으로 나타내었다.

2) Starzl, T.E. etal.: N. Engl.J.Med., 328:745, 1993
→ 장기이식 후 장기 생착 환자에 있어서 chimerism을 증명하였다.

3) Transplantation Biology (Tilney, N.L. et al., ed.) Lippincott-Raven, Philadelphia, 1996
→ 이 영역에서 표준이 되는 서적이다.

4) Larsen, C.P. et al.: Nature, 381: 434-438, 1996
→ CD28 경로의 저해로 면역관용이 도입되는 것을 보고하였다.

5) Bluestone, J. A.: Clin, Transplant, 10 : 104, 1996
→ 말초성 관용에 대하여 우수한 총설이다.

6) Kirk, A.D.et al.:Proc. Natl. Acad. Sci. USA, 94:8789-8794, 1997
→ 신장 이식 원숭이에서 말초성 관용의 도입을 보고하였다.

7) Denton, M.D. et al.: Lancet, 353: 1083-1091, 1999
→ 일반적인 이식 면역을 포함하여 기초부터 임상에 걸쳐 우수한 총설이다.

8) Wekerle, T. et al.: Nature Med., 6: 464-469, 2000
→ Microchimerism과 부 자극신호 저해를 조합한 면역관용을 시도하였다.

9) Ozkaynak, E. et al.: Nature Immunol., 2: 591-596, 2001
→ CD28 이외의 부 자극신호 저해와 calcineurin blocker로 관용이 도입되는 것을 나타내었다.

10) Ye, Q. et al.: J. Exp. Med., 195: 795-800, 2002
→ 새로운 부 자극분자인 HVEM 저해에 의한 관용 도입을 나타내었다.

11) Guillot, C. et al.: J. Immunol., 168: 1600-1609, 2002
→ CD40 경로 저해에 의한 관용 도입법을 보고하였다.

12) Graca, L. et al.: Immunologic. Res., 28: 181-191, 2003
→ 말초성 관용 도입에 관한 새로운 총설이다.

4 면역부전증 (선천성, 후천성, AIDS)

본 항의 Keyword 1 무감마글로불린혈증 (B 세포 결손증) 2 고 IgM 증후군 3 중증복합면역부전증 4 AIDS

개론 2가지 다른 기전으로 발병하는 면역부전증

면역부전증에는 유전성의 원인으로 발병하는 선천성 면역부전증과 바이러스 감염 등의 외적 요인에 의해 발병하는 후천성 면역부전증이 있다. 선천성 면역부전증은 1952년 Bruton에 의해 보고된 반성 무감마글로불린혈증 (XLA : X-linked agammaglobulinemia) (→ 키워드 1 p.208)이 처음이지만, 그 후 획득면역계나 자연면역계에 이상을 가진 100종류 이상의 선천성 면역부전증이 동정되어 있다 (일부를 표 1에 나타내었음). 이들 연구에 의해 개개 면역계 유전자의 기능이 밝혀지게 되었고, 면역담당세포, 면역계 단백질의 사람 감염방어에 있어서의 역할이 밝혀지게 되었다. 선천성 면역부전증에는 획득면역세포계의 B 세포 (체액성 면역)가 주로 장해되는 것과, T 세포 (세포성 면역)가 주로 장해되는 것, 자연면역계의 호중구나 보체 등이 장해되는 것으로 크게 나눌 수 있다. 증상으로는 면역력의 결여에 의한 감염증이 중심이며, 면역계 각각의 arm 결손에 의해, 감염성이 쉬운 병원체에 일정한 법칙이 있다. Knock-out 마우스의 검토가 사람 선천성 면역부전증의 원인 유전자 동정에 기여한 역할은 커지만, 사람과 마우스에서는 다른 병태를 나타내는 것도 많다. 선천성 면역부전증의 기본적인 발병 기전은, 일러스트 맵 A에 나타낸 바와 같이 면역계에 특이적으로 발현하고 있는 유전자의 결손에 의해 면역계 세포에 분화 장해가 일어나 어떤 세포 집단이 결손된 것이 많으며, 이 중에는 대부분의 중증복합면역부전증 (→ 키워드 3 p.210)이 포함된다. 또한 반성 고 IgM 증후군 (→ 키워드 2 p.209)과 같이 기능적으로 이상한 세포가 존재하는 것도 있어, 이 양쪽의 가능성을 생각하는 것이 진단에 중요하다. 본 항에서는 대표적인 선천성 면역부전증에 대하여 해설한다.

한편 후천성 면역부전증에서 가장 중요한 것은 HIV 바이러스 감염에 의한 AIDS (acquired immune deficient syndrome) (→ 키워드 4 p.211)로 1981년에 최초로 보고되었다. CD4 양성 세포의 감소에 의한 기회성 감염증이 특징으로, 일러스트 맵 B에 나타낸 바와 같이 바이러스 입자 표면의 gp120/gp41이 세포표면의 CD4와 chemokine 수용체에 결합함으로써 감염이 성립한다. 이 때문에 생체 내에서는 이들 바이러스 수용체를 가진 세포가 바이러스의 표적이 되며, 더욱이 무 증후기에 있어서는 바이러스의 저장소 (reservoir)가 된다. 바이러스 게놈은 세포질에서 역전사효소에 의해 provirus DNA가 되어 핵 내로 침입하고, 게놈 DNA에 삽입되어 provirus가 된다. 세포가 사이토카인 등에 의해 활성화되면 provirus의 전사가 일어나며, 바이러스 단백질이 만들어지고, 이것이 바이러스의 전사를 강력하게 촉진하여 새로운 바이러스 입자가 대량으로 만들어진다. 이 HIV 바이러스의 감염 사이클을 이해하는 것이 HIV의 병태를 이해하고, 예방, 진단, 치료에 대해 생각하는 과정에서 대단히 중요하다.

일러스트 맵 유전자 이상에 의한 면역부전증과 바이러스 감염에 의한 면역부전증

A 조혈간세포의 분화 이상에 의한 면역부전증

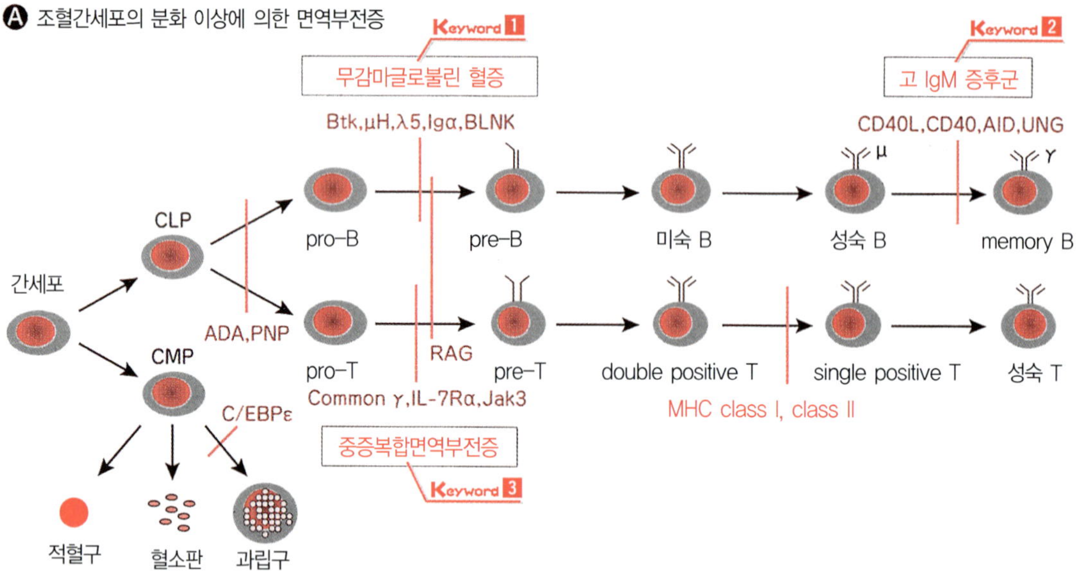

B AIDS의 감염 사이클

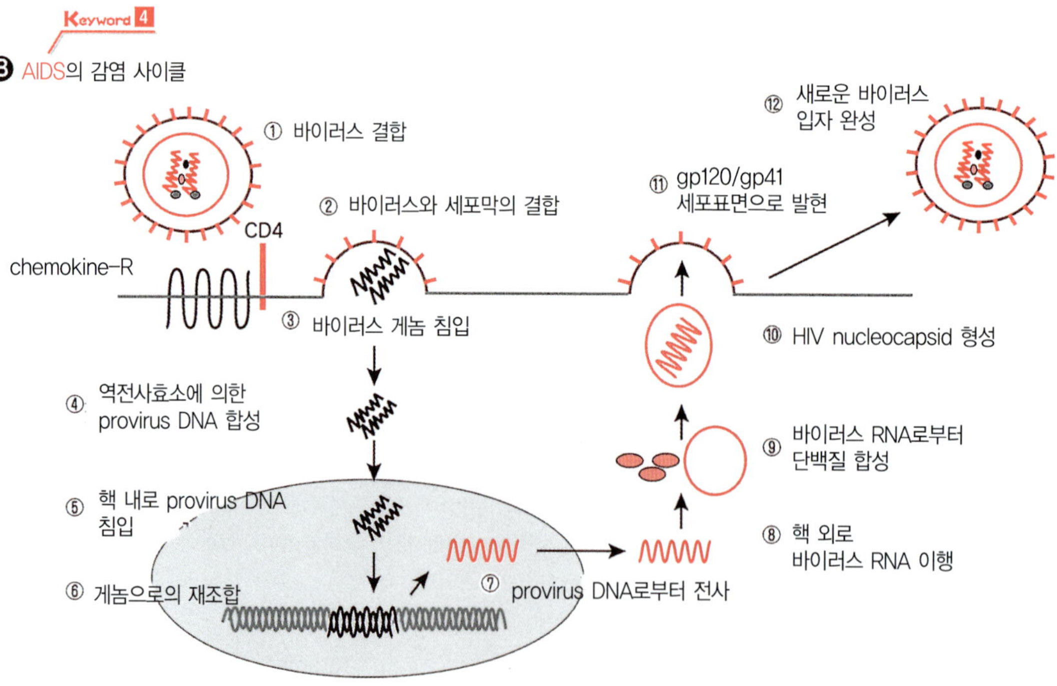

표 1 원발성 면역부전증후군의 분류

원인	유전자	면역학적 병태	전신증상	이감염성
반성 무감마글로불린혈증	Btk	B 세포, 항체의 결손	-	세균, enterovirus
상염색체 열성 무감마글로불린혈증	IgM	B 세포, 항체의 결손	-	세균, enterovirus
	λ5	B 세포, 항체의 결손	-	세균, enterovirus
	Igα	B 세포, 항체의 결손	-	세균, enterovirus
	BLNK	B 세포, 항체의 결손	-	세균, enterovirus
반성 고 IgM 증후군	CD40L	class switching의 결손	-	세균, carinii 폐렴
상염색체 열성 고 IgM 증후군	CD40	class switching의 결손	-	세균, carinii 폐렴
	AID	class switching의 결손	-	세균, carinii 폐렴
	UNG	class switching의 결손	-	세균
			-	
IgA 결손증	?	IgA 결손	-	호흡기 감염
common variable immunodeficiency (CVID)	?	IgG 감소	-	세균
중증복합면역부전증 (SCID)	ADA	T 세포, B 세포의 결손	-	전부
	PNP	T 세포, B 세포의 결손	-	전부
	common γ chain	T 세포의 결손	-	전부
	Artemis	T 세포, B 세포의 결손	방사선 감수성	전부
	RAG1, RAG2	T 세포, B 세포의 결손	-	전부
Omenn 증후군*1	RAG1, RAG2		홍피증, 설사, 림프절 종창	전부
DiGeorge 증후군*2	Tbx, VEGF ?	흉선의 저형성	심장기형, 부갑상선 저형성	전부
MHC class I 결손증	TAP1, TAP2	CD8 양성 T 세포의 결손	-	만성의 폐, 피부 염증
MHC class II 결손증		CD4 양성 T 세포의 결손	-	전부
Wiskott-Aldrich 증후군*3	WASP	다당체 항원에 대한 항체생산의 결손	혈소판 감소, 아토피성 피부염	세균, 바이러스
Ataxia telangiectasia	ATM	T 세포의 감소	소뇌실조, 모세혈관 확장	호흡기 감염
NK 세포의 결손	?			헤르페스 바이러스
반성 림프증식증후군 (XLP)*4	SH2D1A/Sap			EB 바이러스

선천성 면역부전증후군에 있어서 원인 유전자, 그것에 의해 장해되는 면역계의 이상, 발병하는 감염증의 관계를 나타내었다.

*1 **Omenn 증후군** : RAG1/2 유전자 이상 중, 소량의 RAG1/2 단백질이 존재하여 발병한다. SCID와 동일하게 기회성 감염증에 걸리지만, 더욱이 GVHD (graft versus host disease : 이식편대숙주병)와 유사한 홍피증, 호산구 증가, 설사, 림프절 종창을 나타낸다. 혈중에는 활성화된 T 세포가 존재한다. 이 T 세포는 유전자 재구성에 중요한 RAG 활성이 낮기 때문에, 제한된 레파토어의 TCR 밖에 만들어질 수 없으며, 그 때문에 자기반응성을 가지는 것으로 생각되고 있다.

*2 **DiGeorge 증후군** : 흉선의 저 형성에 의한 세포성 면역부전, 부갑상선의 저 형성에 의한 저칼슘혈증, 대혈관계의 발생 분화 이상에 의한 심장 기형을 나타내는 질환이며, 사람의 선천 이상 중에서 가장 빈도가 높은 것 중 하나이다. 대부분의 증례는 산발적이며, 약 90%의 증례에서 염색체 22q11의 haploid genome 결손을 가진다. 이 영역에 존재하는 전사인자 Tbx1이 DiGeorge 증후군의 발병에 관여하는 것으로 생각되고 있다.

*3 **Wiskott-Aldrich 증후군 (WAS)** : X 염색체 상의 WASP (Wiskott-Aldrich Syndrome Protein) 유전자의 이상이 원인으로 발병한다. WASP는 actin 중합에 관여하는 GTP 결합 단백질인 cdc42와 결합하여 기능을 나타내는 것으로 생각되고 있다. 혈소판 수의 감소, T 세포 수의 감소와 기능 이상 및 아마도 그것에 의하는 것으로 생각되는 아토피성 피부염, 다당 항원에 대한 항체생산의 장해가 나타난다.

*4 **반성 림프구증식 증후군 (X-linked lymphoproliferative syndrome : XLP)** : EB 바이러스는 헤르페스 바이러스로서 사람에서는 대부분이 감염을 경험하고, 주로 B 세포 내에 잠복 감염하고 있다. 이 B 세포는, 정상에서는 killer T 세포에 의해 제어되고 있지만, T 세포의 기능부전 상태에서는 B 세포의 무제한 증식이 일어나 악성 림프종 등을 일으킨다. SH2D1A/SAP 유전자 이상에 의해, 그의 상세한 메커니즘은 확실하지 않지만, 치명적인 EB 바이러스 감염증이나 악성 림프종이 발병한다. SH2D1A/SAP는 수용체인 SLAM이나 2B4와 상호작용하는 것으로 보아, SH2D1A/SAP의 결손은 이들 수용체를 통한 신호에 이상이 생길 가능성이 생각되고 있다.

Keyword

1 무감마글로불린혈증 (B 세포 결손증)

일러스트 맵은 p.206

일러스트 맵 A에 나타낸 바와 같이, B 세포의 분화 장해가 원인으로 발병하는 체액성 면역부전증이다. 이 증상을 가진 아이 환자에서는 모친으로부터의 이행 항체가 감소되는 생후 2개월경부터 5세까지 중이염, 부비강염, 폐렴 등의 세균 감염증에 반복적으로 걸리며 중증화 된다. 감염 원인균으로서는 인플루엔자 간균, 폐렴구균 등의 협막 (sheathed)을 가진 세균이 많으며, enterovirus 감염증이 중증화, 만성화 되는 것도 임상적으로 중요하다. 신체 소견으로는 림프절이 만져지지 않으며, 구개편도가 축소되어 있는 것이 특징이고, 혈청학적 검사에서는 혈청 중의 감마글로불린이 현저하게 감소되어 있으며, 면역학적으로는 특이 항체의 결손이 나타난다. 말초혈액 단핵구 중의 CD19 양성 B 세포가 대부분의 경우 1% 이하로 현저하게 감소되어 있다.

그림 1에 나타낸 바와 같이, 지금까지 유전적 요인이 동정된 모든 무감마글로불린혈증에 있어서 (●로 나타냄) pre-B 세포 수용체 또는 그 하류의 신호전달분자에 이상을 가지고 있다. Pre-B 세포 수용체는 분화 단계 초기의 B 세포표면에 발현되는 수용체로서, 면역글로불린의 μ 중쇄, 대체경쇄 (VpreB와 $\lambda 5$)와 Igα, Igβ로 구성된다. 대체경쇄는, 전체 구조가 면역글로불린 경쇄와 유사하지만, V(D)J 재구성 비의존적으로 발현할 수 있는 점, 다양성이 없는 점, 2가지 유전자에 의해 code 되는 점이 다르다. Pre-B 세포 수용체는 pro-B 세포로부터 pre-B 세포로의 분화 · 증식, 면역글로불린 경쇄 유전자의 재구성 유도 등의 기능을 가지기 때문에, 그것에 이상을 가진 무감마글로불린혈증에서는 골수 중의 B 세포 분화가 pro-B 세포의 단계에서 정지되어 있다. Pre-B 세포 수용체의 하류에 위치하는 Btk나 BLNK의 이상에서도 동일한 병태가 생기는 것으로 보아, pre-B 세포 수용체의 신호전달에는 이들 분자가 필요한 것으로 생각되고 있다. Btk는 세포질 내의 tyrosine kinase로서 X 염색체 상에 code 되

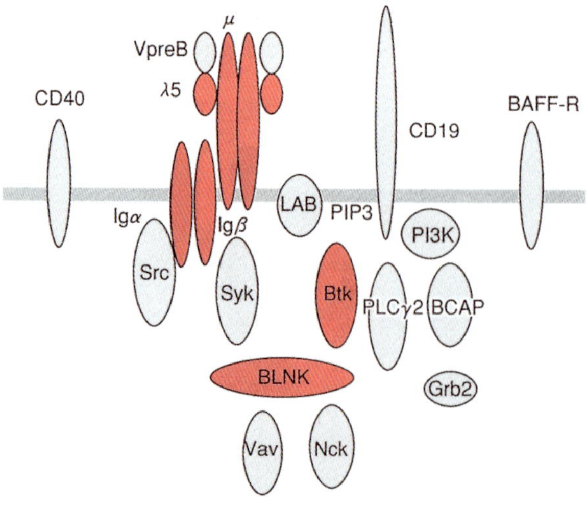

그림 2 Pre-B 세포 수용체와 무감마글로불린혈증

며, 반성 열성의 유전양식이 되기 때문에 무감마글로불린혈증의 원인으로 빈도가 가장 높다. 면역글로불린의 보충 요법 등의 유효한 치료법이 존재하며, 조기에 치료되지 않으면 만성 폐질환이 합병되기 때문에 조기 진단의 중요성이 높다.

Keyword

2 고 IgM 증후군

일러스트 맵은 p.206

고 IgM 증후군은 정상 수의 T 세포, B 세포를 가지며, 정상 또는 그 이상의 혈청 IgM, IgD를 가지면서 IgG, IgA, IgE의 현저한 저하를 특징으로 하는 질환 군이다. 이 질환의 표현형으로부터 B 세포의 면역글로불린 유전자 class switching이 장해된 것으로 생각되고 있다 (그림 2). 이 질환의 4가지 원인 유전자가 밝혀져 있으며, 그 중 가장 빈도가 높은 것이 반성 열성의 유전양식을 취하는 CD40 리간드 (CD40L)의 이상이다. 이것으로부터, 활성화된 T 세포에서 B 세포로의 CD40L/CD40을 통한 신호가 class switching에 중요하다는 것이 밝혀졌다. 대단히 흥미롭게도, 이 질환에서는 기회성 감염증인 뉴머시스터스 폐렴 (PCP, pneumocystis carinii pneumonia)에 고빈도로 걸리며, 이것은 CD40L이 진균 등에 감염된 매크로파지의 활성화 살균에 필수이기 때문인 것으로 생각되고 있다. 이와 같이, 이 질환에서는 B 세포 기능부전과 T 세포 기능부전이 합병되어 있기 때문에, B 세포의 결손증에 대해서는 면역글로불린의 보충 요법이 실시되지만, T 세포의 결손증이 나타나는 경우는 조혈간세포 이식에 의해

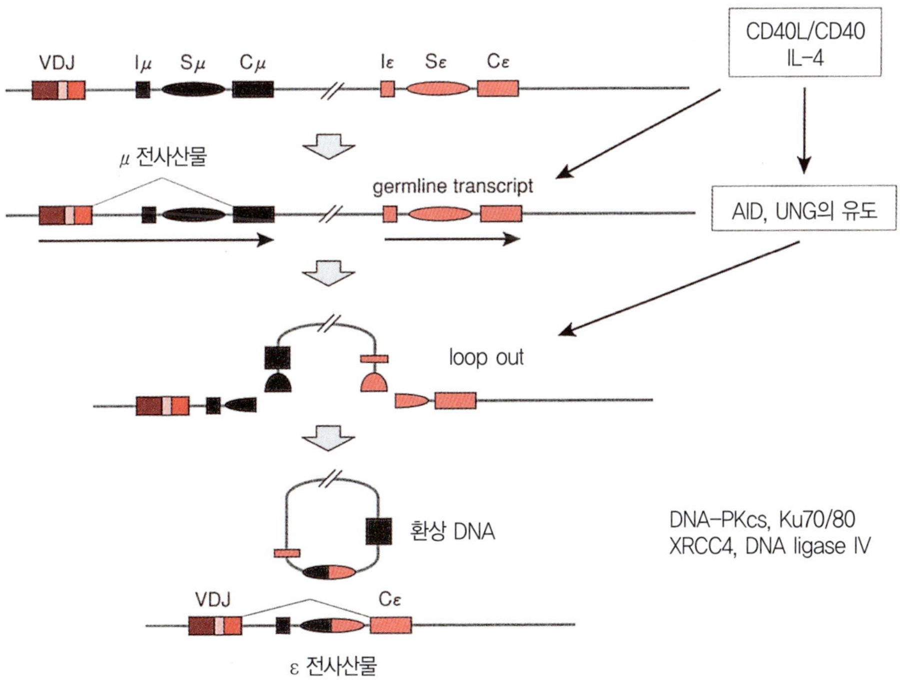

그림 2 Class switching과 고 IgM 증후군

아이 환자의 면역능을 재건하는 것이 필요하게 되는 경우도 있다. 또한 최근 동정된 AID (activated-induced cytidine deaminase) 결손증이나 UNG (uracil DNA glycosylase) 결손증에서는, class switching이 장해되어 있지만 T 세포의 기능부전이 나타나지 않는다.

Keyword

3 중증복합면역부전증

일러스트 맵은 p.206

중증복합면역부전증 (SCID)은 세포성 면역과 체액성 면역의 양쪽 결손증으로, 그 중에는 몇 개의 병태가 포함되어 있다. 첫째로, B 세포의 경우와 동일하게 항원수용체로부터의 신호 장해에 의한 것이 있으며, 그의 원인 유전자로서는 RAG1, RAG2, Artemis나 ZAP-70 등이 있다. RAG1과 GAG2는 T 세포 수용체와 면역글로불린 유전자의 재구성에 필수이며, 어느 하나가 결손 되면 림프구의 분화에 필수인 항원수용체를 재구성 할 수 없기 때문에 SCID가 된다. 둘째로, 뉴클레오티드의 대사 장해에 의한 SCID로서 ADA 결손증이나 PNP 결손증[*5]이 있다. 셋째로, 사이토카인의 신호 장해에 의한 common γ, IL-7Rα, 그 하류의 tyrosine kinase Jak3의 이상이 있다 (그림 3). IL-2 수용체의 γ 사슬로서 동정된 common γ 사슬은 IL-4, IL-7, IL9, IL-15, IL-21 수용체를 구성하고 있으며, X 염색체 상에 있기 때문에 반성 열성의 XSCID (X-linked SCID)의 원인 유전자로 되어 있다. 이 질환에서는 B 세포 수는 정상이지만, T 세포로부터의 도움이 없기 때문에 항체생산이 장해되어 있다는 점이 앞에서 기술한 항원수용체를 결손 한 SCID 등과의 병태에 큰 차이이다.

SCID의 치료로서는 조혈간세포 이식이나 유전자 치료 등이 실시된다. 조혈간세포 이식의 최대 장해는 HLA [사람 백혈구 항원 (사람 주요조직적합항원)]에 다형이 존재하는 것으로, donor는 적어도 일부 HLA를 recipient와 공유하지 않으면 안 된다. 이것은 recipient의 흉선 상피에서 교육된 donor의

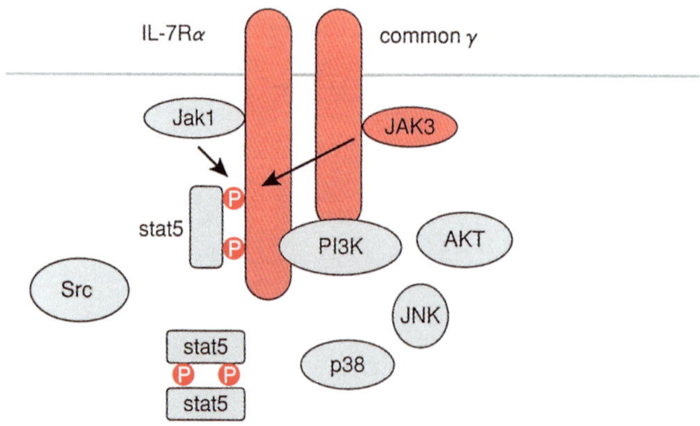

그림 3 사이토카인 신호전달과 중증복합면역부전증

*5 ADA (adensine deaminase) **결손증** · PNP (purine nucleotide phosphorylase) **결손증** : 모든 퓨린 이화효소의 결손증으로, 퓨린대사산물이 축적됨으로써, 특히 유약 림프구의 분화가 장해를 받아, 중증복합면역부전증이 발생한다.

T 세포가 donor의 항원제시세포에서는 활성화될 수 없기 때문이다. 게다가 donor 유래의 T 세포가 recipient를 이물로 인식하여 공격하는 GVHD 반응을 일으킬 가능성이 있다. 이 대책으로는 donor의 이식편으로부터 T 세포를 제거하거나 면역억제제가 투여된다.

원인 유전자가 동정되어 있는 ADA 결손증이나 XSCID에서는 유전자 치료가 실제로 이루어지고 있다. 현재의 유전자 치료는 주로 조혈간세포를 목표로 레트로바이러스를 이용하여 결손 유전자를 도입하는 것이다. SCID에 대하여 유전자 치료를 하는 경우의 장점으로는 숙주의 면역능이 없기 때문에 전신 방사선 조사가 필요 없으며, 유전자 도입이 성공한 세포가 증식에 관해 우위를 가지기 때문에, 극히 일부의 세포에 유전자 도입을 할 수 있으면 치료 효과가 있다는 것이다. XSCID의 유전자 치료에 있어서, 사람에서의 최초 성공 예가 얻어졌지만, 그 후 비교적 높은 비율로 조혈계 종양이 발생하는 것도 밝혀져, 현재 여러 가지 검토가 이루어지고 있다.

Keyword

4 AIDS

일러스트 맵은 p.206

AIDS는 1981년에 처음으로 보고되었다. CD4 양성 T 세포의 감소에 의한 기회성 감염증과 급속하게 진행하는 Kaposi's sarcoma를 특징으로 하는 질환이다. 1983년에 레트로바이러스의 HIV (human immunodeficient virus)가 그의 원인인 것으로 밝혀졌고, 그의 환자 수의 증가는 선진국에 있어서 한계점에 도달한 경향을 보이고 있지만, 개발도상국에 있어서는 변함없이 지속되고 있으며, 1999년 1년 사이에 전 세계에서 560만 명이 새로이 HIV에 감염된 것으로 추정되고 있어, 현재 의학이 극복해야 할 제일 중요한 과제이다. HIV 바이러스의 구조는 그림 4에 나타내었지만, 바이러스 입자의 표면에 바이러스 수용체와의 결합에 중요한 역할을 하는 gp120, gp41이 존재하며, nucleocapsid로 둘러싸여 2

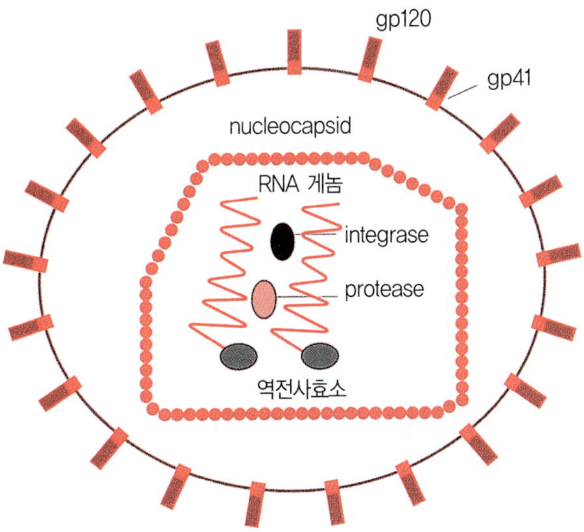

그림 4 HIV 바이러스의 모식도

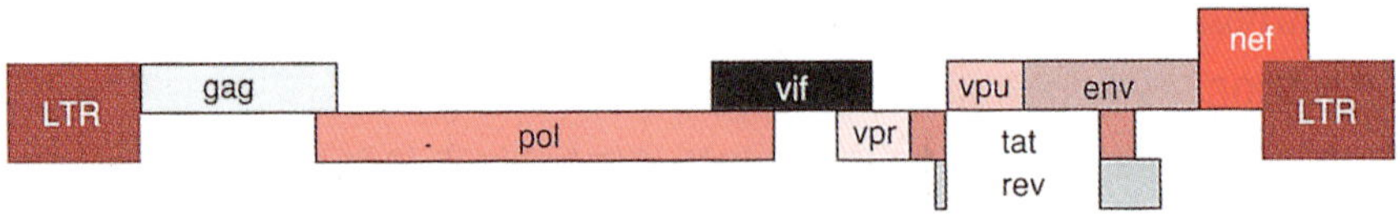

그림 5 HIV 바이러스의 유전자 구조와 기능

LTR : 바이러스 DNA를 숙주의 게놈에 삽입, 숙주 전사인자의 결합부위. gag : nucleocapsid의 코어 단백질과 매트릭스 단백질. pol : 역전사효소, protease, integrase. env : 바이러스 coat 단백질 (gp120, gp41), CD4와 chemokine 수용체에 결합. vif : 바이러스의 감염효율 상승. vpr : 바이러스 DNA의 핵 내 이행을 촉진, G2에서 세포주기를 정지. tat : 바이러스 전사 촉진. rev : 바이러스 RNA의 핵 외 이행. vpu : CD4의 발현 저하, 바이러스 입자 생산 촉진. nef : CD4의 발현 저하, 바이러스 입자 생산 촉진, MHC class II의 발현 저하

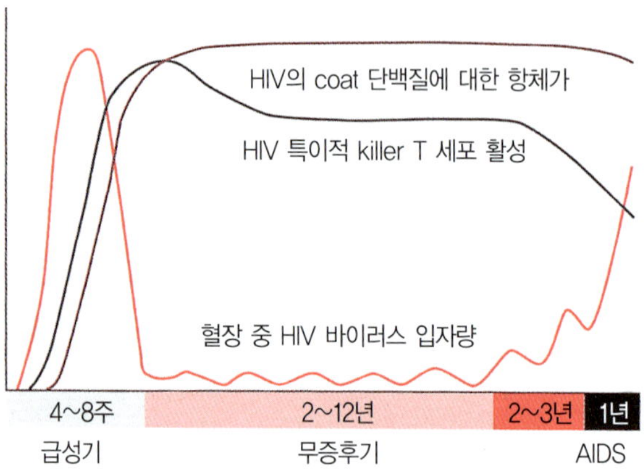

그림 6 HIV에 대한 면역응답

copy의 RNA 바이러스 게놈과 역전사효소, protease, integrase 등이 존재한다. 그의 유전자 구조는 그림 5에 나타낸 바와 같으며, LTR (long terminal repeat)에 끼워진 9개의 유전자가 존재하고, 각각은 그림에서 설명한 것과 같은 기능을 하고 있는 것으로 밝혀졌다.

HIV 바이러스의 감염 경로는 정액, 혈액, 타액, 모유 등의 체액이다. 감염 초기에 대부분은 무증후성이지만, 인플루엔자 모양의 감염 증상을 나타내는 경우도 많다. 이 때에 바이러스 혈증이 일어나지만, CD8 양성 T 세포에 의해 배제된다 (그림 6). 대부분의 감염자에서는 HIV 바이러스에 대한 세포성 면역, 체액성 면역이 존재함에도 불구하고, 바이러스를 완전히 제거할 수 없으며, 2년부터 15년간의 무증후기를 거친 후에 CD4 양성 T 세포 수가 감소한다. 이 때문에 Toxoplasma, Cryptosporidium, 결핵, 비정형 호산구, Carinii, Cryptococcus, Candida, 헤르페스, Cytomegalo, 수두 등의 기회성 감염증이 발병된다. 게다가 Kaposi's sarcoma, Non-Hodgkin's lymphoma 등이 AIDS 환자에 있어 큰 문제가 되고 있다. 사람의 체내에 침입한 HIV 바이러스는, 그것에 대한 수용체를 가진 T 세포, 수상세포, 매크로파지에 감염한다. 이것에는 바이러스 측의 gp120/gp41과 세포 측의 CD4와 CCR5 또는 CXCR4가 관여하고 있다. HIV에는 2종류가 있으며, 림프구에 감염하기 쉬운 것은 CXCR4를 수용체로서 이용하며, 매크로파지에 감염하기 쉬운 것은 CCR5를 수용체로서 이용한다. 이 CCR5에는 다형이 있으며, 기능적인 CCR5가 결손 된 사람에서는, 유전적으로 헤테로라도 HIV에 대한 저항성에 관여하고 있을 가능성이 시사되고 있어, 새로운 치료법, 예방법을 생각하는 힌트가 되고 있다.

HIV 바이러스 감염증의 치료는 역전사효소 저해제 [zidovudine (ZDV), didanosine (ddI), lamivudine (3TC) 등] 2개와 protease 저해제 (saquinavir, ritonavir 등) 1개의 칵테일 요법이 이루어지고 있다. 역전사효소 저해제는 RNA 바이러스 게놈으로부터의 provirus 생성을 억제하며, protease 저해제는 바이러스 단백질의 합성을 저해함으로써 체내에서의 새로운 감염을 방지한다. 감염이 일단 성립되어 버리면 바이러스 입자의 생산은 protease 저해에 의해서도 억제될 수 없지만, 이 때 생산된 바이러스 입자는 감염능이 없는 것으로 밝혀져 있다. 이들 약제는 가격이 높고, 내복 횟수가 많아 compliance (복약 준수)에 문제가 있는 경우도 있어, 유효한 백신 개발이 시급하다.

키포인트

- 면역부전증은 선천성 또는 후천성의 원인에 의해 발병하며, 획득면역, 자연면역을 장해한다. 그 때문에 감염되기 쉬워, 기회성 감염증을 포함한 여러 가지 감염증을 나타내며, 종양이나 자기면역질환을 발병하는 경우도 있다. 크게 나누면 체액성 면역 · B 세포에 이상을 가진 것, 세포성 면역 · T 세포에 이상을 가진 것, 식세포의 살균능이나 유주능에 이상을 가진 것, 전신성 질환의 부분 증상으로 면역부전증을 가진 것 등이 있다.
- 선천성 면역부전증의 치료에는 체액성 면역의 effector인 면역글로불린의 보충이나 간세포이식요법, 효소보충요법, 유전자 치료 등이 있다.
- AIDS는 HIV 감염에 기인되는 후천성 면역부전증이다. HIV는 CD4 양성의 T 세포, 매크로파지, 수상세포에 감염하며, 주로 CD4 양성 T 세포를 파괴함으로써 획득면역계를 장해한다. 이 때문에 다양한 기회성 감염증을 발병하며, Kaposi's sarcoma, EB 바이러스 관련 림프종 등의 종양성 질환을 발병하기 쉽다.
- AIDS 바이러스는 CD4와 chemokine 수용체를 통하여 세포 내로 침입한다. 이 때문에 CD4 양성 T 세포나 매크로파지는 바이러스의 장기간에 걸친 저장소로 중요하다.
- HIV 바이러스에 대한 치료법으로는 역전사효소 저해제와 protease 저해제의 칵테일 요법이 유효하다. HIV 바이러스는 대단히 높은 돌연변이의 빈도를 가지기 때문에 약제 내성의 원인이 되고 있다. 게다가 돌연변이에 의해 숙주의 획득면역계로부터 쉽게 탈출하여 백신 개발의 큰 장해가 되고 있다.

참고문헌

면역부전증에 관한 논문은 면역부전증 전체의 총설, 각각의 면역부전증 원저자 논문과 총설, 게다가 그 질환의 동정에 관여한 기초적 지견의 원저자 논문과 총설이 있어 대단히 방대하다. 여기서는 면역부전증의 이해를 도와, 지식 정리에 도움이 되는 극히 일부를 총설을 중심으로 열거하였다.

1) Fischer, A.: Nature Immunol., 5 : 23-30, 2004

→ 면역부전증 연구의 제 일인자에 의한 선천성 면역부전증의 최신 총설이다.

2) Karasuyama, H. et al.: Adv. Immunol., 63: 1-41, 1996

→ 대체경쇄와 pre-B 세포 수용체에 관한 총설이며, 방대한 정보가 잘 정리되어 있다.

3) Kurosaki, T. : Annu. Rev. Immunol., 17: 555-592, 1999

→ Pre-B 세포 수용체의 신호전달에 관한 총설이다.

4) Minegishi, Y. et al.: Curr. Opin. Pediatr., 11: 528-532, 1999

→ Pre-B 세포 수용체와 그 하류의 신호전달분자의 이상에 의한 무감마글로불린혈증에 대한 총설이다.

5) Ochs, H. D. et al.: Semin. Immunol., 6 : 337-341, 1994

→ CD40L 결손에 의한 고 IgM 증후군의 기초적인 사항에서 임상적인 것까지 포함한 총설이다.

6) Gellert, M. : Annu. Rev. Biochem., 71 : 101-132, 2002

→ V(D)J 재구성의 연구자에 의한 V(D)J 재구성의 분자 메커니즘에 대한 상세한 총설이다.

7) Leonard, W. J. et al.: Immunol. Rev., 148: 97-114, 1995

→ Common γ 사슬의 결손이 XSCID 원인이라 동정한 저자에 의한 사이토카인 신호전달과 림프구 분화에 관한 총설이다.

8) Fischer, A.et al.: Nature Rev. Immunol., 2 : 615-621, 2002

→ Common γ 사슬이 결손 된 XSCID에 대하여, 사람에서 최초의 유전자 치료를 성공한 저자 등의 총설이다.

9) Hacein-Bey-Abina, S. et al.: N. Engl. J. Med., 348 : 255-256, 2003

→ Common γ 사슬이 결손 된 XSCID에 대한 유전자 치료 후에 발병한 백혈병의 분자 기전을 보고한 원저자 논문이다.

10) Walker, B. D. & Korber, N. T. : Nature Immunol., 2: 473-475, 2001

→ HIV와 숙주 면역계의 상호작용에 관한 논문이다.

11) Pope, M. & Haase, A. T. : Nature Med., 9 : 847-52, 2003

→ HIV 감염 성립과 그 예방에 관한 총설이다.

12) Richman, D. D. : Nature, 410 : 995-1001, 2001

→ HIV 화학요법에 관한 총설이다.

13) Letvin, N. L. et al.: Annu. Rev. Immunol., 20 : 73-99, 2002

→ HIV 백신 개발에 관한 총설이다.

5 자기면역질환

본 항의 Keyword **1 면역관용의 파탄 2 자기면역모델마우스 3 장기 특이적 자기면역질환과 전신성 자기면역질환 4 질환 감수성 유전자**

개론 자기면역과 자기면역질환

자기면역 현상이란 항체 또는 T 세포가 자기 항체와 반응하는 현상이다. 그리고 자기면역 현상의 결과 일어나는 것이 자기면역질환이다. 그런데 정상인에도 이들 자기반응성의 항체나 T 세포가 존재하는 것이 알려져 왔다. 생체에는 자기와의 면역응답을 억제하는 여러 가지 메커니즘이 있지만, 그들이 파탄되면 자기면역질환이 일어난다 [면역관용의 파탄 (→ 키워드 1 p.217)]. 자기면역질환의 메커니즘을 연구하기 위한 여러 가지 동물모델 [자기면역모델마우스 (→ 키워드 2 p.218)]이 있으며, 여러 가지 정보가 얻어져 있다.

자기 항원에 대하여 면역 응답이 발생하지 않는 상황을 면역관용 (self-tolerance)이라 부른다. 획득면역 응답의 중심인 T 세포의 경우, 그것이 분화하는 흉선 내에서 충분한 양의 자기 항원에 노출되면, apoptosis에 의해 클론 제거를 일으킨다. 이것을 중심성 면역관용이라 한다. 최근 어떤 장기에만 발현하고 있는 것으로 생각되고 있는 분자가 흉선의 수질상피세포에도 발현하고 있는 것이 알려졌다. 즉 흉선은 가능한 한 많은 체내의 자기 항원을 발현시키고, 그것에 대한 면역관용을 일으키도록 만들어진 장기라고 생각해도 좋다. 그러나 이 메커니즘에도 한계가 있으며, 모든 장기 항원이 흉선에서 발현하고 있지 않는 점이나, 자기 항원과의 반응성은 있지만 그 정도로 반응이 강하지 않는 T 세포는 말초조직으로 나간다. 또한 1개의 자기 항원분자 상에는 MHC 분자에 결합할 수 있는 아미노산 배열, 즉 epitope로 부를 수 있는 것이 복수 있지만, 다른 epitope나 단백질 분해효소와의 관계에서 보통 상태에서는 항원제시 되지 않는 epitope가 있으며, 이것을 숨겨진 항원결정기라는 의미로 cryptic 한 epitope라 부른다. 이것에 대해서도 T 세포는 면역관용이 될 수 없다.

흉선으로부터 말초조직으로 나간 T 세포에 관해서도, 자기 항원의 자극이 강한 경우는 다시 말초에서 apoptosis로부터 제거를 받는다. 그것보다 약한 자기 항원 자극의 경우는 anergy (클론 마비) 상태가 된다. 게다가 항원의 양이 낮은 경우, T 세포는 클론 제거도 anergy도 아닌 클론 무시 (ignorant, 비관용 무응답 상태)가 되는 것으로 생각되고 있다. 항원과 접촉한 적이 없는 naive T 세포가 림프절 장기에만 순환하고 있어 각 조직에는 들어가지 않는 것도, 이 점에 관해 중요하다. 또한 면역관용은 이와 같은 것뿐만 아니라, 오히려 조절성의 T 세포 등에 의해 적극적으로 억제되고 있을 가능성이 주목되고 있다.

자기면역질환에는 표적 항원과 조직 상해가 1개의 장기에 국한되어 있는 장기 특이적 자기면역질환 (→ 키워드 3 p.219)과, 생체에 널리 분포하고 있는 항원, 예를 들면 세포의 핵 내 항원에 대한 반응이 주체가 되어 있으며 많은 장기에 걸쳐 상해가 나타나는 전신성 자기면역질환 (→ 키워드 3 p.219)이 있다. 각각의 질환은 질환 감수성 유전자 (→ 키워드 4 p.221) 유전 요인과 관용 요인의 상호작용에 의해 발병하는 것으로 생각되고 있다.

일러스트 맵 **자기면역질환**

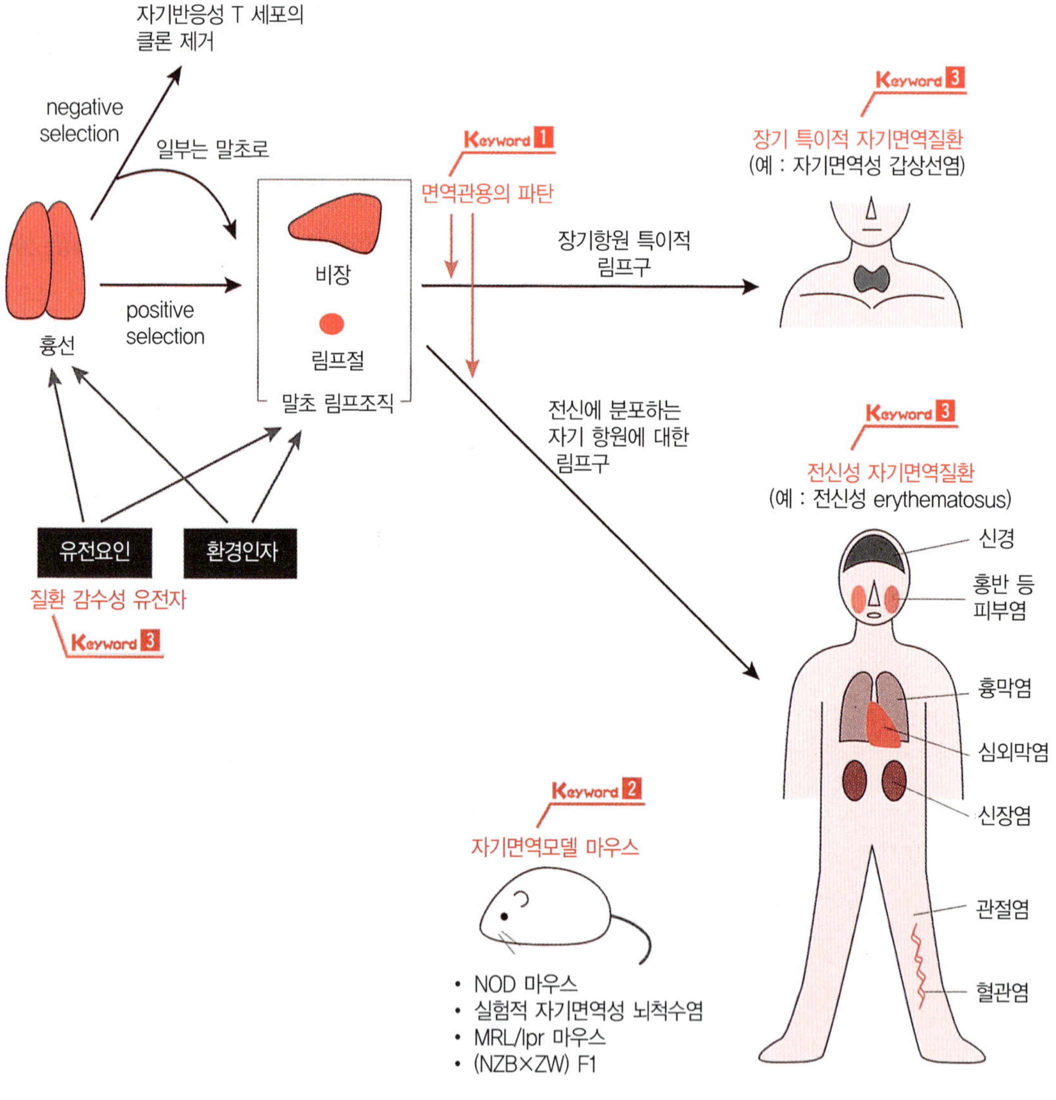

Keyword

1 면역관용의 파탄

일러스트 맵은 p.216

예를 들면, 자기반응성의 B 세포는 정상 B 세포 레퍼토리 중에 존재한다. 그 몇 개는「natural autoantibodies」를 생산한다. 이들은 보통 IgM으로 저 친화성, 자기 항원에 대하여 polyreactive이며, 초기 생체 방어나 자기 항원의 clearance에 도움이 되어 자기면역을 방지하는 역할이 있다고도 알려져 있다. 병태 형성성의 B 세포도 정상 레퍼토리 중에 있지만, 이들이 활성화되기 위해서는 T 세포의 도움을 필요로 한다. 이들을 고려하면, 자기면역질환에 이르는 면역관용 파탄의 중요한 포인트의 하나는 T 세포의 면역관용 파탄에 있다고 생각해도 좋다. 본 항에서는 주로 T 세포의 면역관용에 대하여 기술한다. 면역관용의 파탄에 관하여 크게 나누면 중추성 관용의 이상과 말초성 관용의 이상에 의한 것으로 나눌 수 있다.

T 세포의 중추성 면역관용의 이상으로 자기면역질환에 걸리는 예는 많지 않다. 자기면역성 다발 내분비증후군 I 형 (APECED)은 특발성 애디슨씨병 (Addison's disease)에 특발성 부갑상선기능저하증 등의 자기면역성 내분비질환과 피부 칸디다증을 높은 비율로 동반하는 증후군이지만, 이 원인 유전자로서 AIRE가 동정되어 있다. 이 AIRE 유전자는 장기 특이적 항원의 일부가 흉선에서 발현하는 현상에 관여하고 있는 것으로 판명되었다. 즉 이 유전자 이상에 의해 장기 특이적 항원에 반응하는 T 세포가 흉선에서 제거되지 않음으로써 자기면역질환이 된다고 생각되고 있다.

그러나 대부분의 면역관용의 파탄은 T 세포의 말초성 면역관용의 파탄에 의하는 것으로 생각되고 있다. 말초성 면역관용의 이상에는 많은 메커니즘의 가능성이 시사되고 있지만, 그의 대표적인 것을 소개한다. 우선 격절 항원의 면역계로의 노출이 있다 (그림 1A). 이것은 해부학적 구조로부터 면역계에 제시되지 않는 자기 항원이, 예를 들면 외상이나 염증 등에 의해 면역계에 노출되는 현상이다. 외상 후의 교환성 안염이나 정관 절제 후의 정소염 등이 예이다. 또한 자기 항원의 수식도 관용 파탄의 원인이 될 수 있다 (그림 1B). 예를 들면, 자기 항원이 다른 분자와 복합체를 형성하는 경우, 항원제시세포 내에서 보통과 다른 프로세싱을 받을 가능성이 있으며, 본래 거의 제시되지 않았던 cryptic 한 epitope가 항원제시 되는 경우가 있다고 생각된다. 또한 단백질은 번역 후에 아세틸화, 탈아미드화, 탈이미드화 등 많은 수식을 받지만, 이 이상이 생기면 자기에게 있어 새로운 자기 항원이 출현하게 된다. 실제, 류마티스 관절염에서는 탈이미드화 반응[*1]에 의해 arginine이 citrulline으로 변환된 자기 항원에 대한 자기 항체가 특이적으로 생기는 것이 밝혀지고 있다.

분자 상동성 (그림 1C)이란 자기 항원과 외래 항원 사이의 교차 반응성이 있는 것을 말한다. A군 연쇄구균 감염 후의 류마티스 열은 심장염이나 관절염 등의 증상을 나타내지만, 이것은 A군 연쇄구균의 M 단백질과 심근의 미오신과의 교차반응이 아닐까 라고 생각되고 있다. 그 이외에 말초성 면역관용의 이상으로는, 제어성 T 세포의 이상, 부 자극의 이상 출현, 억제성 분자의 이상, apoptosis의 이상, 슈퍼 항원 등의 가능성이 보고되고 있다.

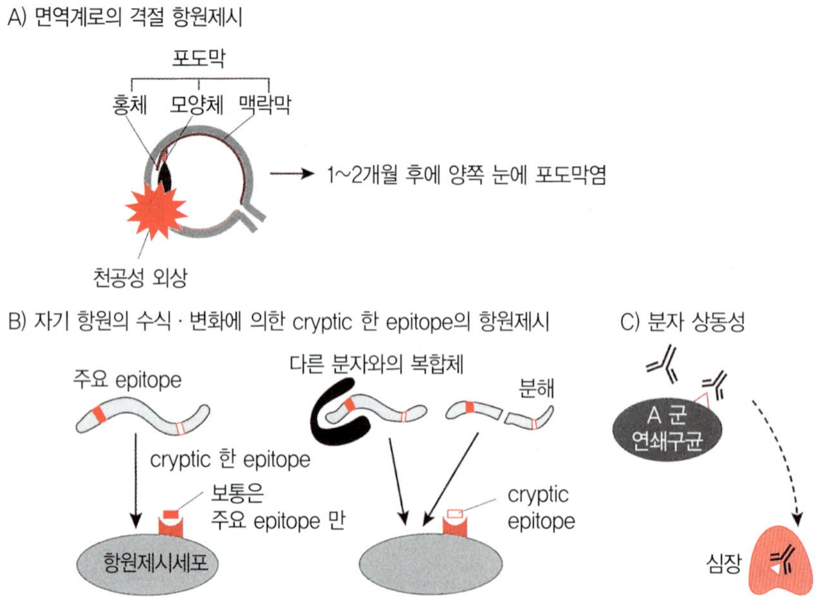

그림 1 말초에서의 면역관용 파탄의 메커니즘 예

Keyword

2 자기면역모델마우스

일러스트 맵은 p.216

1) NOD 마우스

I 형 당뇨병의 자연 발병 마우스모델이다. 면역 이상에 의해 췌도염이 생후 3~4주에 시작되어, 췌장 β 세포가 파괴되고, 생후 30주에서 암컷의 80%, 수컷의 20%가 현성 당뇨병이 된다. 췌도염에 침윤하는 세포는 $CD4^+$와 $CD8^+$의 T 세포이며, β 세포의 파괴에는 이 양쪽이 필요하다. 이 마우스의 MHC class II분자인 I-A^{g7}은 펩티드의 결합성이 불안정하며, 불완전한 항원제시에 의해 자기반응성 T 세포가 흉선에서 선택되고 있을 가능성이 지적되고 있다. 또한 최근 α-GalCer 투여에 의해 NKT 세포가 활성화되어, NOD 마우스의 발병이 억제되는 것이 보고되고 있다.

2) 실험적 자기면역성 뇌척수염

다발성경화증 (multiple sclerosis)의 모델로, 중추 신경계로부터의 추출물이나 myelin을 구성하는

---

*1 **탈이미드화 반응** : Peptidylarginine deiminase (PADI)는 단백질의 번역 후 수식을 담당하는 효소의 하나로, arginine 잔기에 작용하여 citrulline이라는 다른 아미노산으로 바꾸는 작용을 가진다. Citrulline은 생체 내에 없어서는 안 될 아미노산의 하나지만, 단백질이 번역 후 수식을 받아 citrulline 화 하는 것에 대한 생리적인 의의는 아직 해명되어 있지 않다. 그러나 최근 류마티스 관절염 특히 특이성이 높은 자기 항체의 항원이 citrulline 화 된 생체 내 분자인 것으로 판명되어 주목되고 있다.

단백질 (myelin 염기성 단백질 : MBP 등)의 면역에 의해 유발된다. 혈관 주위의 염증 세포 침윤과 탈수를 병리학적 특징으로 한다. 세포나 클론의 이입 실험으로부터 EAE에는 항원 특이적인 $CD4^+$ T 세포가 질환의 발병에 중요한 작용을 하는 것으로 판명되어 있다. MBP의 주요 epitope를 면역한 경우, T 세포 반응이 이 epitope로부터 그 이외의 epitope, 더욱이 cryptic 한 epitope에도 옮겨가는 것이 보고되어, 자기면역 현상에서의 epitope spreading으로 불리고 있다.

3) MRL/lpr 마우스

Apoptosis를 담당하는 Fas 유전자의 이상에 의해 $CD4^-CD8^-$ T 세포에 의한 림프절 종대와 SLE (systemic lupus erythematosus) 모양의 자기 항체, 고 감마글로불린혈증 등과 함께 사구체 신염, 혈관염의 병태를 나타낸다. 처음에는 Fas 항원의 양적, 질적 이상이 흉선에서의 T 세포 negative selection을 저해하여 자기반응성 T 세포가 말초에 집적하는 것으로 생각되었지만, 현재에는 흉선에서의 면역관용보다 말초에서의 관용 이상에 의한 가능성이 높은 것으로 생각되고 있다.

4) (NZB×ZW) F1

NZB 마우스는 자기면역성 용혈성빈혈, 항 핵항체를 나타내지만, 거의 정상인 NZW 마우스와의 F1은 B 세포 반응 항진과 T 세포의 이상을 나타내며, 높은 항 핵항체와 미만성 증식성 사구체 신염을 나타낸다.

6장

면역과 질환(면역이상증)

Keyword

3 장기 특이적 자기면역질환과 전신성 자기면역질환

일러스트 맵은 p.216

자기면역질환에는 면역반응의 표적 항원과 조직 상해가 하나의 장기에 국한되어 있는 장기 특이적 자기면역질환과 생체에 널리 분포하고 있는 항원, 예를 들면 핵 내 항원에 대한 면역반응이 주로 관찰되며, 많은 장기에 걸쳐 상해가 나타나는 전신성 자기면역질환이 있다 (표 1). 장기 특이적 자기면역질환은 특정 장기에만 발현하고 있는 자기 항원에 대하여 그의 면역관용이 파탄되고, 그의 자기 항원에 대하여 면역계가 적극적으로 반응한 결과인 것으로 생각된다. 즉 이 경우 문제가 되고 있는 자기 항원에 특이적인 면역반응이 병태 형성에 중요한 역할을 하고 있는 것이 확실하다.

한편, 교원병 즉 전신성 자기면역질환이 이와 같은 면역반응의 연장선상에 있는지 어떤지는 확실하지 않다. 교원병에서 검출되는 자기 항체의 표적은 대부분이 핵 내 물질이나 세포질 분자이기 때문에, 자기 항체 자체가 직접 장기 장해를 일으키고 있다고는 생각하기 힘들다. 즉, 전신성 자기면역질환에서는 현재 자기 항원에 대한 면역 이상과 여러 가지 병태가 일차원적으로 이해되어 있지 않다. 전신성 자기면역질환 병태의 일부는 자기 항원과 자기 항체에 의해 형성된 면역복합체가 전신의 혈관 벽이나 신장 등에 침착되어 만들어진다. Coombs와 Gell 분류의 III 형 (6장-6 참조) 또는 Arthus's 형이라 불리는 반응에 의한 것으로 알려져 있다. 단 면역복합체만으로 전신성 자기면역질환의 병태를 설명하는 것은 어렵다. 혈관염 하나를 보더라도 면역복합체의 침착이 나타나지 않는 것이 있기 때문이다. 이 점에

표 1 대표적인 자기면역질환과 자기 항체의 대응 항원

	질환	자기 항체의 대응 항원
장기 특이적 자기면역질환		
내분비선	자기면역성 갑상선 질환 (Hashimoto 병, 바제도 병)	thyroglobulin, microsome, 여포상피세포, TSH 수용체
	Addison 병	스테로이드 생산 세포
	인슐린 의존성 당뇨병	췌도 세포
	인슐린 저항성 당뇨병	인슐린 수용체
	자기면역성 고환염	정자
	자기면역성 난소염	난 투명대
혈액	자기면역성 용혈성 빈혈	적혈구
	한랭응집소병	적혈구 (I 항원)
	발작성한랭혈색소뇨증	적혈구 (P 항원)
	특발성 혈소판 감소성 자반병	혈소판
	악성빈혈	내인성 VB_{12} 결합부위와 비결합부위, 위벽세포
소화관	자기면역성위축성위염	위벽세포
	궤양성 대장염	대장 상피 리포 다당체, 림프구
간장	lupoid 간염	히스톤, 다른 핵 물질, 평활근, microsome
	원발성 담즙성 간경변증	미토콘드리아, 평활근, 세담관 상피
신장	Goodpasture's 증후군	기저막 (신사구체, 폐포)
	요세관간질성신염	신요세관기저막
	막성신염	근위요세관 상피의 쇄자연 항원
신경 근육	중증근무력증	신경근접합부 아세틸콜린 수용체
	다발성경화증	myelin 염기성 단백질, galactocerebroside
심근	류마티스 열	심근과 A 군 용연균과의 공통 항원
	심근경색후 증후군	심근
피부, 안구	심상성천포창	피부 편평상피극세포막
	교환성안염	포도막, 망막색소상피
	원전병	포도막색소, 멜라닌, ganglioside
	수정체유발성포도막염	수정체 α-crystalline
전신성 자기면역질환		
	전신성 erythematosus	핵 물질 (DNA, RNA, 핵 단백질) 세포 (적혈구, 림프구, 호중구, 혈소판)
	류마티스 관절염	IgG, 핵 물질
	Sjgren 증후군	핵 물질 (SS-A, SS-B), 외분비선도관 상피
	다발성근염, 피부근염	핵 물질 (aminoacyl tRNA 합성효소)
	강피증	핵 물질 (특히 핵소체 관련물질)
	혼합성 결합 조직병	핵 물질 ($U1_{sn}RNP$)

서, 교원병에서의 면역 이상을 상세하게 검토해 가면, 환자의 체내에서 일정한 표적 자기 항원에 대하여 T 세포를 포함한 항원 특이적인 면역반응이 명확히 일어나고 있는 것도 알 수 있다. 교원병의 병태 중에 장기 특이적 자기면역질환의 요소가 강한 것도 나타나 있다. 즉, 전신성의 자기면역질환에서도 장기 특이적 자기면역질환과 동일하게, 그의 발병 원인이나 병태 형성기에 항원 특이적 면역반응이 관여하고 있을 가능성이 강하다.

Keyword

4 질환 감수성 유전자

일러스트 맵은 p.216

자기면역질환에 유전 요인이 관여하고 있는 것이 확실하다. 류마티스 관절염 (RA)이나 SLE (systemic lupus erythematosus) 등 복수의 류마티스성 질환이나 I 형 당뇨병 등의 장기 특이적 자기면역질환에 있어서, 역학 조사나 가계 연구 등으로부터 유전성의 존재가 있는 것이 확인되어 왔다. 일반 집단과 비교하여, 일란성 쌍둥이 또는 동포의 발병 일치율 (각각 λ_{MZ}와 λ_S)이 명확하게 높기 때문에, 가족에 있어서 환경 등을 고려해도 유전요인의 관여는 확실하다 (표 2).

표 2 자기면역질환의 나환율과 환자끼리의 상대 위험율

질환	나환율(%)	λs
건선	2.8	6
류마티스 관절염	1.0	8
갑상선기능항진증	0.5	15
I 형 당뇨병	0.4	15
강직성 척수염	0.13	54
다발성 경화증	0.1	20
궤양성 대장염	0.1	12
전신성 erythematosus	0.1	20

λs = 환자끼리의 나환율/일반 집단에 있어서 나환율 (문헌 3으로부터)

그러나 그의 유전성은 소위 단일 유전자의 이상에 기인하는 「유전자 병」과 같이 단순하지 않고, 복수의 유전자가 서로 관여하고 있는 것으로 생각되고 있다. 게다가 면역 시스템은 수많은 인자가 복잡한 네트워크를 형성하고 있는 고차기능계이다. 이상과 같은 사실로부터, 자기면역질환의 병태는 많은 유전자 좌의 다양성이 복잡하게 서로 영향을 주어 결정되고 있는 것으로 예상된다. 이와 같은 질환의 본태를 파악하여 적절한 치료를 하기 위해서는 수많은 유전자가 상호적으로 서로 작용하여 생기는 생명현상을 포괄적으로 파악하고자 하는 관점이 중요하다.

지금까지 여러 종류의 자기면역질환에서 MHC가 질환 감수성 유전자의 하나인 것으로 나타나 있다. 예를 들면, RA나 I 형 당뇨병 등에서는 최대의 단일 유전요인이 MHC에 있으며, 그것이 전체 유전요인의 약 30%를 설명할 수 있다고 되어 있다. 그러나 현재로는 이 MHC의 유전요인이 기존에 생각되고 있었던 $CD4^+$ T 세포로의 항원제시분자인 MHC class II 분자 중의 다형만으로는 설명할 수 없을 것으로 생각되고 있다.

MHC 이외의 질환 감수성 유전자의 검색도 활발히 이루어지고 있다. 방법으로는 후보 유전자에 대한 증례대상관련해석, 이환동포대 (affected sib pair)연쇄해석[*2] 등이 실시되었다. Genome-wide

*2 **이환동포대연쇄해석** : 동포 발병 예의 DNA를 다수 수집하여 게놈 전체의 다형 지표로 해석한다. 질환 감수성 유전자의 근방에 다형 지표가 있는 경우, 동일 가계 내에서 발병한 동포 사이에서 그 지표가 공유되는 확률이 높다는 원리에 기초한다. 유전 양식을 가정하지 않고 실시할 수 있지만 검출력은 낮다.

approach인 이환동포대연쇄해석이 정력적으로 이루어지고 있지만, 현재 세계 각 지역으로부터의 보고에서 크게 일치하는 곳이 많지 않으며, 일치한 영역에서도 아직 많은 유전자가 포함되어 있기 때문에 최종적인 동정에 이르고 있지 않은 상황이다.

이에 비해 최근 genome-wide로 단일염기다형을 수많이 조사함으로써 질환감수성유전자를 동정하는 시도가 이루어져 성과를 내고 있다.

키포인트

- 면역관용이란 자기 항원에 대하여 면역 응답을 가지지 않는 상태이며, 이것이 파탄되는 것이 자기면역질환에 연결된다.
- 자기면역질환에는 장기 특이적 자기면역질환과 전신성 자기면역질환이 있다.
- 자기면역질환에는 유전 요인이 관여하고 있으며, 많은 질환에서 MHC가 질환 감수성 유전자의 하나가 되고 있지만 MHC 이외의 유전 요인도 중요하다.

참고문헌

1) Jeffrey, A. B. & Abbas, A. K.: Nature Rev. Immunol., 3: 253-257, 2003

→ 여러 종류의 조절성 T 세포에 대한 총설이다. 이 호의 Nature Rev. Immunol.는 regulatory lymphocytes의 특집이다.

2) Ohashi, P. S. : Curr. Opin. Immunol., 15 : 668-676, 2003

→ Negative selection과 자기면역 관계의 리뷰 논문이다.

3) Vyse, T. J. & Todd, J. A. : Cell. 85 : 311-318, 1996

→ 자기면역질환의 유전자 해석에 대한 대표적인 리뷰 논문이다.

6 알레르기 질환

본 항의 Keyword **1 아나필락시와 두드러기 2 기관지 천식 3 아토피성 피부염 4 위생환경 가설**

개 론 알레르기 질환의 분류

알레르기 (allergy)란 "면역반응이 생체에 어떤 상해를 미치는 상태"로 인식되고 있지만, 처음에는 "자기 상해에 연결되는 요소는 있지만, 본래는 병원체의 공격으로부터 생체를 지키는 수단"으로 간주하고 있었다. 즉 알레르기는 그의 조직상해 작용만이 강조되기 쉽지만, 자기방어반응으로서의 성격도 함께 가지고 있는 것을 잊어서는 안 된다.

1963년 Coombs, Gel이 이 알레르기 반응을 I~IV 형의 4가지 형태로 나누는 것을 제창하여, 이후 현재에 이르기까지 알레르기 질환의 분류법으로서 널리 이용되어 왔다. 이 분류법은 확실히 병태 해명에는 극히 편리하지만, 최근 주목을 모으고 있는 자연면역의 개념이 없었던 시대의 개념인 만큼 자기방어반응으로서의 측면은 고려하지 않고 있다.

I 형 알레르기 반응 (일러스트 맵 A)

항원 특이적 IgE를 결합한 비만세포가 탈과립 됨으로써 생기는 반응으로, 즉시형 과민반응 (immediate-type hypersensitivity)이라 불린다. 임상적으로는 아나필락시 (→ 키워드 1 p.226) 쇼크, 두드러기 (→ 키워드 1 p.226), 기관지 천식 (→ 키워드 2 p.227) 등이 I 형 알레르기에 의해 야기되는 질환으로 생각되고 있다. 이 반응의 주역은 비만세포 혹은 호염기구이며, 그 세포표면의 고 친화성 Fcε 수용체 (FcεRI)에 항원 특이적 IgE가 결합한 상태가 준비 상태이다. 거기에 대응하는 항원이 침입하면, 비만세포 (호염기구) 상의 IgE를 결합한 FcεRI가 cross-link 되어 세포 내로 자극신호가 들어온다. 그것이 탈과립과 함께 히스타민, leukotriene 등의 화학전달물질을 발출시켜, 부종을 주체로 한 반응이 생기게 된다. 최근 Toll-like receptor 2 (TLR2)를 통한 자극에 의해서도 동일하게 비만세포로부터의 탈과립이 생기는 것으로 밝혀져, 이 I 형 반응의 생체 방어의 역할에도 주목하게 되었다. 즉, 발생학적으로 말하면, 본래 세균, 바이러스 등의 배제에 적절한 시스템 (memo 1 참조)이라 할 수 있다.

II 형 알레르기 반응 (일러스트 맵 B)

이 반응은 세포 독 형 (세포 용해형) 알레르기로도 불리며, 항체 (IgM, IgG), 보체, 호중구, 매크로파지, NK 세포 등이 관여하는 반응이다. III 형도 동일하게 항체가 관여하는 반응이지만, II 형에서 어떤 특정 항원을 발현하고 있는 세포나 조직에 국한되는 반응임에 비하여, III 형에서는 항원–항체 복합체가 침착하는 장기라면 어디에서도 발생하는 반응이다. 이 반응에 의한 질환의 대표적인 것은 자기면역성 용혈성빈혈이나 만성 갑상선염 (하시모토 병)이다. II 형에서는 세포에 항체가 결합하며, 그것이 보체를 활성화하고 membrane attack complex (세포막 공격 복합체)를 형성하여 세포가 상해되는 경우와, 그것이 더욱이 호중구의 유주를 촉진하

일러스트 맵 Coombs & Gel의 분류

A Ⅰ형

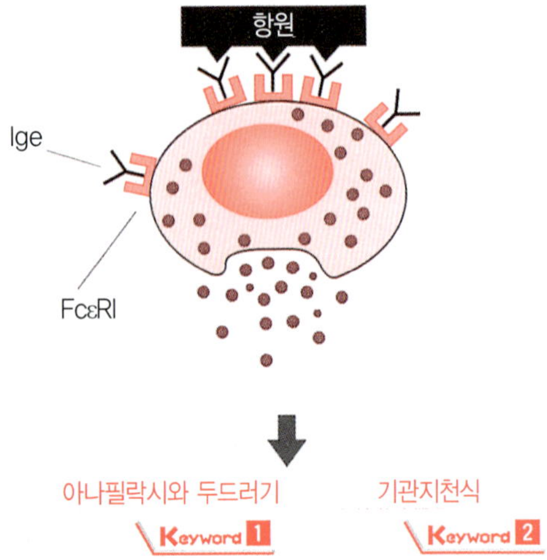

B Ⅱ형

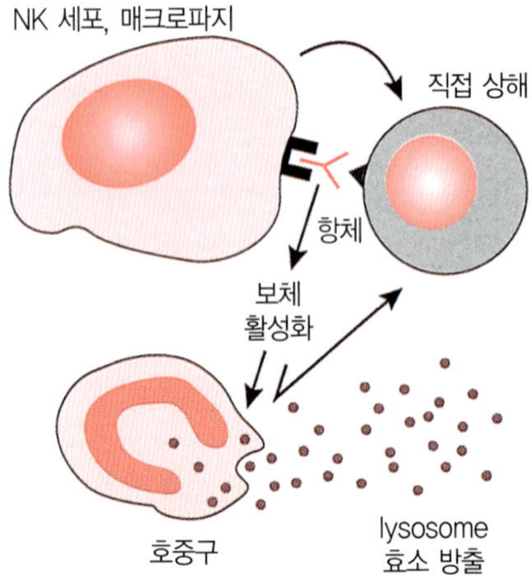

C Ⅲ형

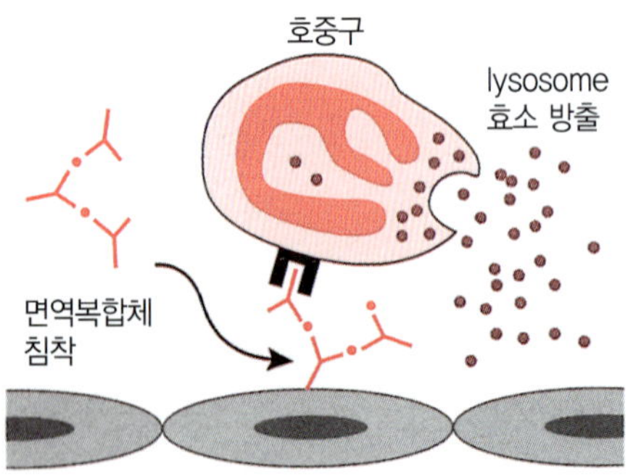

D Ⅳ형

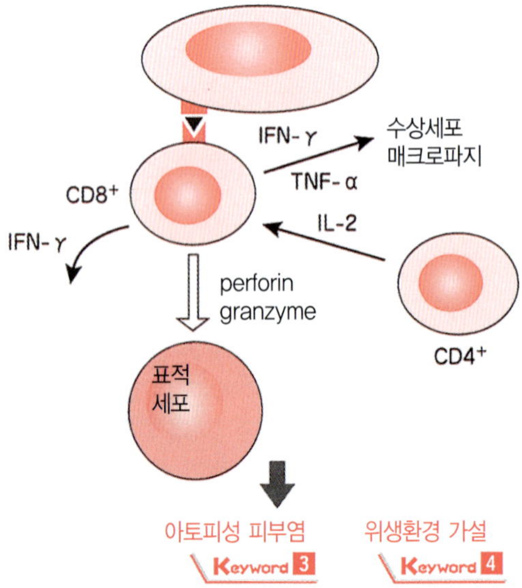

고 그의 호중구에 의해 조직 상해가 일어나는 경우, 혹은 항체가 결합한 세포에 대하여 Fc 수용체를 가진 매크로파지나 NK 세포가 항체 의존적으로 표적세포를 상해하는 경우 등이 생각되고 있다. 생체 방어의 관점에서 보면, 이 반응의 표적이 되어 있는 것은 탐식 작용을 받기 힘든 세균 등이며, 항체나 보체가 결합함으로써 그것이 옵소닌으로 작용하여, 매크로파지 등에 의한 탐식 작용을 항진시키는 작용이 있다. 한편, 이 반응의 effector가 되는 세포가 모두 자연면역 담당 세포인 것을 고려하면, 항체나 보체의 관여가 없어도 TLR을 통하여 표적을 인식하여 활성화될 수 있다.

Ⅲ 형 알레르기 반응 (일러스트 맵 C)

항원–항체 복합체가 조직 (사구체나 혈관 벽)에 침착함으로써 발생하는 반응이다. 이 조직에 침착한 복합체는 보체를 활성화하고, 호중구, 매크로파지 등을 국소에 유주시켜, 그것이 조직 상해를 일으키게 된다. 이 반응이 혈관염, SLE (systemic lupus erythematosus), 급성사구체신염에서 조직 상해를 일으킨다고 되어 있다. 그러나 본래 이 반응은 바이러스 감염 시에 생성되는 망내계에서 처리할 수 없는 작은 면역복합체를 처리하는데 적절한 반응 (memo 1 참조)이라 할 수 있다.

Ⅳ 형 알레르기 반응 (일러스트 맵 D)

이 반응은 항원에 감작된 T 세포가 활성화됨으로써 생기는 반응으로, 유일하게 항체가 관여하지 않는 반응으로 알려져 왔다. 항원에 노출되고 나서 반응이 피크에 도달하기까지 24~48시간이 필요하기 때문에 지연형 과민반응 (delayed–type hypersensitivity : DTH)이라 불린다. 투베르쿨린 반응이나 접촉과민증[*1], 약제 알레르기 (memo 2 참조)가 대표적인 Ⅳ 형 알레르기에 의한 질환으로 생각되고 있다. 아토피성 피부염 (→ 키워드 3 p.228)도 넓은 의미에서는 이 반응으로 생각되며, 최근 선진국에서의 증가는 위생환경 가설 (→ 키워드 4 p.229)로 설명되고 있다. 이 반응의 주역은 인터페론 γ (IFN–γ) 등의 type 1 사이토카인이나 perforin 등을 방출하는 $CD8^+$ T 세포이지만, $CD4^+$ T 세포의 존재도 필요하다고 되어 있다. 최근의 보고에서는 이 반응을 야기하는데 B 세포나 항체의 존재도 필요하다고 되어 있다. 이 반응도 본래 바이러스 감염을 받은 세포를 직접 상해하여 제거하는데 적절한 반응 (memo 1 참조)으로 생각된다.

6장

면역과 질환(면역이상증)

memo 1 바이러스 감염과 알레르기

바이러스 감염 후에 여러 가지 알레르기 질환이 발병하기 쉬운 것이 잘 알려져 있다. 특히 기도 감염을 일으키는 인플루엔자 바이러스, RS 바이러스, 라이노바이러스, 아데노바이러스 등은 기관지 천식의 악화인자 및 발병인자로서 알려져 있다. 그의 기전으로 여러 가지 가능성을 들 수 있다. 바이러스 감염 시에 생기는 면역반응은 바이러스를 효율 좋게 배제하는데 적절한 자기방어 시스템이지만, 그것이 한편으로 뜻하지 않게 자기상해반응을 초래할 수 있다. 바이러스 감염에 의해 우선 생기는 반응은 감염 세포에 의해 생산되는 IFN–α, β이며, 이것은 매크로파지, 수상세포에 작용하여 IL–15를 생산시킨다. 이것은 NK 세포, $\gamma\delta$ T 세포 등의 자연면역 담당 세포, $CD8^+$ T 세포를 활성화시킨다. 이들은 바이러스 감염 세포를 공격하여 배제한다. 그러나 이들 세포의 특이성은 반드시 감염된 바이러스에만 향하는 것이 아니라, 여러 가지 alloantigen, 자기 항원, 외래 항원에도 자주 향하는 경우가 있다. 그런 경우에는, 이들 세포가 바이러스 감염이 가벼워진 후에도 항원에 의해 활성화되며, 그 세포는 유지되게 된다. 이와 같은 기전에 의해서도 바이러스 감염 후의 알레르기 질환은 유발되게 된다.

---

*1 **접촉과민증** : 지연형 과민반응의 대표로, 피부에 hapten을 도포함으로써 감작이 일어난다. 감작 과정이란 hapten에 의해 활성화된 표피의 랑겔한스 세포가 표피를 벗어나, 국소 림프절에서 hapten 특이적 T 세포에 항원제시를 실시하여, 그의 T 세포가 분화 증식하기까지의 과정을 말한다. 이와 같은 hapten 특이적 T 세포는 2번째의 hapten 도포에 수반하여 피부에 유주하고, 거기서 활성화되어 사이토카인 등을 생산함으로써 24~48시간을 피크로 하는 반응을 나타낸다. 이 과정을 유발 과정이라 부른다.

memo 2 약제성 과민증 증후군

항 경련제. allopurinol, diaphenylsulfone, salazosulfapyridine 등 극히 한정된 약제를 내복 후, 지발성 (3주간 이상~수개월, 평균 4주간)으로 발병하며, 많은 장기의 상해를 동반하는 약제 알레르기의 중증 형이다. 원인 약제 중지 후에도 대부분은 더욱 악화되고 경과는 천연한다. 고열, 림프절 종창, 범발성 부종성 홍반, 백혈구 증가 (호산구 증가, 이형 림프구 증가), 간 및 신장 상해 등이 나타나고, 때로는 치명적이 된다. 원인이 된 약제 이외에 발병 후에 이용한 약제에 대해서도 과민 반응을 나타내는 경우가 있다. 특징적인 것은 발병 3주째 경에 나타나는 사람 6형 헤르페스 바이러스 (human herpesvirus 6 : HHV-6)의 재활성화이다. 즉 약제에 의해 중증의 전염성 단핵구증 모양의 증상이 유도된 상태로 생각되며, 알레르기 질환의 발병과 바이러스 감염의 관계를 나타내는 좋은 예로 말할 수 있지만, 그의 의의에 대해서는 의견이 일치되어 있지 않다.

키워드 해설

Keyword

1 아나필락시와 두드러기

일러스트 맵은 p.224

Coombs & Gel 분류의 I 형에 속하는 반응으로, 특이 항원에 의해 조직 중 비만세포 상의 FcεRI에 결합한 항원 특이적 IgE가 가교되어, 비만세포의 탈과립과 활성화가 일어난 결과로서 생기는 반응이다. 혈관투과성 항진이나 호흡기 평활근의 수축을 일으키고, 혈압 저하 등의 쇼크 상태가 된 것이 아나필락시이다. 거기까지 이르지 않고 피부에 팽진이 생긴 것이 두드러기이다. 이 반응의 대부분은 IgE와 FcεRI를 통한 IgE 의존성 경로에 의해 활성화된다고 알려져 왔지만, 독소나 세균 등의 자극 자체만으

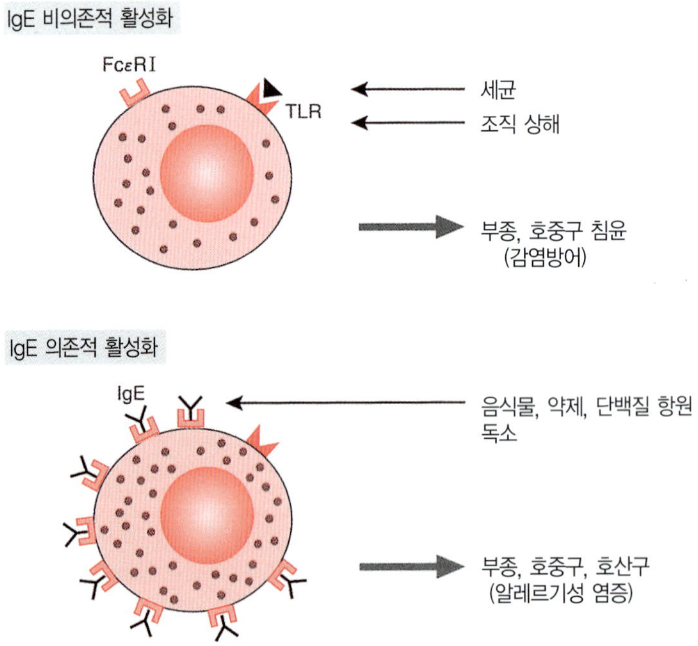

그림 1 비만세포의 활성화 기전

로도 비만세포를 IgE 비의존성으로 직접 활성화시킬 수가 있다 (그림 1). TLR2를 통한 자극은 비만세포의 탈과립과 TNF-α, IL-4, IL-5, IL-6, IL-13의 생산을 유도하는 것으로 나타나 있다. 즉 포도구균 등의 그람양성균이나 마이코박테리아 유래의 peptidoglycan은 TLR2를 통하여 비만세포를 활성화시킴으로써, 호중구 등을 유주시켜 자기방어 반응을 일으키는 한편, Th2 세포를 활성화시킬 가능성이 있다. 한편 TLR4를 통한 자극도 TNF-α, IL-1β, IL-6, IL-13 등을 생산시킨다. 즉 대장균 등의 그람음성균 유래의 LPS (리포다당)도 동일하게 비만세포에 작용하여 일종의 자기방어반응을 야기할 가능성이 있다. 실제, IgE를 결손 한 마우스에서도 아나필락시가 유도되는 것이 알려져 있으며, IgE와 비만세포는 아나필락시에 있어서 불가결한 요소가 아니다.

Keyword

2 기관지 천식

일러스트 맵은 p.224

기관지 천식 환자는 항원 흡입 수분 후에 I 형 알레르기 반응으로 천식을 일으킨다. 이 반응은 IgE, 비만세포를 통한 반응으로 히스타민이나 leukotriene에 의해 매개되어 기도부종, 협소화, 분비 항진을 동반한다. 이 반응에 연속하여, 6~8시간을 피크로 하는 지발형 반응 (late phase reaction : LPR*2)을 일으킨다. 이 반응은 기도 벽의 부종뿐만 아니라, 호산구나 호중구, Th2 세포, 호염기구 등의 침윤을 동반한다. 이것이 더욱 부종, 협소화, 평활근 수축, 기도 상피의 이탈 등의 상해를 초래함으로써, 현저한 기도 과민성의 항진에 이른다.

이 반응에서는 기도의 수상세포에 의한 Th2 세포로의 항원제시가 중요하며, 활성화된 Th2 세포로부터의 사이토카인에 의해 IgE 생산의 항진, 호산구의 유주, 비만세포의 활성화가 초래된다. 더욱이 기도 상피에 작용하여 eotaxin이나 chemokine의 분비를 유도하고 호산구를 유주시킨다. 이와 같이 하여 유주된 호산구는 eosinophil peroxidase (EPO)나 major basic protein (MPB), PAF를 방출하고 기도 점막상피를 상해한다 (그림 2). 이와 같은 cascade로 천식의 병태가 설명된 것처럼 보였지만, 호산구의 분화 성숙, 활성화에 중요한 역할을 한다고 생각되는 IL-5에 대한 항체 투여는 호산구 수는 감소시키지만 LPR이나 기도 과민성을 개선시키지 않았다.

최근에는 이들 염증 세포를 국소에 집적, 활성화, 분화시키는 인자로서 chemokine 수용체의 역할이 주목되고 있다. 특히 호산구나 Th2 세포에 강하게 발현하고 있는 CCR-3이나 매크로파지에 발현되고 있는 CCR-2, 호중구에 발현되고 있는 CXCR-2 등이 주목되고 있다. 한편 CD8 T 세포나 $\gamma\delta$ T 세포의 관여도 보고되어 있다.

*2 **LPR (지발형 반응)** : 항원 투여 후, 3~9시간 후에 생기는 반응으로 부종과 더불어 호산구, 호중구, 림프구 ($CD4^+$ T 세포)의 세포 침윤을 특징으로 한다. 기관지 천식 등에서 이들 반응은 기도 지름의 협소화, 평활근 수축, 기도분비 항진, 기도상피 이탈 등 여러 가지 증상으로 나타나며, 이것이 기도 과민성 항진의 중심적 역할을 한다. IgE 의존성으로 되어 있지만 비의존성으로도 발병할 수 있다.

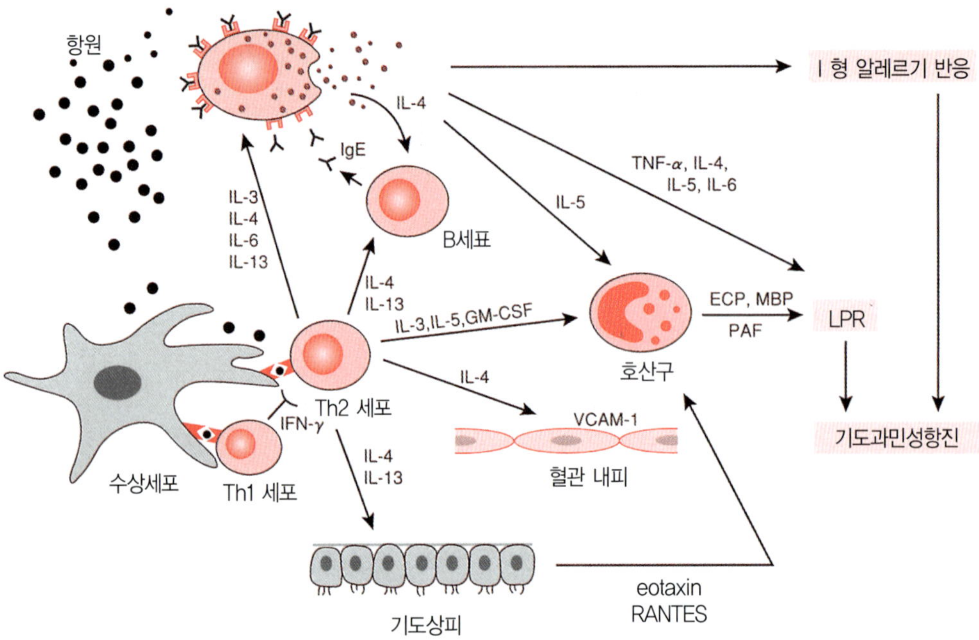

그림 2 기관지 천식의 발병 기전

Keyword

3 아토피성 피부염

일러스트 맵은 p.224

아토피성 피부염에서 피부의 염증도 Th2 세포, Th1 세포, 호산구, 비만세포, 수상세포 등이 관여하고 있지만, 각각 어떤 역할을 하고 있는지에 대해서는 의견이 일치되어 있지 않다. 이전에는 Th2 세포가 effector 세포로 생각되고 있었지만, 현재에는 Th1 세포도 동일하게 관여하고 있는 것으로 나타나 있다.

이전에는 이들 T 세포가 피부에 선택적으로 유주하는 기전으로서, CLA라는 당 사슬 항원이 혈관 내피에 발현하고 있는 E-selectin의 리간드 그 자체이며, T 세포의 CLA 발현이 피부로의 homing[*3] 하는 능력을 결정하고 있는 것으로 생각되고 있었다. 그러나 최근 연구에서 CLA는 E-selectin과 직접 결합하는 리간드가 아니라, E-selectin 리간드와 동일하게 (그러나 조금 늦게) fucose 전이효소에 의해 발현이 유도되는 당 사슬 구조에 지나지 않는 것이 밝혀지게 되었다. 현재 Th2 세포가 비교적 아토피성 피부염의 병변 부위에 침윤하기 쉬운 기전으로서, Th2 세포에 선택적으로 발현하고 있는

*3 피부로의 homing : 연어가 산란 장소로 돌아오는 것과 같이, T 세포가 피부에 유주하는 과정은 미리 그 세포에 프로그래밍 되어 있다고 생각되며, 그것을 담당하고 있는 것이 CLA로 불리는 당 사슬 구조인 것으로 생각되었다. 그러나 그 후의 연구에서 CLA는 E-selectin 리간드와 동일하게, fucose 전이효소에 의해 P-selectin glycoprotein ligand 1 (PSGL-1) 상에 발현이 유도되는 당 사슬 구조에 지나지 않는 것으로 판명되었다. 즉 말초혈액 중에 나타나는 CLA^+ T 세포가 반드시 피부로의 homing 하는 세포를 나타내고 있는 것은 아니다.

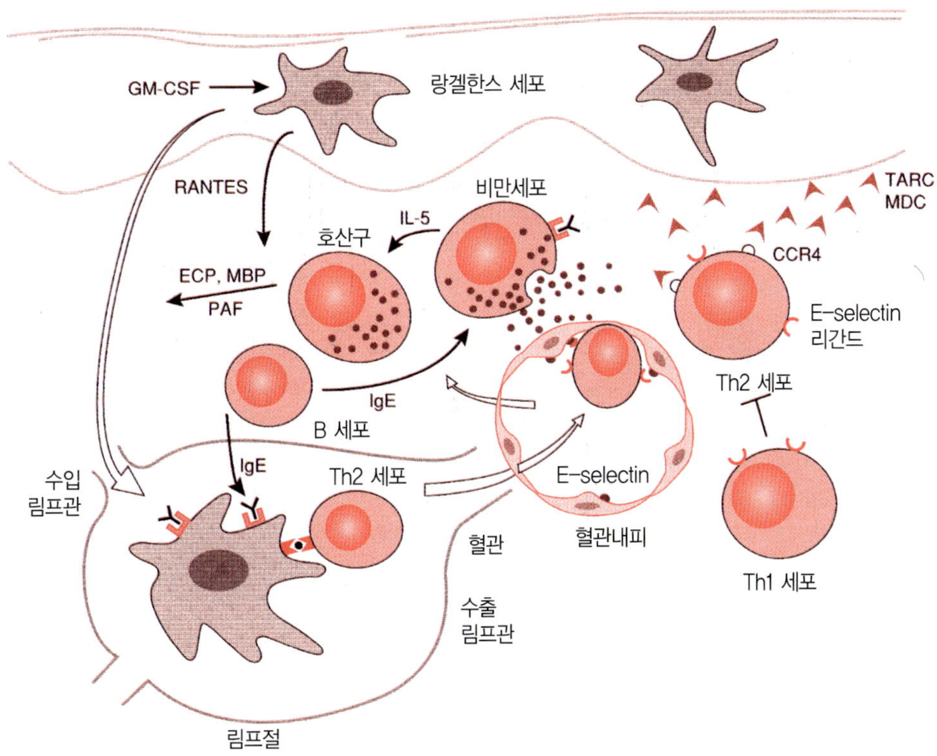

그림 3 아토피성 피부염의 발병 기전

chemokine 수용체인 CCR-4의 리간드인 TARC나 MDC의 발현이 피부 국소에서 항진되어 있기 때문인 것으로 생각되고 있다 (그림 3). 또한 아토피성 피부염 환자의 표피 keratinocyte는 GM-CSF, RANTES의 생산이 항진되어 있으며, 이들 사이토카인이 호산구, 단구/매크로파지, 랑겔한스 세포의 활성화, 생존에 관여하고 있는 것으로 생각되고 있다.

Keyword

4 위생환경 가설

일러스트 맵은 p.224

최근 선진국에서 알레르기 환자의 증가는 현저하다. 그 원인을 이유아기의 감염 기회 감소에서 구하는 위생환경 가설 (hygiene hypothesis) (그림 4)을 지지하는 보고가 증가하고 있다. 이것은 선진국에서 환경이 청결하게 되고, 항생제의 사용 빈도가 증가하였기 때문에 이유아기의 감염 기회가 현저하게 감소하였지만, 그것과 반비례하는 것처럼 알레르기 질환이 급증한 것에 주목한 가설이며, 주로 역학적 연구를 근거로 제창된 것이다. 유소아기의 상기도 감염의 빈도가, 그 후의 아토피 소인의 획득과 반비례하며, 경구 감염하는 *Helicobacter pylori* 균, *Toxoplasma gondii* A 형 간염 바이러스 양성율과 IgE 항체의 수준이 역으로 상관관계에 있는 것, 등의 보고는 이 가설을 지지하는 것이다. 더욱이 이유아기

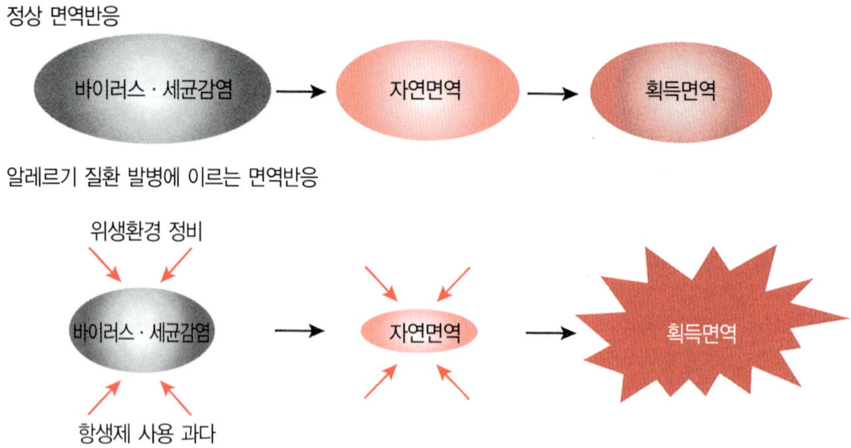

그림 4 위생환경 가설

의 항생제 사용 이력과 알레르기 질환의 발병에 관계가 있는 것이나, 신생자기에 항생제를 투여한 마우스에서 IgE 생산이 증강하는 것, 등의 보고도 있다.

이 기전으로서 이유아기의 감염증의 감소에 의해 Th1 세포의 활성화가 충분히 일어나지 않기 때문에 선천적으로 가지고 있던 Th2 우위의 상태 그대로 면역계가 성장해 버릴 가능성이 생각되고 있다. 그러나 이것은 오히려 자연면역의 관여를 생각하는 편이 이해하기 쉽다. 즉 여러 가지 세균 · 바이러스 감염증 (memo 1 참조)은 TLR을 통하여 자연면역 담당 세포를 활성화하고, 나중에 계속되는 획득면역 반응의 방향성을 결정하지만, 이유아기의 감염증의 감소는 자연면역의 발달을 저해하게 된다. 그 결과 획득면역반응이 보상적으로 과도하게 활성화되어진다. 그것이 반복되면, 자기방어반응으로서 조직 상해의 정도가 강한 Th1 형에서 Th2 형으로 shift 해 간다. 아마도 이와 같이 하여 알레르기 질환이 증가하는 것으로 생각된다.

키포인트

- Coombs와 Gel에 의한 알레르기 반응의 조직 상해에 초점을 맞춘 I~IV 형 분류는 널리 이용되고 있지만, 자기방어반응으로서의 측면도 잊어서는 안 된다.
- I 형 알레르기 반응은 비만세포의 탈과립에 의해 발생하지만, IgE를 통한 경로 이외에 TLR을 통한 경로가 있다.
- II 형 · III 형 알레르기는 모두 항체가 관여하는 반응이며, 호중구 · 매크로파지 등 자연면역 담당 세포가 effector가 된다. 세균이나 바이러스의 배제에 적절한 반응이다.
- IV 형 알레르기는 감작 T 세포에 의한 반응이지만, 항체 관여의 보고도 있다.
- IgE와 FcεRI는 아나필락시에 반드시 필수적이지 않다. 세균, 바이러스 감염이 관여하는 것도 있다.
- 천식, 아토피성 피부염은 Th2에 의해 생기는 질환으로 되어 있지만 Th1도 관여하고 있으며, 최

근에는 이들 세포가 국소에 침윤하는데 chemokine 수용체의 발현이 주목되고 있다.

- 이유아기의 감염 기회의 감소가 나중의 알레르기 질환 증가의 원인인 것으로 추정하는 위생환경 가설을 지지하는 데이터가 증가하고 있다.

참고문헌

1) Rajan, T.V. : Trends Immunol., 24 : 376-379, 2003

→ Coombs & Gel 분류로서 알려진 I~IV 형 알레르기 반응을 생체가 병원체와 싸우는 수단으로서의 관점을 재고하고 있으며, 어떤 의미에서는 이 분류법의 재평가에도 연결될 것으로 생각된다.

2) Kemp, S. F. & Lockey, R.F. : J. Allergy Clin. Immunol., 110: 341-348, 2002

→ 아나필락시 반응의 원인이 되는 물질에 대해서 비교적 상세하게 기술하고 있으며, 특히 그의 관리에 대해 구체적으로 해설하고 있다. 기전에 대해서도 일단 표준적인 설명이 기술되어 있으며, 임상적으로 대단히 참고가 된다고 생각된다.

3) Boyce, J.A. : J. Allergy Clin. Immunol., 111: 24-32, 2003

→ 비만세포에 대해서 기초적 지식부터 T 세포와의 관련, 질환에 있어서 역할 등에 이르기까지, 전반적으로 기술되어 있으며 자세한 문헌을 포함하여 대단히 편리한 총설이다.

4) Supajatura, V. et al. : J. Clin. Invest., 109: 1351-1359, 2002

→ 자연면역 담당 세포로서 비만세포의 기능에 대해 검토되어 있다. 세균 감염이 TLR2와 TLR4를 통하여 비만세포를 활성화하고, 알레르기 질환을 촉진할 가능성이 기술되어 있다.

5) Shi, F.-D. et al.: Trends Immunol., 22: 97-101, 2001

→ II 형 알레르기 반응에 대하여 기술된 논문은 아니지만, NK 세포나 NKT 세포, $\gamma\delta$ T 세포 등 자연면역을 담당하는 세포의 활성화가 자기방어반응에 공헌하는 한편, 어떻게 자기면역에 연결되어 가는지에 대해 기술하고 있어 대단히 참고가 된다.

6) Rocken, M. & Hultner, L. : Nature Med., 8: 668-670, 2002

→ 기존에 hapten에 대한 접촉과민반응에 B 세포나 면역글로불린은 관여하지 않는 것으로 생각되어 왔다. 그러나 항원 특이적인 유리 κ 경쇄가 비만세포에 결합하여 항원을 인식함으로써 활성화되고, 방출되는 사이토카인이나 chemokine에 의해 T 세포가 침윤하여 접촉과민반응이 생길 가능성이 보고되어 있다. 이 original work은 Redegeld, F. A. et al. : Nature Med., 8 : 694-701, 2002를 참고하기 바란다.

7) Oettgen, H.C. et al.: Nature, 370: 367-370, 1994

→ IgE 결손 마우스에서도 전신 아나필락시가 유도된다고 하는 결과를 보고하고 있으며, 아나필락시의 원인으로 IgG와 FcγR의 관여를 시사한 논문으로 오래되었지만 한번 읽어볼 가치가 있다.

8) Lanche, M. et al.: J. Allergy Clin. Immunol., 111: 450-463, 2003

→ 천식의 병태에 관여하는 T 세포의 역할에 대하여 해설하고 있다. 특히 동물 모델과 사람의 천식을 대비시켜 여러 관점에서 검토하고 있어 편리한 총설이다.

9) Leung, D.Y. & Bieber, T.: Lancet, 361 : 151-160, 2003

→ 아토피성 피부염의 임상, 발병기전, 악화인자, 치료 등에 대하여 전반적으로 기술하고 있으며, 풍부한 문헌과 함께 아토피성 피부염에 관한 일반적인 지식 습득에 유용하다.

10) Vestweber, D. & Blandks, J. E. : Physiol. Re., 79: 181-213, 1999

→ 세포의 유주에 관여하는 당 사슬의 발현과, 그 발현의 제어기구에 대해 대단히 상세하게 기술하고 있어 한번 읽어볼 가치가 있다.

11) Takahashi, R. et al.: J. Immunol., 171: 5769-5777, 2003

→ Naive CD4 T 세포가 피부로 homing 하는 T 세포로 분화하는 과정에서, fucose 전이효소, E-selectin 리간드, CLA 등이 어떻게 발현되는지를 검토하고 있으며, CLA가 E-selectin과 결합하지 않는 것을 처음으로 가시화 하여 나타내고 있다.

12) Kunkel, E. J. & Butcher, E. C.: Immunity, 16: 1-4, 2002

→ Memory/effector T 세포가 조직특이적으로 유주하는 과정에 chemokine/chemokine 수용체가 어떻게 관여하고 있는지를 전반적으로 해설하고 있다.

13) Yaz danbakhsh, M. et al.: Science, 296: 490–494, 2002
→ 위생환경 가설에 관한 보고를 해설함과 동시에, 그의 기전에 대한 해설을 첨가하고 있다. 이 가설을 이해하는데 최적이다.
14) Gern, J. E. & Busse, W.W. : J. Allergy Clin, Immunol., 106: 201–212, 2000
→ 바이러스 감염 후에 천식이 생기기 쉬운 기전 및 향후의 치료법에 대해서도 기술하고 있다.
15) Hashimoto, K. et al.: Curr. Opin. Allergy Clin. Immunol., 3 : 255–260, 2003
→ 약제성 과민증 증후군의 임상 증상, 발병 기전에 관하여 해설하고 있으며, 특히 사람 6형 헤르페스 바이러스 (HHV–6)의 재활성화에 관한 기술이 상세하게 되어 있고 병태 이해에 적절하다.

찾아보기

(적색 문자는 이 책의 키워드임)

acquired immunity 188
activation induced cell death 153
adaptor 분자 108, 118
adensine deaminase 210
affinity maturation 99
AIDS 211
allelic exclusion 96
alloantigen 195
anergy 121, 153, 156
antibody-dependent cell-mediated cytotoxicity 18, 66
apoptosis 유도 172
autoimmune regulator 150

B 세포 21
B 세포 결손증 208
B 세포 수용체 104
B 세포 항원수용체 40
B 세포의 말초성 관용 155
B 세포의 중추성 관용 152
BASH 108
BCAP 108
bronchus-associated lymphoid tissues 29
Bruton's tyrosine kinase 48
Btk 106
B세포의 분화 성숙 93

c-Jun N-terminal kinase 48
C-reactive protein 46
C3 전환효소 47
calcineurin 89
calcineurin blocker 203
canonical 경로 171
cathelicidin 45
CD22 41
CD94/NKG2 family 56
central memory T 세포 184
chemokine 124
chemokine receptor 46
chemokine superfamily 138
chemokine 수용체 140
chemokine의 계통적 명명법 139
chimerism 199
chondroitin sulfate 159
chromatin remodeling 90, 91
clonal deletion 156, 200
co-receptor 111
collectin family 182
composite cytokine 129
cross-presentation 78
cryptic epitope 190

defensin 45
DiGeorge 증후군 207
Dok 109

E-cadherin 166
effector memory T 세포 184
effector 분자 119

Fc 수용체 family 64
Fc 수용체의 신호전달 64
Fc수용체 62
follicular dendritic cell 26, 99

gene arrangement 84
germinal center 26, 99
glycolipid-enriched membrane microdomain 118
GPRC 140
Grap 108
Grb2 108
GTPase-activating protein 109
gut-associated lymphoid tissues 29

heparan sulfate 159
high endothelial venule 27
HLA의 다형 75
human leukocyte histocompatibility antigen 74
hygiene hypothesis 229

Ig 유전자 VDJ 재구성 95
IgV 영역 36
IL-1 receptor associated

kinase 48
IL-15 180
immature myeloid dendritic cells 78
immunological memory 153
immunological suppression 200
immunological synapse 120
immunophilins 203
immunoreceptor tyrosine-based activation motif 64
immunoreceptor tyrosine-based inhibitory motif 64
infectious transplantation tolerance 202
instructive model 88
integrin 162
integrin family 161
intraepithelial T lymphocyte 29
isotype switch 99
ITAM 115
IκB kinase (IKK) 복합체 170

JAK/STAT 129
JNK-interacting protein 3 48

killer cell immunoglobulin
KIRs family 54
knock-out 마우스 113

LAB 109
large multifunctional protease 77
late phase reaction 227
lectin 46, 161
leukocyte adhesion deficiency 163
lipopolysaccharide 48
Ly49 family 56
lysosome 15

major histocompatibility antigen 41
major histocompatibility complex 54
mannose-binding lectin 46
MAP kinase 경로 109, 170
maternally transmitted factor 80
memory B 세포의 분화 99
MHC class I에 의한 항원제시 77
MHC class II에 의한 항원제시 75
MIC 182
microchimerism 199
missing self 가설 54
monoclonal 항체요법 188
MRL/Ipr 마우스 218
myeloid dendritic cell 17

N-cadherin 166
naive T 세포 75
natural killer 세포 17
necrosis 90
negative selection 25, 86, 199
neonatal tolerance 199
NF-κB 170
NF-κB 경로 110
NK 세포 58
NK 수용체 52
NKT 세포 18
NOD 단백질 family 180
NOD 마우스 218
non-canonical 경로 171
non-professional 항원제시 세포 75
NTAL 109
nuclear factor of activated T cell 119

Omenn 증후군 207

P-cadherin 166
pattern recognition receptor 180
pentraxin family 182
periarteriolar lymphoid sheath 26
Peyers patch 18
PH domain 118
PI3K 107
PIAS 131
plasmacytoid dendritic cell 17
PLCγ2 108
pleckstrin homology 118
positive selection 25, 86, 199
pre-B 세포 수용체 97
pre-BCR 97
professional 항원제시세포 75
programmed cell death 89

Rac-JNK/p38 경로 110
Rafts 118
Ras-ERK 경로 110
receptor blockade 156
receptor editing 94, 104
recombination activating gene 88
scavenger 수용체 180
selectin family 164
serum amyloid protein 46
SH2 domain 54, 116
SH2-containing inositol

polyphosphate 5-phosphatase 67
SH3 domain 118
sialomucin family 164
Sialyl Lewis X 164
SOCS 129, 131
Src family kinase 105
Src homology domain 2 116
Src homology domain 3 118
stochastic model 88
Syk 106
systemic lupus erythematosus 221

T 세포 19
T 세포 epitope 72
T 세포 항원수용체 41
T 세포의 말초성 관용 153
T 세포의 중추성 관용 150
Th1/Th2 세포의 분화 90
TIR-containing adaptor protein 48
TLR 신호 48
TNF receptor associated factor 6 48
TNF receptor-associated factor (TRAF) family 170
TNF/TNF 수용체 family 168
toll-like receptor family 48
tyrosine kinase 105, 116
tyrosine 활성화 motif 40

Wiskott-Aldrich Syndrome Protein 207
Wiskott-Aldrich 증후군 207

X-linked lymphoproliferative syndrome 207

간접 인식 198
고 IgM 증후군 209
골수 25
공 수용체 111
공 자극분자 121
기관지 천식 227

능동면역법 190

당지질 항원 81
대립유전자 배제 96
동종 항원에 대한 면역요법 191
동종이식 195
두드러기 226

림프구 18
림프구 homing 30, 164
림프구 subset 143
림프절 27

마스트 세포 17
만성거부 204
말초성 관용 68, 149, 200
매크로파지 15
면역 모니터링 189
면역 시냅스 120
면역관용 148, 149
면역글로불린 superfamily 54, 160
면역글로불린의 class switching 37
면역글로불린의 친화성 성숙 39
면역부전증 205
면역요법 190
면역학적 기억 153
무감마글로불린혈증 208

반성 림프구증식 증후군 207
배중심 40, 99
백혈구 유주의 multistep 모델 142
백혈구접착부전증 163
변이 gp 130 knock-in 마우스 133
보체 46
비장 26
비전형적 MHC 79

사이토카인 124
사이토카인 family 126
사이토카인 신호의 세포 특이성 132
세포 외 기질 159
세포간 커뮤니케이션 158
세포면역요법 50
세포성 면역 91
세포유주인자 142
수동면역법 190
수상세포 17
수용체 저해 156
수용체 편집 94
신생자 면역관용 199
실험적 자기면역성 뇌척수염 218

아나필락시 226
아토피성 피부염 228
알레르기 68
알레르기 질환 223
약제성 과민증 증후군 226
억제성 공 수용체 112
여포수상세포 99
옵소닌화 47
위생환경 가설 229
유전자 재구성 84
이노시톨 인산대사 107
이식의 법칙 197
이식장기의 생착 199

이차 림프조직 26
이차 여포 40
이환동포대연쇄해석 221
일차 림프조직 24

자기면역모델마우스 218
자기면역질환 68, 215
자연면역 16, 179
자연면역에 관여하는 세포군 15
자연항체 100
적응면역 16, 183
적응면역에 관여하는 세포군 19
점막부속림프조직 28
접착인자 158
접촉과민증 225
조기 유도면역 181
종양 탈출 193
종양항원 188
주요조직적합항원 41, 54
중증복합면역부전증 210
중추성 관용 149, 199
지발형 반응 227
직접 인식 198
질환 감수성 유전자 221

체액성 면역 91
촉진성 공 수용체 112

클론 마비 200
키메라 199
키메리즘 199

탈이미드화 반응 218

파이엘판 29

항 종양 면역응답 188
항균 펩티드 45
항원 splitting 190
항체 18
항체 의존성 세포상해활성 67
항체의 친화성 성숙 99
호산구 17
호염기구 17
호중구 16
획득면역 188
흉선 24